名中医特需门诊

皮肤病

主　编　周育平

副主编　李　媛

编　者　（按姓氏笔画排列）
　　　　王晓旭　刘昱旻　赵羚妤

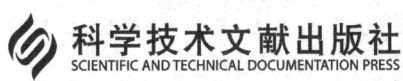

·北京·

图书在版编目（CIP）数据

名中医特需门诊·皮肤病 / 周育平主编. —北京：科学技术文献出版社，2012.8（2024.11重印）

ISBN 978-7-5023-7146-3

Ⅰ.①名… Ⅱ.①周… Ⅲ.①皮肤病—中医治疗法 Ⅳ.① R242

中国版本图书馆 CIP 数据核字（2012）第 009302 号

名中医特需门诊·皮肤病

策划编辑：张炙萍　责任编辑：付秋玲　责任校对：张吲哚　责任出版：张志平

出　版　者	科学技术文献出版社
地　　　址	北京市复兴路15号　邮编100038
编　务　部	（010）58882938，58882087（传真）
发　行　部	（010）58882868，58882870（传真）
邮　购　部	（010）58882873
官方网址	www.stdp.com.cn
发　行　者	科学技术文献出版社发行　全国各地新华书店经销
印　刷　者	北京虎彩文化传播有限公司
版　　　次	2012年8月第1版　2024年11月第4次印刷
开　　　本	650×950　1/16
字　　　数	239千
印　　　张	17
书　　　号	ISBN 978-7-5023-7146-3
定　　　价	38.00元

版权所有　违法必究

购买本社图书，凡字迹不清、缺页、倒页、脱页者，本社发行部负责调换

前　言

中医药历史源远流长，中医药理论博大精深，中医药学术思想和临床经验是几千年来中国文化、哲学、医学之精华，是广大人民群众的智慧结晶，也是中医发展到当代仍然具有顽强生命力的最根本原因。随着时代进步和科技发展，现代人的疾病谱发生很大变化，特别是现代医学的引入，使中医的立足与长远发展面临着前所未有的考验。

当代名中医在继承前人宝贵经验的基础上，勤求古训，力精创新，为提高中医疗效，发展中医理论进行了不懈的探索。可以说，当代名老中医是中医学术造诣最深、临床水平最高的群体，是将中医理论、前人经验与当今临床实践相结合的典范。名老中医鲜活的临床经验和学术思想，是中医药薪火相传的主轴，也是中医药创新发展的源泉。作为年轻的中医药工作者，我们有幸总结诸师的经验，不仅是学习他们精湛的学术思想和临床经验，也是寻访他们不凡的成才之路，更是传承他们崇高的医德修养和独特的认知方法。

为了保留诸师的临床实践原貌，本丛书收集了他们公开发表的文章、书籍，仅按编辑体例要求稍做修改，并将参考文献排列于后，以供读者查阅。由于水平有限，编写过程中难免出现疏漏，不妥之处，敬请谅解。

编者

目 录

陈彤云 ·· 1
  一、医论医话 ······································ 1
  二、病案荟萃 ······································ 14

庄国康 ·· 48
  一、医论医话 ······································ 49
  二、病案荟萃 ······································ 59

李博鉴 ·· 75
  一、医论医话 ······································ 75
  二、医案荟萃 ······································ 99

王莒生 ·· 114
  一、医论医话 ······································ 115
  二、医案荟萃 ······································ 129

瞿 幸 ·· 143
  一、医论医话 ······································ 144
  二、医案荟萃 ······································ 159

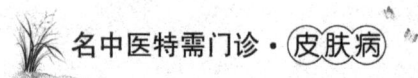

刘瓦利 ……………………………………………… 174
- 一、医论医话 …………………………………… 174
- 二、医案荟萃 …………………………………… 187

王　萍 ……………………………………………… 199
- 一、医论医话 …………………………………… 199
- 二、医案荟萃 …………………………………… 218

周德瑛 ……………………………………………… 233
- 一、医论医话 …………………………………… 233
- 二、医案荟萃 …………………………………… 249

特需诊 陈彤云

陈彤云，女，1921年出生于北京中医世家，主任医师，擅长治疗湿疹、皮肤痤疮、扁平疣、黄褐斑、神经性皮炎等皮科杂病。现任中国中医药学会顾问，中国中医药学会外科委员会副主任委员，《中医杂志》杂志编委，《北京中医》杂志副主编。

其出生于北京中医世家，其父陈树人为擅长治疗温病的名医，公公哈锐川、丈夫哈玉民是名满京城的中医外科大家。新中国成立后不久，陈彤云开始执业行医，1966年后至北京中医医院从事中医皮外科临床工作至今。2003年，陈彤云被国家中药管理局确定为全国500名名老中医之一。在半个多世纪的悬壶生涯中，陈彤云积累了丰富的经验，逐步形成了以治疗损容性皮肤病为主的临床特色，尤其擅长治疗痤疮、黄褐斑、酒渣鼻、颜面激素依赖性皮炎、扁平疣、脂溢性皮炎、斑秃、神经性皮炎、带状疱疹及其后遗神经痛等皮肤病。对治疗颜面损容性皮肤病更有独特的疗效，还改进了古代治疗痤疮的名方枇杷清肺饮，取得了理想效果。

一、医论医话

1. 强调中医的整体观和辨证论治

陈老临床中特别重视人与自然、气候、环境、四时的协调统一关系，重视皮肤与脏腑、经络、气血的内在联系。认为皮肤病不仅仅是皮毛之疾，它是脏腑、气血的生理、病理在皮肤上的反应，即"有诸内必形诸外"，"没有内患不得外乱"。按照《内经》："怒伤肝"、"喜伤心"、"思伤脾"、"忧伤肺"、"恐伤肾"的理论，情绪过激变化，会引起脏腑、气血、经络生理功能的失调。就皮肤疾患而言，银屑病、神经性皮炎、瘙痒病、黄褐斑、痤疮、带状疱疹等许多严重影响皮肤美容的疾病都与情志的异常有关。

如其在治疗痤疮时，虽将痤疮分为八型即肺经风热证、肺经血热证、脾虚湿蕴证、胃肠湿热证、肝郁气滞证、冲任不调证、痰湿蕴阻证、血瘀痰结证，但临证时常因人、因时而灵活用药，不拘泥于一方一证，按个体症状表现及四诊资料综合分析后处方用药。

陈老认为痤疮的发病与人体自身素质有关，易患痤疮之人多为禀赋热盛，是由于孕育胎儿时父食五辛、母食辛辣等原因致胎中蕴热移热于胎儿。既有素体肾阴不足，冲任失调，天癸相火过旺，又有后天因饮食不节过食肥甘厚味，致肺胃湿热，复感风邪而发病。本病与遗传素质、饮食习惯、生活方式，及精神因素等诸多因素有关。因主要有湿、热、痰、瘀等，与肺、胃、肝、脾诸经脉关系最为密切。足阳明胃经多气多血，起于颜面而下行过胸；手太阴肺经多气少血，起于中焦而上行过胸，开窍于鼻。患者由于素体阳热偏盛，肺经素多风热，或处于生机旺盛之时，血热日盛，热性炎上，壅于胸面，肺经风热与血热相搏，入于肺窍，肺合皮毛，致使局部发为鲜红粟疹；或由于其人素体脾虚运化乏力，或饮食不节，过食肥甘炙煿，使脾胃蕴湿，日久生热，上蒸于肺，或大肠积热，不能下达，血随热循表里经脉上行，壅于胸面而发病；或由于情志抑郁，气机失畅，木火刑金，致肺胃经气血瘀滞肌肤而致面胸皮疹暗红、结聚难消；若更兼风热外袭，首先犯肺，与肺经热邪或肺胃湿热相搏，则皮疹更为泛发。肺胃湿热蕴久，热邪炼湿成痰，或肝郁不舒，气血瘀滞。痰湿、瘀血搏结肌肤，结聚不散，则皮疹加重难以消退。冲为血海，任主胞胎，肾阴不足，肝失疏泄，冲任不调，血海不能按时满盈以致月经不调或月经前后皮损增多。

根据中医理论治疗痤疮时还应主要注意不同体质的阴阳之别，强弱之分，偏寒偏热之异。用药也应因人制宜。青春发育期之少男、少女多素体阳热偏盛，复因饮食不节，复感风热之邪，多表现为肺经风热证、肺经血热证。平素脾虚之人，多表现为面色㿠白倦怠乏力，多为脾虚湿蕴证。平素嗜食肥甘厚味之人，吸烟饮酒者，多体质壮硕，面部油腻光亮，多表现为胃肠湿热证、痰湿蕴阻证。青年中年女性，因情志不舒，或工作紧张,多表现为肝郁气滞证及冲任不调证。

痤疮虽多发于青春期,但临床上也常见有中年人始发者,陈老认为这与人到中年,适逢生活压力、工作紧张、精神焦虑等易造成内分泌紊乱有关。随着现代社会生活水平的提高,肥甘厚味和腥热香辛食物摄入的增加,食入日久致火,热从内而生。社会变革,生活节奏快,工作压力大,导致精神的紧张、压抑等。按照中医五志皆可化火的理论,火性炎上使火、热之邪成为颜面炎症性皮肤病的主要致病邪气。嗜食辛辣肥甘厚味,致湿热内蕴或大便不通利,腹气内结。肠中积热,日久上蒸于肺或肝气不疏,郁久化热,侮脾犯胃致脾湿胃热,肝胆湿热日久,致气机瘀滞;湿热久蕴不解,炼湿成痰,进而造成痰湿瘀结,复感风热邪气,阻滞经络,使经脉失畅,气血瘀滞,痰与血结,结聚不散,而成血瘀气滞痰结之证。治则当以清利肝胆脾胃湿热为先,中焦湿热得清,才能运化药物直达病所。用药时不能单纯以清热凉血解毒为主,还需调气血、和阴阳、化湿浊。同时告诫患者调整心态、适应环境、舒缓压力,保持积极乐观的生活态度,改变不良的生活方式与习惯,男性患者要注意生活规律、饮食节制。女性患者应重点调经血化湿浊散瘀滞。

因此,陈老临证治疗痤疮辩证思路的表现了其八型辨证的原则性与灵活性,突出了中医整体观和辨证论治的原则。

2. 四诊合参,尤重舌诊,详细问诊

陈老重视望闻问切四诊合参,但也抓重点。其在辨证时尤重舌诊,常言:"舌为心之苗,又为脾之外候,苔是胃之气。"她认为观舌可判断外邪之轻重、正邪之消长和病势的进退以及胃气的存复情况。如湿热证初起见薄白、白滑或白腻苔时,说明湿重热轻;舌苔黄腻、黄滑、表明湿热并重;黄腻而燥,则为湿热化燥。察舌质变化,以红、绛、光、裂、淡、嫩和燥润来区分热、燥、津伤的程度及脏腑气血的盛衰。尤其是肠胃疾患,很能从舌诊上反映出来,像黄苔主脾胃病、热证、里证;苔白厚腻为中阳不振,以致饮食停滞或湿浊郁积,上溢于苔。

同时陈老十分重视问诊,强调医者要做到耐心、细心。所以临床时陈老问诊十分详细,如陈老在治疗黄褐斑时,根据自己多年临床经验认为除皮损特点外,黄褐斑还有一些其他的临床特点,如:①女性患者多伴有月经失调：月经主要成分是血，来源于血海，并定期疏泄，肾的阴阳平衡、脾气健旺、肝柔顺条达才能保持血海的按时满溢和疏泄，月经才能正常，面黄褐斑患者主要是肝、脾、肾三脏功能失调，故多伴有月经的失调。②有特定的好发人群：临床上姊妹、母女同患此病的很常见，先天禀赋的缺陷以及生活环境和习惯造成的后天失养，引起本病有家族性的好发人群。③情志因素是诱发本病的重要内因：情志的抑郁，会导致或加重气机的逆乱，从而引起气血悖逆、气血瘀滞于面，诱发或加重黄褐斑。④光毒是最严重的外界诱发因素：光毒是诱发黄褐斑最严重的外界因素，即使是坐在窗前或车内不经意的日晒，也会诱发或加重黄褐斑。⑤化妆品诱发的黄褐斑在近年来有增多的趋势：主要是其中含有重金属、香料，也有刺激皮肤产生炎症导致的继发性色素沉着。⑥妊娠和口服避孕药引起的黄褐斑：在分娩、停服避孕药物后，虽然部分患者的皮损可以自行消退，但皮损的消退往往很慢，而且由避孕药引起的黄褐斑在治疗上也比较困难。因此黄褐斑病因复杂，详细的问诊，了解患者的工作、生活环境，日常化妆、饮食习惯，人际关系，性格、情绪，妇女的月经、带下情况，以往的病史和用药情况，尤其是妇科病史、妊娠生产（包括人工流产）史和避孕方法（戴环、避孕药等），对于寻找病因，对症治疗，是十分重要的，也是取得疗效的基础。细致地问询病史，耐心地倾听患者的倾诉，使患者感到医生对其病情的重视，心理上对医生产生信赖，以争取患者的配合。

3. 中焦为枢，重视胃气

脾胃为后天之本，气血化生之源。祖国医学极为重视脾胃在生理病理中的重要意义。陈老对《内经》关于"有胃则生、无胃则死"；"得强则生、失强则死"的理论有深刻的体会。临床十分重视患者的年龄和体质，尤其针对老年和幼儿患者的生理特点，在应用清热苦寒药物的同时，常酌情加入培补脾土、健脾渗湿、燥湿利湿之品，以顾护中焦，扶正祛邪。

4. 急则治其标，缓则治其本

陈老认为，在临床上应根据皮肤病的发病缓急、病程长短及局部表现，灵活运用"急则治标、缓则之本"的原则。陈老常说"标与本是相对而言的，从疾病的发生顺序来说，原发病是本，继发病是标。治标与治本，就是对证与对因的治疗原则。治病求本是医者之理想，然病情万变，其本难求。现在很多慢性皮肤病患者，在长期的治疗过程中，可能会出现复杂的变化，当出现新发病时必须"急则治其标"。在患者万分痛苦之时，并且十分危急之际，不可不思救急之法。先解除痛苦，缓解病情，再徐图调养之道。如在治疗急性刺激性接触性皮炎时，由于这些疾病病发迅速，局部红肿糜烂明显，有时控制不及时可波及全身，此时陈老常用清热凉血解毒之品，独治其标。若皮损肿胀、糜烂、色红、渗出多时，则采用中药煎水冷敷局部以救急，同时积极寻找并祛除致敏源。此时可不必顾及其素体的强弱虚实。而有些年老体弱者患带状疱疹，在疱疹消退后常遗有神经痛，陈老在治疗这些病人时认为：虽然疼痛是由于余毒未清、气滞血滞所致。但其根本原因是老年人体弱气虚，不能驱邪外出，故必以扶正补虚为主，重用补气药，以培中气，缓则治本。

5. 辨证辨病，互为补充

随着现代工业、科技的飞速发展以及环境、资源等问题的日益突出，皮肤病逐渐增多，也出现了一些前人没有遇到过的新问题、新病种，如染发剂造成的皮炎、化妆品皮炎、放射性皮炎、激素依赖性皮炎、艾滋病等。陈老认为在辨证的同时还要结合现代病的特点，对疾病做出明确的诊断，辨证与辨病同等重用，互为补充。辨证是宏观的，针对疾病的性质而言，辨病则相对是微观的，指疾病的病理形态、病因而言。在临床上陈老辨病与辨证相结合，相辅相成。在治疗上陈老也很重视辨证论治与中草药的现代药理研究成果相结合，常根据文献报道，改进用药，取长补短，有的放矢。如治疗寻常型痤疮时，她在辨证型用药的同时，还注意结合应用现代药理研究证实有抗痤疮短棒菌苗作用的清热解毒的中药。

6. 以脏腑辨证治疗颜面损容性疾病

陈老这些年着重于诊治颜面损容性皮肤病，并以脏腑辨证治疗此类疾病，积累了丰富的临床经验。脏腑辨证是根据脏腑生理功能的失常和临床上所表现的特殊指征来分别判断皮肤病的重用所在和皮肤病与脏腑的关系。陈老认为，人体是一个有机整体，人体的各部分在结构上不可分割,在功能上相互协调、相互为用,在病理上相互影响,这种相互关系以五脏为中心,通过经络的联络作用而实现。陈彤云推崇"有诸内者,必行诸外"的论述,故称头面为五脏之镜。若五脏的功能互动正常,就可以通过经络将气血津液输送和敷布于头面部、皮肤,以滋养,亦可抵御外邪,故面部红润细腻,毛发光泽,五官正常。相反,则面无光泽、皮肤干涩粗糙,毛发干枯,五官不端等。因此,陈彤云认为,五脏的功能盛衰及病理变化直接关系到人的容貌。

7. 重视内治、巧用外治

陈彤云在治疗皮损型疾病时,十分注重内外配合治疗,除内服汤药之外,同时局部外用中药制剂,即在日常的防护同时涂抹祛斑中药。

由其组方研制的"祛斑增白面膜"治疗黄褐斑就有很好的疗效。在治疗痤疮时,有多种外治法,如:硫贝散涂药有清热燥湿,解毒杀虫之功,适用于痤疮皮损中之油脂较多者;颠倒散可除湿脱脂,杀虫止痒,适用于痤疮皮损中之油脂分泌旺盛者及红斑明显者;化毒散,可清热解毒,杀虫止痒,适用于痤疮皮损中之脓疱较多者,也可用于脓疱病、湿疹、皮炎等伴继发感染者;脱脂洗剂可止痒脱屑,祛油护发,适用于痤疮、脂溢性皮炎(油性);复方化毒膏,可清热解毒、消肿止痛,适用于痤疮皮损中之结节、脓肿者,也可用于脓疱病、毛囊炎、带状疱疹、单纯疱疹、痈、疖及其他感染性皮肤病;黑布化毒膏,适用于痤疮皮损中之囊肿、结节明显者,也可用于疖痈初起、多发性毛囊炎或已溃脓肿周围皮肤浸润明显者;痤疮霜,可清热祛湿解毒,适用于痤疮皮损中之油脂多及伴发丘疹脓疱多者;硫黄雷锁锌洗剂又称复方硫雷洗剂,有祛油脂作用,适用于油脂分泌旺盛者;氯柳酊又称复方氯霉素擦剂,适用于脓头多,炎症明显者。再如面膜法:中药痤疮面膜,用蒲公英、野菊花、大黄、黄连、白蔹、连翘、苦参等研细末,与适量大豆粉混合,加基质调成稀膏,7~10天1次,4次为1疗程。湿敷法如水剂:蒲公英、野菊花、大黄、苦参各15g,配制剂型为水剂,可清热祛湿解毒,适用于痤疮皮损中之油脂多及伴发丘疹脓疱者。熏洗剂:大黄、黄芩、黄柏、苦参、蒲公英、紫花地丁各15g,可清热燥湿,杀虫解毒,适用于痤疮皮损中丘疹色红、脓疱密集者。

8. 坚持以中医理论为指导养生、护肤

调情志、适运动、节饮食,做到"行不离于世,举不欲观于俗,外不劳形于事,内无思想之患",才能"形体不敝,精神不散",只有坚持适当的运动和劳动,以促进气血的流动,关节的舒利,五脏的收藏和六腑的传导,使人体脏腑、气血、经络在运动中趋于协调统一,同时又不过劳,以免损伤人体的正气,才能够"法于阴阳,和于术数,起居有常,不妄作劳,故能行与神俱,而终其天年。"《内经》认为科学的营养是"五谷为养,五果为助,五畜为益,五菜为充,气味合而服之,以补精益气。"要维持五脏精气的充盛,保持身体的健康,饮食必须做到平衡、全面。在物质极大丰富的今天,尤其要注意五谷杂粮和蔬菜,水果的摄取。"饮食自倍,肠胃乃伤",故要做到"饮食有节",要"已饥方食,未饱先止,散步逍遥,勿令腹空。"

在治疗痤疮过程中,除了内服、外用药物及配合光动力治疗以外,更突出强调对患者生活指导、饮食调理、面部护理等方面的健康宣教,并收到了满意的疗效。

首先重视身心调理,陈老强调从生活起居、调节情志、饮食调理和面部护理四方面着手。起居方面她非常强调"子午觉"的重要性,子时是指晚11:00至凌晨1:00时,此时阴气最盛,阳气衰弱。午时是指中午11:00时至下午1:00时,此时阳气最盛,阴气衰弱。从中医的角度来说,子时和午时都是阴阳交替之时,也是人体经气"合阴"及"合阳"的时候,如在这两个时间段熟睡对人身体有诸多益处。但是现代人生活压力大,节奏快,繁忙时不注意按时入睡。休息时夜生活过多,错过睡子午觉的最佳时机,长此以往必然会让人处于亚健康状态,眼圈发黑、面色晦暗、痤疮等问题接踵而来。现代研究认为,精神紧张会对机体的内分泌产生不良影响,如焦虑可抑制睾酮、雌激素的分泌,进而引起内分泌失调,增加痤疮发病的可能。痤疮患者多为年轻人,学习、工作压力大会使情绪波动、烦躁易怒。中医认为此为肝气不疏,气郁化火,火热上炎,加重本病。陈老有一则养生名言:"春秋繁露,仁人之所以多寿,外无贪而内清静,心平和而不失中正,取天地之美以养其身",对于本病患者也有一定的参考意义。因此,工作注意劳逸结合,避免长期精神紧张,保证每天8小时睡眠,放松面部肌肉,保持良好的生活习惯,树立战胜疾病的信心,是治疗痤疮的前提和根本。饮食调理,就是人们常说的"忌口"。陈老在诊病过程中,经常告诫患者要"四忌":忌高脂、油炸类食物,忌辛辣、腥发之品,忌高糖类食物,忌用补品。这是因为"食有五味,各有归经",饮食可影响和调节脏腑气血阴阳。在这里需要强调的是,饮食不当不是痤疮发病的直接因素,但却是病情反复、迁延不愈的常见诱因。高脂、油炸类食物能产生大量热能,并促进皮脂腺分泌使油脂旺盛。因此,必须忌食如黄油、奶酪、红烧肉等辛辣、腥发之品,此类食品性燥热,食后助热内燃,肉类中性热之品,如牛羊肉、狗肉等,而辣椒、生姜、大蒜及乙醇类饮品更易使机体内热壅积,从而加重病情。人体食入高糖食品后,会使机体新陈代谢旺盛,皮脂腺分泌增多,从而使痤疮接连出现。如巧克力、冰激凌、咖啡、碳酸饮料等。补药大多为温热助阳之品,劲补更易使人内热加重,诱发加重痤疮,正值青春发育的青少年当尤为注意。痤疮患者应该重视面部的清洁和化妆品的应用。常用温水和硼酸皂或硫黄皂洗患处和面部,根据面部出油脂的多少,每日洗2～3次。同时不可用手挤捏粉刺,防止继发感染及瘢痕的形成。对于非炎症性、闭合性的粉刺可以在专业人员的操作下使用痤疮针压出。治疗期间,不要用油性化妆品及含有粉质的化妆品,如粉底霜等,以免堵塞毛孔加重病情。这里还要强调有部分因为化妆品使用不当而引发"化妆品痤疮"。这主要是因为化妆品内的不饱和脂肪酸、香料以及皮肤清洁消毒剂中的制菌物质均含有致粉刺作用的物质,它可以刺激皮脂腺导管内皮角化增生,或者是化妆品在毛囊的开口处发生机械性堵塞,使皮脂排泄不畅、瘀滞而形成粉刺、炎性丘疹等一系列痤疮表现。此外,在炎热的夏季,由于气温高、空气湿度大,患者还需要注意面部的避光,汗出过多时要及时擦拭,以免高温、汗液造成对皮损的刺激。面部护肤品选择油少水多的"水包油"型的霜膏,有助于本病的康复。在治疗上选用正规医院的专科治疗,不要擅自使用外用药物,尤其是不要用糖皮质激素等药物。

　　陈老认为痤疮的发病与饮食结构有关,因此格外注重食疗调理。中医素有"药食同源"之理,因此,在药物治疗本病之外,应以中医理论为指导,在饮食节制的基础上,注重性味的归属,因人审证地选择与搭配食物,对痤疮患者做相宜的饮食调理,以助其阴阳平衡,病情恢复。要多吃新鲜蔬菜如芹菜、菠菜、白菜、黄瓜、冬瓜、番茄、菜花、绿豆芽、黄豆芽、柿子椒、菜心、苦瓜等,多食水果,如苹果、梨、草莓、柑、橙、香蕉、西瓜、山楂、柠檬等,多食豆制品及粗粮、瘦肉等。依据中医饮食养生理论,对痤疮的调理以"节制"及"辨证"为理念最为重要。饮食有节首先要节制"过用",由于人体脏腑、经脉、气血的功能活动及调节能力有一定的限度,各种内外因素的影响超过了机体调节能力,就会导致体内阴阳失调、气血失和、功能紊乱而发病。饮食的摄入若超过机体运化能力时,尤其在大饥大渴之时,最易食过饱或饮过多,造成脾胃受纳、腐熟功能失调。水谷壅滞,内生湿热,上蒸于面乃发痤疮。预防痤疮发生、发展,应做到"大饥勿饱食,大渴勿过饮"。并且要辨证膳食,痤疮的"证型",即证候,能反映痤疮发展过程中某一阶段病理变化的本质,证型各有不同,食物亦有四气、五味、归经之别,故在饮食调护时应知其食性,调而用之,达到辨证候调食膳的目的。热盛型面部丘疹色红,或有痒痛,伴颜面多脂,口干渴,大便秘,舌质红苔薄黄,脉浮数,多为肺热熏蒸或血热蕴阻引起。重在避免辛辣温热之物,如辣椒、桂皮、韭菜、洋葱、姜、狗肉、虾肉等,以防内外之火相虐为毒,加重痤疮。要配合清凉清淡饮食,以凉性水果及蔬菜为佳,如丝瓜、西瓜、藕、绿豆等甘寒之品,以泻其热。湿热型因湿热阻于胃肠,泛于肌肤而成的痤疮,常有皮疹红肿疼痛或有脓疱,伴口臭、便秘、尿黄、舌质红、苔黄腻、脉滑数。饮食尤要节制油腻、辛辣等助湿助热之味,宜食性凉利湿之品,如薏苡仁、荞麦、马齿苋,以助湿热分消。痰湿型多由肺脾肾功能失司,水湿运化不利,积聚成痰,凝滞肌肤所致,皮疹易结成囊肿,多伴有纳呆,舌体胖,舌质淡,脉滑,此证型者忌油腻食物及烟草最为重要,宜多食健脾除湿、化痰软坚之品,如橘皮、荸荠。冲任不调型,由情志内伤,肝失疏泄导致,中青年女性多见,皮疹色淡红,以丘疹、结节为主,烦躁易怒,月经量少,舌质红,苔薄,脉沉细或细数,宜选疏肝益肾养血之品,如玫瑰花、枸杞子、小麦、大枣。同时陈老还有多种食疗方如凉拌三苋、桃仁山楂粥、黑豆坤草粥、海带绿豆粥、荷叶冬瓜粥等分别适用于各种证型的痤疮患者。

9. 师古不泥古，勇于创新，倡导中西医结合

陈老热爱中医，同时不排斥现代医学，主张取长补短、相互结合。在继承哈家中医皮外科传统外用制剂的用药经验基础上，凭借自己掌握的传统中药制剂工艺、方法的优势、以及对中药的药理学研究成果，从中筛选出最有效的成分，再运用现代制药技术工艺，提取药物有用成分，制成各种外用制剂。使中药外用制剂既保持了中药特有的疗效，又克服了传统制剂粗糙、油污、色深、味重的缺点。并对外用剂型做了大胆的改革，研制出"祛斑粉"、"祛斑霜"、"祛斑增白面膜"、"痤疮面膜"、"痤疮霜"及中药洗面奶和防晒霜等系列药品。其中"祛斑增白面膜"获得1993年北京中医药管理局科技成果一等奖。这些疗效明显，使用方便，适应潮流的制剂，深受广大中青年患者的欢迎。正如陈彤云强调的"外病内医，不忘外调"。外用制剂简单方便实用，可直达病所，内外结合、协调统一、阴阳和、经血充、气血调、经络通。

10. 痤疮——详辨皮损，基础方灵活变通

皮损辨证是皮肤病治疗的基础，陈老认为痤疮的临床特点表现为面部和胸背部的白头粉刺、黑头粉刺、炎性斑疹、丘疹、脓疱、结节、囊肿及瘢痕，伴有不同程度的皮脂溢出。其演变过程初为皮脂溢出，皮肤油腻光亮，出现白头粉刺、黑头粉刺，辨证素体肾阴不足，天癸相火过旺；或因平素过食肥甘，致脾胃受纳运化失常，湿邪内生，外发肌肤；或因情志不遂，肝气郁结，客犯脾土，脾失健运，湿浊内生；加之外感风热之邪，或湿邪内蕴化热，上熏于肺，阻滞气血，毒热腐肉为脓血瘀凝滞，发于肌肤，故可见炎性斑疹丘疹、脓疱、结节、囊肿及瘢痕。又肺主皮毛，肺与大肠相表里，故痤疮的辨证论治，病位主要在肺（大肠）、脾（胃）、肝、肾。病邪为湿、热、毒、瘀。依皮损辨证，白头粉刺多辨为脾虚或寒凝或湿邪阻滞；油脂多为湿热内蕴或脾胃湿热或胃肠湿热；面部潮红、炎性丘疹多为血热或风热；脓疱多为湿热瘀滞，腐肉成脓或血热染毒；丘疹色暗为气血失和，外受毒邪；结节坚实为痰湿、湿毒蕴结；囊肿为湿邪留滞或与瘀血互结，染毒则有脓液为毒邪凝聚，治宜解毒透脓；根脚坚硬，久不溃脓为正虚邪毒，治宜扶正托毒，透脓散结；瘢痕高起为局部气血瘀滞凝结于肌肤，治宜活血理气，化瘀软坚；瘢痕萎缩为局部气血不畅，肌肤

失养,治宜中和气血;结节多有为气滞血瘀;疾病后期的炎性红斑是余热未清,气滞血瘀。

陈老认为脾胃、肝胆湿热内蕴为本病根本,故其用药以清利肝胆、脾胃湿热为先,中焦湿热得清,才能运化药物直达病所。用药时不单纯以清热凉血解毒为主,而是调气血、和阴阳、化湿浊。药以清利肺胃湿热的茵陈蒿汤加黄连解毒汤配合活血调经之四物汤为基本方,具体用药:茵陈、连翘、丹参、野菊花、当归、川芎、黄连、黄柏、虎杖、北豆根。与现代医学关于此病认识相一致。现代医学认为痤疮是毛囊皮脂腺的慢性炎症,是一种多因素疾病,多认为主要与雄激素、皮脂腺和毛囊内微生物密切相关。青春发育期雄激素分泌增加,使皮脂腺合成和排泄皮脂增多,并使毛囊漏斗部角化增殖,造成毛孔堵塞,致使皮脂瘀积形成脂栓即粉刺。毛囊内存在的痤疮短棒菌能分解皮脂,产生的游离脂肪酸刺激局部产生炎症,使毛囊壁损伤、破裂,粉刺内容物逸入真皮,引起炎症性丘疹或脓疱、结节、囊肿等。故治疗以调整激素水平、抑脂和消炎为法。有报道对48种中药对痤疮短棒菌的抑菌作用试验结果显示,对痤疮短棒菌高度敏感的中药计为八种:丹参、连翘、虎杖、黄柏、山豆根、大黄、黄连和茵陈;对痤疮短棒菌中度敏感的中药计为12种:包括黄芩、龙胆草、大青叶、金银花、地榆、百部、秦皮、川椒、当归、川芎、重楼和紫花地丁。祛风燥湿药白鲜皮有抑制DTH反应的效应,同时又可抑制体液免疫反应。白花蛇舌草有调节性激素水平的作用,生山楂、生薏仁可抑制皮脂腺过多分泌。大青叶、丹参、当归、紫花地丁、赤芍和茵陈含锌量较高,可能是治疗痤疮有效的原因之一。此与陈老治疗痤疮思想不谋而合。

陈老在传统的清热解毒、清热燥湿、清热泻火药及清热凉血药的基础上,重用活血调经药、补阴药及理气药。

根据体质拟方:陈老认为,痤疮主要是热邪作祟。中医的经典著作《内经》中说:"诸痛痒疮皆属于心……皆属于火",气候的变暖,使六淫之中的热邪更多的侵入人体。生活水平的提高,饮食结构中肥甘厚味和腥热香辛食物摄入的增加,也使人体容易受到热邪的侵袭。生活节奏加快,工作压力增加,导致精神紧张压抑等,按照中医五志皆可化火的理论,也使火热之邪成为颜面炎症性皮肤病的主要致病邪气。另外,痤疮的发病还与人体自身素质有关。通常,人们把容易上火、经常长粉刺、长疖疮的人,称为"素体热盛",其主要原因是由于父母赋予他们身体里的阳热物质太多。具有这样素质的人,到了青春发育、生机旺盛的时期,就特别容易上火生疮。如果再不注意合理的饮食搭配,过食"肥甘厚味",粉刺就会愈发严重。此外,湿热的环境也可使痤疮加重,在湿热的环境中,不仅皮脂腺分泌旺盛,而且由于人体大量出汗和空气湿度加大,使表皮吸水膨胀,毛囊皮脂腺导管会反应性收缩变窄,造成大量分泌的皮脂堵在毛囊内,因此加重病情。"热者寒之",鉴于此,陈老多用清热解毒药、清热燥湿药、清热泻火、清热凉血药以清解肺胃及肝经湿热。

临床上也有人并非是阳热偏盛或感受火(热)邪气,而是阴气不能与人体阳气匹配,也就是中医所说的"阴不配阳",使人体阴阳失去平衡,阳气相对"过剩",表现为热盛,即中医所说的"虚火"。因此陈老治疗此型多在传统的清热解毒、清热燥湿、清热泻火药及清热凉血药物基础上,加用养阴药,起到"壮水之主,以制阳光"的作用。

根据病程与病情拟方:临床观察大多数痤疮患者病程较长,且反复发作,迁延不愈,久病多瘀。久病入络,故陈老并不拘泥于单纯的"血瘀痰结证"时才用活血散瘀的药物,陈老将活血药物贯穿治疗此病的始终,其较常用的药物为当归、川芎,二者可使气血通达,从而取得去瘀生新的效果。依现代药理学研究,活血化瘀药可有效改善皮肤血液循环,使血流量增加,促进细胞新陈代谢,有助于皮损的消除和色素沉着的消退。在临床中女性患者常伴有月经不正常,或周期不准,或痛经,尤其是青春期以后的女性患者。而男性患者舌诊时往往出现舌质暗、舌下脉络曲张等血瘀证表现。因此,活血养血调经、活血化瘀药在治疗痤疮的处方中占有至关重要的地位,这也体现了中医"气为血之帅,血为气之母,气行则血行"的理论。

以清热药为首拟方:陈老在治疗痤疮时,以清热药居首位,认为热邪是本病发展的关键,本着治病求本的原则当以清热为先,尤以清热解毒和清热燥湿为主,活血调经药、理气药和补阴药使用次之,体现了陈老对本病热毒、气滞、瘀血的病机的认识,因此清热解毒,活血化瘀贯穿治疗痤疮的始终。同时采用理气、补阴、利水消肿、消食等从多方面多层次治疗,一方面说明痤疮治疗的复杂性,另一方面说明陈老在辨证论治基础上遣方用药组合有序。用药以苦味药、甘味药、寒性药、辛味药为主。用苦以清热泻火、燥湿、通便;用甘以解毒;用寒即"热者寒之"之理;用辛以发散、行气、行血。

加减药味兼顾全局和一药多用:处方中的药物归经以归肝经、胃经、肺经、脾经为主,完全对应了陈老将痤疮定位于肝、胃、肺、脾四经的学术思想。粉刺及油脂多,加草决明、生山楂、苦参、荷叶以消脂祛湿;伴舌苔厚腻,加藿香、佩兰等以芳香化浊;脓疱多,加金银花、紫花地丁、土茯苓等、草河车等以解毒消肿;囊性痤疮多加夏枯草、生牡蛎、海藻消肿软坚散结;皮疹肿硬、触痛且坚者,加炒山甲、三棱、莪术活血化瘀,软坚散结止痛;面部及皮疹色红为热盛表现,加赤芍、连翘、大青叶、生地榆加强清热凉血功效;结节、囊肿者为痰瘀结聚之象,可配以桃仁、皂角刺、夏枯草化痰消瘀散结。皮疹痒重,加白鲜皮、苦参以散风祛湿止痒;大便干伴口干、口臭加大黄、瓜蒌以通腑泄热;大便排泄黏腻不爽,加枳壳、厚朴理气化湿实大便;女性行经腹痛、胸胀加乌药、延胡索暖宫止痛;女性月经周期提前或前后不定期加柴胡、牡丹皮、白术以健脾疏肝;白带量多清稀加芡实、山药以健脾固涩;色黄有异味加秦皮、椿皮、白头翁以清利下焦湿热;月经量少后错,加熟地黄、白芍以养血活血,或加女贞子、墨旱莲补益肾精。

11. 黄褐斑——从肝脾肾论治,治疗斑不离血

陈彤云根据中医八色归八脏的脏象理论,脾主黄,肾主黑,肝主青,认为黄褐斑的发生与肝、脾、肾三脏的关系密切。肝藏血,主疏泄条达,若肝郁不舒,则气血郁结;脾统血,主运化升清,乃后天之本,若脾虚失摄,则血不循常道而下溢亡失,若脾失健运,则水谷精微不能上输,气血生化乏源;肾为先天之本,精、血、津之源,若肾阴不足,则虚火上炎,肝失肾水滋养则肝失条达,若肾阳不足则阴寒内盛,气血不得温煦而滞涩不畅,脾失温煦水谷不得气化而生化乏源。因此肝、脾、肾三脏的功能失常,均会导致气血悖逆、气血瘀滞,或气虚血亏、运行滞涩的病理表现。因此陈老在临床中将黄褐斑分为五个证型加以辨证论治。如肝郁气滞证：面部斑颜色呈浅褐色或青褐色，常主诉烦躁、易怒、情志不遂、精神抑郁，月经前后不定期（月经提前或推后均在7天以上，且连续3～4个月），经前常伴有双乳胀痛，舌质暗红，舌苔薄白或薄黄，脉弦或弦细，治疗方选逍遥散加减。脾失统摄证：斑呈黄褐色，患者面色苍白，头晕、倦怠、乏力、少气、懒言，月经先期、量多，白带多，舌质淡胖有齿痕，脉滑缓细弱，方选补中益气汤加减。脾失健运证：斑呈黄褐色，面色萎黄，头晕心悸，神疲嗜睡或失眠多梦，倦怠乏力，纳食不香，月经一般为后期，量少、色淡，点滴即停，或闭经，舌淡苔白、脉细，方选归脾汤加减。肾阴虚证：斑色深暗，月经量少，月经先期，手足心热，虚烦不得眠，目涩便干，舌质红、脉细数，方选归肾丸、六味地黄丸加减。肾阳虚证：斑色黑褐、灰暗，经血暗黑，小腹冷痛，腰脊酸痛，畏寒、肢冷，夜尿频，带下清稀，舌质淡暗，脉沉迟。方选金匮肾气丸加减。

同时她强调气血瘀滞、运行滞涩不能上荣于面乃黄褐斑的病机关键，所谓"有斑必有瘀，无瘀不成斑"，同时根据"久病入络"的中医理论，认为"久病必瘀"。因此在辨证论治的基础上，无论病在何脏，都注意运用活血化瘀的药物，强调"治斑不离血"。常用当归、芍药、红花、桃仁、赤芍、泽兰、茜草、莪术、香附、郁金等行气活血、化瘀消斑的中药。

二、病案荟萃

1. 松皮癣（皮肤淀粉样变）

患者，男，40岁；

全身起疹伴痒5年余，2004年3月10日初诊。

1994年，无明显诱因背部起疹伴瘙痒，逐渐加重，渐及胸部、双上肢。曾在外院行病理活检诊断为"皮肤淀粉样变"，服用防风通圣丸、雷公藤多甙片等药物治疗，未效。现皮疹痒甚，夜不能寐，纳食可，口干不思饮。舌质红，苔白，脉弦滑。

查体：胸、背部及双上肢伸侧可见褐色粟粒到绿豆大小坚实丘疹，密集成片分布而不融合，部分皮疹呈"串珠"样排列，伴见抓痕、血痂。

[西医诊断] 皮肤淀粉样变

［中医诊断］松皮癣

［辨证］风湿蕴结，郁久耗阴，肌肤失养

［治法］息风除湿，养血润肤，活血软坚

［处方］生龙齿30g　珍珠母30g　生牡蛎30g　首乌藤30g　茵陈20g　龙胆草10g　黄芩10g　生熟地各10g　赤白芍各15g　丹参30g　夏枯草20g　鸡血藤20g　酸枣仁20g。上方煎取400ml，早晚分2次饭后温服，28剂。

皮损外用肤疾宁硬膏、冰黄肤乐软膏。

2004年4月7日二诊：服药后，患者皮疹瘙痒大减，偶有微痒，夜寐安和。纳食可，大便干。舌质红，苔白厚，脉弦滑。全身皮疹变薄，部分皮疹消退，遗留褐色色素沉着。辨证、立法同前。

处方：前方去酸枣仁，加紫草15g，茜草根10g，同样煎取400ml，早晚分2次饭后温服，再进28剂。外用冰黄肤乐软膏。

2004年6月30日三诊：服药后因故未及时复诊，但一直坚持服用上方。现皮疹不痒，夜寐安，纳食可。舌质淡胖有齿痕，苔白腻，脉滑。胸、背部皮疹大部分变平、消退，色素沉着颜色变浅。

［辨证］脾虚湿蕴，肌肤失养

［治法］健脾除湿，息风止痒，通络软坚

［处方］茯苓15g　砂仁3g　白鲜皮15g　杭白芍15g　木香10g　黄连6g　吴茱萸3g　生龙齿30g　珍珠母30g　生牡蛎30g　白蒺藜30g　鸡血藤15g　首乌藤30g　丹参20g　连翘15g

煎服法同前，再进14剂。

2004年7月14日四诊：服药后全身皮疹消退，留有淡褐色色素沉着斑，不痒。夜寐安，纳食可，二便调，舌质淡，苔白厚，脉滑。

［处方］生龙齿30g　珍珠母30g　生牡蛎30g　首乌藤30g　生地15g　赤白芍各15g　丹参30g　夏枯草20g　黄芩10g　龙胆草10g　鸡血藤20g　茵陈20g　西红花2g　桃仁10g

水煎服，日2次，仍进14剂。巩固疗效。

［按语］中医学认为，皮肤淀粉样变多系先天气血不足，外感风湿之邪，湿邪蕴阻经络，客于肌肤，郁于血分，使气血运行失调，肌肤失于

荣养所致。已故中医皮外科著名专家赵炳南认为此病属于顽湿聚结。该患者表现皮损瘙痒甚,口干不思饮,舌质红,苔白厚,脉弦滑,陈彤云认为符合体内风湿之邪蕴久化热,湿热阻滞气机,气血运行不畅,肌肤失养的证候表现,故以息风安神、清热除湿法抑制瘙痒,以养血活血、化瘀软坚法软化并消除肥厚的皮损,经过3个月的治疗取得皮损消退的良好疗效。方中以生龙齿、珍珠母、生牡蛎、酸枣仁平肝息风、安神止痒,黄芩、龙胆草、生地、茵陈清热利湿,首乌藤、熟地、赤白芍、丹参、鸡血藤、夏枯草养血活血、化瘀软坚;后加紫草、茜草凉血。三诊时根据皮损、症状及舌苔、脉象的改变,选用茯苓、砂仁、木香、黄连、吴茱萸健脾利湿、理气和胃;以白鲜皮利湿止痒。四诊时皮损大部分消退,留有色素沉着斑,故以西红花、桃仁加强活血化瘀之功,促进色素吸收。

2. 黧黑斑(一)(黄褐斑　肝郁化火型)

患者,女,39岁;

颜面起斑3年。2002年6月4日初诊。

3年前妊娠始发面部褐斑,生育后有所减轻,但未全部消退,近1年来明显加重。现症:行经前双乳胀疼,月经后期,经血色暗、血块多,睡眠不实,纳可,二便调,舌质暗有瘀斑,苔薄白,脉弦细。患者平素情急烦躁、易生气。

查体:双颧、鼻背可见黄褐色斑片,边界清楚,形若蝴蝶。

[西医诊断] 黄褐斑

[中医诊断] 黧黑斑

[辨证] 肝郁化火,气滞血瘀

[治法] 舒肝解郁,活血化瘀

[处方] 柴胡10g　当归10g　川芎10g　白芍20g　熟地10g　桃仁10g　丹皮10g　红花10g　栀子10g　泽兰10g　郁金10g　茯苓15g　薄荷5g　僵蚕15g

上方21剂,水煎服,每日1剂,早晚饭后分温服。

二诊:斑色变浅,经前乳胀疼减轻,经血色暗,舌暗,苔白,脉弦。

处方:前方加益母草15g,继服3周。

三诊:褐斑范围明显缩小、颜色变浅,月经血块减少,舌脉同前。

处方：上方去薄荷再服3周。

四诊：面部黄褐斑消退90％以上，双颧、鼻背散在数个豆粒大小浅褐色斑点。继用上方巩固疗效，3个月左右，黄褐斑基本消退。

［按语］该患者情急易怒，经前乳胀，月经后期，经血色暗、血块多，舌暗有瘀斑，苔白，脉弦细。证属肝郁化火、气滞血瘀。肝藏血、主疏泄、司血海，由于情志抑郁，肝气郁结，使肝气失于条达，疏泄不畅；或肝郁化火，迫血妄行，致气血悖逆、运行滞涩，上结于面而生斑。正如《医宗金鉴》所说：本病由忧思抑郁，血弱不华，火燥结滞而生于面上，妇女多有之。陈老根据肝为将军之官，以柔和为顺的特点，以养血活血为法，养血以柔肝，配合行气解郁，使肝的疏泄条畅以利于调经活血。处方以丹栀逍遥散为基础，以柴胡、郁金、薄荷舒肝解郁；丹皮、栀子清热除烦；熟地、当归、白芍养血柔肝；桃仁、红花、泽兰、川芎活血化瘀，调经消斑。桃仁、红花乃活血化瘀要药；常配以川芎，川芎乃血中气药，善走头面，引药上行；泽兰、益母草活血调经，陈老常用此治疗妇女血瘀气滞、行经不利。茯苓实脾，僵蚕本为祛风通络药，《神农本草经》说僵蚕有灭黑斑之作用，陈老常将二药作为对药使用，认为有美白祛斑的功效。

3. 黧黑斑（二）（黄褐斑 脾虚失摄型）

患者，女，40岁；

颜面起斑2年，2002年6月4日初诊。

近2年发现面部起斑，伴纳食不香，困倦乏力，夜寐欠安，大便时溏。月经先期、量多、色暗有血块，舌淡嫩有齿痕，苔黄，脉缓。既往史：近7～8年因失眠经常服用镇静药（地西泮2～3片/周）。

查体：现面颊、双颧可见地图状黄褐色斑片。

［西医诊断］黄褐斑

［中医诊断］黧黑斑

［辨证］脾虚失摄，气血瘀阻

［治法］健脾益气，摄血调经

［处方］黄芪15g 太子参15g 茯苓15g 白术10g 当归10g 川芎10g 郁金10g 泽兰10g 山药15g 升麻10g 大枣7枚 生

谷稻芽各10g

上方21剂,水煎服,每日1剂,早晚饭后分温服。

二诊:褐斑颜色变淡,睡眠稍好,疲乏减轻,月经血量较前减少,舌淡,苔白,脉缓。

处方:前方减白术,加酸枣仁15g,继服3周。

三诊:斑色变浅且范围明显缩小,月经量及血块减少,夜寐好转,舌脉同前。

处方:上方加陈皮10g,再服3周。

四诊:面部黄褐斑消退60%以上,皮肤润泽。临床好转。继用上方21剂,巩固疗效。

[按语] 本例患者困倦乏力、大便溏泄的症状突出,同时伴有纳呆、失眠,月经先期且血量多,舌淡嫩有齿痕,脉缓,一派脾气虚、统摄失职的证候;而血色暗伴有血块,说明因气虚统帅无力,血行滞涩而有瘀滞。陈老在治疗中,以健脾益气为主,黄芪、太子参、茯苓、山药补中健脾、益气摄血;升麻升阳止泄,与参、芪、术、苓配伍升脾止泄;生谷芽、生稻芽、大枣健脾和胃、养血安神,水谷得以受纳,脾气得以健运,则气血生化有源;当归、川芎、泽兰养血活血;郁金行气解郁,使气血运行顺畅。患者困倦乏力而又夜寐不实,看似矛盾,实为脾气不足而困倦,气血不充、心神失养而夜寐不实。因此在复诊治疗时,在原方基础上加酸枣仁,既可宁心安神,又有醒脾之功。全方温中健脾养血活血,使脾气健旺,生化有源,统摄有权,血循常道,气充血旺,循行顺畅,气血充盛,颜面荣润。

4. 黧黑斑(三)(黄褐斑 脾失健运型)

患者,女,38岁;

颜面起斑4~5年。2002年5月28日初诊。

患者近4~5年来,自觉精神疲惫,倦怠乏力,手足不温,面色萎黄不华,伴褐斑逐年加重,嗜睡,大便溏软,月经量少,有血块,舌质淡嫩有齿痕,苔薄白,脉滑缓。

查体:现面部双颊、上唇可见浅黄褐色斑。

[西医诊断] 黄褐斑

[中医诊断] 黧黑斑

[辨证] 脾虚不运,气血瘀滞

[治法] 健脾益气,养血活血

[处方] 黄芪10g 党参10g 白术10g 茯苓15g 僵蚕10g 泽兰10g 红花10g 丹参20g 当归10g 川芎10g 白芍20g 熟地10g 白附子6g 细辛3g

上方21剂,水煎服,每日1剂,早晚饭后分温服。

二诊:面部褐斑颜色变淡,精神状态稍好,嗜睡减轻,舌淡,苔白,脉滑缓。处方:前方加枸杞子15g,菟丝子15g,继服3周。

三诊:斑色浅且范围明显缩小,边界不清,月经量有所增加,大便成形,手足不温减轻,舌脉同前。上方黄芪、党参加至15g,再服3周。

四诊:面部黄褐斑全部消退,皮肤有光泽。继用上方21剂,巩固疗效。

[按语] 该患者神疲嗜睡、倦怠乏力、面色萎黄、大便溏软之症为脾气虚、脾失健运的典型症状。脾阳不振不能温煦四末,故手足不温。脾虚失运,血失推动,加之阳气不足,阴寒内盛,血遇寒凝,致使血行艰涩,故月经量少而有血块。舌质淡嫩有齿痕,苔薄白,脉滑缓为脾虚失运之象。以黄芪、党参、白术、茯苓健脾益气,生化气血。熟地、白芍、当归、丹参滋阴补血,养血活血。用泽兰、红花、川芎活血祛瘀,通畅血络。辅以白附子、细辛、僵蚕温阳通络,宣郁散寒。全方温阳健脾、益气养血、化瘀通经,使脾阳得振,脾气健运,经脉温通,气血充盈,血行通畅。按《本草纲目》之意,丹参既能破宿血,又能补新血,调经脉,其功类四物,但较四物补血力弱,而活血力强。二诊患者精神好转,气虚得到缓解,而月经仍少,故加枸杞子、菟丝子补益肾精、温肾助阳,进一步加强气血的生化。陈老认为五脏是人体生命活动的中心,但其中肾、脾二脏作为先天和后天之本,对保持人体健康和皮肤荣润尤其重要。脾主运化,是气血化生之源,尤其对面部气血起着决定性作用,故中医素有阳明胃脉荣于面的论述。肾精秉承于父母,又需要脾运化的水谷精微的不断化生和滋养;脾运化水谷精微又需要肾中阳气的温煦。所以脾与肾在生理、病理上相互影响、相互为用,治疗上注意健脾助运以促进气血生化,

填补肾阳以温煦脾的运化。

5. 黧黑斑(四)(黄褐斑 肾阴虚型)

患者,女,34岁;

颜面起斑5～6年。2003年4月15日初诊。

5～6年前,因工作紧张劳累,面部起褐色斑,逐渐加深、扩大。时感腰膝酸软,月经后期且量少,经前乳房胀痛,口干喜饮,失眠多梦,大便干燥,舌红少苔有裂纹,脉沉细。有乳腺增生病史4年,平素常感心烦。

查体:现两颧、前额可见淡黑褐色斑,边界不整,界限清晰。

[西医诊断]黄褐斑

[中医诊断]黧黑斑

[辨证]肝肾阴虚,气血瘀滞

[治法]滋补肝肾,养血活血

[处方]熟地10g 当归10g 川芎10g 白芍30g 桃仁10g 红花10g 泽兰15g 柴胡10g 益母草15g 山萸肉15g 枸杞子15g 山药10g 黄精10g 女贞子15g 旱莲草15g 郁李仁10g 枳壳10g

上方21剂,水煎服,每日1剂,早晚饭后分温服。

二诊:因"非典"流行而2个月未就诊,自诉在家坚持服用上方,面部色斑基本消退,皮肤有光泽,双颧部尚可见残留的绿豆大小数块浅黑色斑。现症:月经后期3～5天,经量增加,但经期仍感乳房胀痛,睡眠转安,情绪稳定,大便正常,舌红少苔有裂纹,脉沉细。

[处方]前方去枳壳加阿胶10g,再进14剂,嘱患者服用后如见效,可照方再服用14剂。2个月后患者带他人到皮肤科就诊,告知其病基本治愈。

[按语]该患者工作劳累紧张,夜不能寐,日久肾阴耗伤而腰膝酸软;肾水不足,不能上济心火,故失眠多梦;肾阴亏虚,精血不足,故月经后期且量少,肾水不足,水不涵木,阴虚肝旺,故性情急躁、行经乳胀;口干、喜饮、便干、舌红少苔有裂纹、脉沉细等,均为一派阴虚内热之象。治疗上陈老用熟地、山萸肉,取六味地黄丸之意,加黄精平补肾、脾、肝

三脏之阴；以女贞子、旱莲草取二至丸之意，滋肝肾、养阴血；枸杞子益肾填精；当归、川芎、白芍、桃仁、红花配熟地取桃红四物之意，养血活血、化瘀消斑；柴胡、枳壳理气解郁，益母草、泽兰活血通经，协同使用使气机条畅，冲任调和；元阴不足，阴液亏少，无以行舟，故以郁李仁润肠通下。全方以滋补肾之阴为主，兼以养血活血、化瘀消斑。二诊月经基本如期而至，唯血量偏少，故减理气的枳壳加补血的阿胶，以加强养血之力。

陈老认为肾贮藏着秉承于父母的先天之精和水谷精微的后天之精，故肾阴又称元阴，是人体阴液的根本，是生长、发育和生殖的物质基础，肾的阴阳既要充盛，又要相对平衡、协调。如果肾阴亏损，使精不化血、精不化气，则精血、肾气都会不足，月经的异常就会随之而来。精血亏虚，头面失荣，或阴不制阳，虚火上炎，熏灼面部，血热滞结则发生黄褐斑。因此陈老在治疗用药时，以滋阴补肾为主，辅以养血活血，达到精血充盛、阴平阳秘、冲任条畅、化瘀消斑的功效。同时又根据肾为水火之脏，肾之阴阳互根互生的理论，在滋补肾阴时又常常用菟丝子、杜仲等温补肾阳，以阳中求阴。但如果患者阴虚火旺的证候明显，则慎用之，否则常常加重虚火的上炎，致使颜面生疮长痘。

6. 黧黑斑（五）（黄褐斑　肾阳虚型）

患者，女，36岁；

颜面褐斑3年。2002年5月22日初诊。

3年前产后约1年开始面部起褐斑，逐渐增多，分布于双颊及太阳穴，颜色暗黑无泽。平素手足不温，月经期时感腰膝酸冷，月经量少色。

［西医诊断］黄褐斑

［中医诊断］黧黑斑

［辨证］脾肾阳虚，气血瘀滞

［治法］温肾健脾，活血化瘀

［处方］仙茅6g　仙灵脾10g　鹿角霜15g　枸杞子10g　杜仲10g　党参10g　菟丝子15g　黄芪10g　当归10g　川芎10g　白芍20g　熟地10g　泽兰10g　红花10g　茯苓15g　僵蚕15g

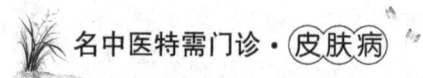

上方28剂,水煎服,每日1剂,早晚饭后温服。

二诊:颜面色斑变浅,但面积无明显缩小,月经量增加,颜色转红,且经期腰膝酸冷消失,大便成形,舌淡质暗,苔白,脉沉。

处方:前方加丹参20g,嘱患者再服28剂。

三诊:颜面色斑呈浅褐色,面积缩小约50%,边界模糊不清,畏寒纳呆消失,舌淡红,苔白,脉沉。嘱继服前方月余巩固疗效。

[按语]患者平素手足不温,形寒畏冷,腰膝酸冷,纳呆便溏,舌淡胖质暗,苔白,脉沉,为脾肾阳虚之象。治疗以仙茅、仙灵脾合菟丝子、杜仲、鹿角霜温脾肾助阳;黄芪、党参、茯苓健脾益气,助脾之运化;熟地、枸杞益肾填精,当归、川芎、白芍、红花、泽兰养血活血,祛瘀生新;僵蚕清热祛风通络,善搜络邪而走头面,以散虚火上炎而致血热滞结,全方温肾健脾,使脾得肾阳温煦,肾得水谷之精充养,同时益精养血,祛瘀生新。经过治疗,二诊时患者形寒肢冷消失,月经量增加,大便成形,脾肾阳虚初步缓解,气血渐旺,在此基础上再加丹参加强养血活血之力,终使色斑消退。肾藏精,主精气之生发,肾中之阳乃一身阳气之根本。黑色内应于肾,肾阳不足,命门火衰,不能鼓动精血周流上承,面颊不得精血荣养,血滞为瘀而生黑斑,外显肾脏本色。陈老认为本病其本在肾亏阳虚,其标在气郁血瘀,因此治疗上采取补益元阳,和血养营之法,令阳气渐壮,生发鼓动有力,阳生阴长,精血充沛,血脉流畅,颊面皮肤得养,色斑逐渐消退。从以上医案中看出,陈老认为肝藏血,主疏泄,其色主青;脾统血,为气血生化之源,其色主黄;肾藏精,为精、血、津之源,其色主黑。肝、脾、肾三脏的功能失常,均会导致气血悖逆、气血瘀滞,或气虚血亏、运行滞涩的病理变化。黄褐斑的病机在脏乃肝、脾、肾三脏功能失调,在气血则为气血瘀滞、运行滞涩。因此陈老临诊治疗黄褐斑总是以脏腑辨证的理论进行辨证论治,同时强调气血瘀滞、运行滞涩不能上荣于面,颜面失于荣养是发生本病的病机关键。提出有斑必有瘀,无瘀不成斑的观点,并根据久病入络的中医理论认为久病必瘀。遣方用药在辨证论治的基础上,无论病在何脏,她都强调治斑不离血,常用当归、川芎、红花、桃仁、赤芍、泽兰、益母草、莪术、香附、郁金等行气活血、化瘀消斑的中药,是陈老临证用药的突出特色。

7. 赤鼻（酒渣鼻）

患者，女，36岁；

患者颜面发红、反复起疹近4年。2003年6月18日初诊。

4年前郊游时骤遇大风，患者颜面发红更加严重。颜面开始起疹，时有脓疱，并且颜面潮红不褪，自觉面部有烧灼感。数月后开始出现月经不调。在当地医院诊治，予内服及外用抗菌消炎药（具体药名不详），但疗效欠佳。故慕名到陈老处就诊。经前乳房胀痛，月经先期、量少，二便调，口干，心烦寐差。患者情绪低落、精神压力较大。舌暗红。边有齿痕，苔黄腻，脉滑数。

查体：颜面部潮红，以鼻及鼻周、双颊、眉间、下颌为主，毛细血管扩张，伴发密集的丘疹、脓疱。

[西医诊断] 酒渣鼻

[中医诊断] 赤鼻

[辨证] 肺胃蕴热，外感毒邪，郁结血分

[治法] 清肺胃热、祛邪解毒、凉血散结

[处方] 银花30g 连翘30g 玫瑰花10g 鸡冠花15g 茵陈20g 黄连10g 黄柏10g 生地15g 胆草6g 虎杖20g 土茯苓20g 丹参30g 白花蛇舌草30g

7剂，水煎服，每日1剂，早晚饭后分温服。

2003年6月25日二诊：药后颜面丘疹、脓疱大部分逐渐消退，皮疹明显减少，新发皮疹仅2～3处，仍伴有较明显的毛细血管扩张，夜寐尚可，情绪好转，纳食好，二便调。舌暗红，苔白，脉滑。

处方：上方基础上加用野菊花15g、干茅根20g、北豆根6g。继服7剂。

2003年7月1日三诊：服上药2周后，脓疱、丘疹已完全吸收，无新发皮疹。颜面毛细血管扩张稍减轻，可见暗红斑片。但月经量少，仅1天，纳可、眠佳、二便调。舌红，苔黄，脉滑数。

处方：二诊方加用当归10g、川芎6g、白芍15g以养血调经。继服此方2个月。

2003年8月30日四诊：患者通过函诊反馈病情，用药期间颜面未发皮疹，面红明显减轻，毛细血管扩张有所缓解，月经周期准、较前量多，余无不适。陈老嘱上方减野菊花、北豆根、胆草，继服巩固疗效。患者又服药2月余。

2003年10月30日五诊：颜面皮肤平、光滑、无皮疹，散在少量毛细血管扩张，面红不明显，纳食可、精神佳、夜寐安、二便调。舌红，苔白，脉滑。

陈老修改处方如下：金银花20g，野菊花15g，玫瑰花10g，鸡冠花10g，凌霄花10g，鸡血藤20g，忍冬藤20g，白花蛇舌草20g，干生地30g，白茅根30g，紫草根15g，茜草根15g，赤芍15g，丹皮15g，丹参30g。7剂继服。

2003年11月5日六诊：患者颜面潮红完全消退，光滑无皮疹，未诉不适，临床痊愈。

［按语］《景岳全书》有云："酒渣鼻由肺经血热内蒸，次遇风寒外束，血瘀凝滞而成。"陈老认为此患者时值中年肺经阳气偏盛，郁而化热，热与血相搏，血热入肺窍，故鼻红。火热循经熏蒸，络脉充盈而面红，热腐成脓故生丘疹脓疱。又因风寒外束，血瘀凝结，故先红后暗，久变为里，经久不退，最为缠绵。现代医学认为本病发病可能与局部寒冷刺激、内分泌失调、胃肠功能障碍、精神因素、感染病灶、饮食习惯及遗传因素等内、外多因素有关，从而导致面部皮肤血管运动神经机能失调引起毛细血管扩张。此患者平素虽无不良饮食嗜好。且无家族遗传史记载，但其发病是由于郊游时外界环境的突然改变和局部冷风的刺激、饮食的变化，加之长期的精神紧张及内分泌的失调等综合原因而致。此患者西医诊断为酒渣鼻2期，根据皮损、临床症状及舌脉辨证属中医学热毒蕴肤型，故陈老以银花、连翘清热解毒散结为君药；胆草、黄连、黄柏、茵陈、土茯苓、白花蛇舌草清热泻火、解毒燥湿为臣；生地、丹参、虎杖、鸡冠花、玫瑰花凉血活血散瘀为佐使。陈老应用花类药轻清而上行以达颜面；连翘为"疮家圣药"，所以应用于丘疹脓疱期可起到清解消肿散结的作用。而且陈老在应用清热解毒药的同时不忘清热燥湿泻火，给热毒以出路，因湿与热裹往往缠绵难愈；热与血搏则血热入肺，加之风寒外侵，血瘀凝结，因此必佐以凉血活血散瘀之品才能消解血中脉

络之瘀结凝滞。全方清解燥湿泻火之中辅以凉血活血散瘀,以动治瘀,凉血活血以助清解散结,热毒双解。二诊时陈老加用野菊、茅根、北豆根以加强解毒凉血的作用,三诊时加用当归、川芎、白芍的目的是巧用四物汤以调经血,四诊时去胆草、野菊、北豆根以防苦寒伤胃,五诊时方以五花、三根、二藤清热凉血和血化湿为主,辅以活血解毒以清余热余毒。

8. 痒风(皮肤瘙痒症)

刘某,男,68岁;

周身皮肤瘙痒40年,2000年4月13日初诊。

患者40年前无明显诱因出现皮肤瘙痒,未起明显皮疹,冬重夏轻,经多方治疗,顽固不愈,并伴有糖尿病。刻下症:患者皮肤瘙痒,夜晚较重,口干喜饮,大便日二次(自服通便药),小便正常,舌红苔白少津液,脉弦细。

查体:周身皮肤干燥,无明显皮疹。

[西医诊断] 皮肤瘙痒症

[中医诊断] 痒风

[辨证] 阴血不足,虚风内动

[治法] 滋阴养血,平肝息风

[处方] 沙参20g　天花粉15g　生地15g　石斛10g　首乌15g　黄精15g　地骨皮15g　青蒿15g　白鲜皮20g　白蒺藜20g　生龙齿30g　白芍20g　乌梅15g　五味子10g　甘草6g

7剂,水煎服。外用硅霜外涂,日二次。患者服前方1剂即明显好转,服完7剂已基本不痒。继服前方14剂。数周后,患者介绍其他患者来诊时告知,瘙痒一直未复发。

[按语] 临床上常遇到一些诸如皮肤瘙痒症类的慢性皮肤病,缠绵不愈,可伴有皮损干燥、口干、舌红少苔等阴血不足的表现,治疗上应当滋养阴血,但滋阴药有滋腻之弊,医者往往不敢多用重用,因而导致见效较慢,疗效不如人意。这是因为慢性皮肤病多与风、湿、瘀邪有关。此患者病史长达40余年,久病耗气,更加亏耗营血,由此伤了津液,同时又见口干喜饮,而消渴之症更是津液内伤的体现,阴虚则阳相对亢

盛,形成阴虚风动,故瘙痒难安,阴虚则气易滞,气滞则运化失常,导致湿阻、血瘀。如不能迅速补阴治本,则风难息,湿难化,瘀难除。陈老针对这类病证则敢于在辨证论治的基础上多用重用养阴药,往往选5～6味养阴药同用。她常选用的养阴药有生地、元参、麦冬、沙参、石斛、天花粉、玉竹、黄精等。对病重者,为增强养阴之力,故配合酸甘化阴法,加用白芍、乌梅、五味子、甘草。在重用养阴药的同时,她也注意辨证配伍用药,此例中加入地骨皮、青蒿清虚热;白蒺藜、生龙齿平肝息风,止痒效果较好;如若患者脾胃虚弱,用养阴药易出现腹胀、便溏者,加用太子参、山药、厚朴、砂仁、陈皮等健脾理气化湿之药;兼有湿邪,则选用茵陈、冬瓜皮、薏苡仁等,既可淡渗利湿,又不伤阴;兼有瘀血阻络,则加鸡血藤、首乌藤、忍冬藤,三藤并用,既可养阴血,又有很强的化瘀通络作用。善用藤类药是陈老临床用药特征之一。妇女月经不调,则常选用女贞子、旱莲草、益母草等,养阴活血调经。如此治疗,常常能取得一些令人意想不到的疗效。

9. 隐疹（慢性荨麻疹）

付某某,女,27岁;

周身红色皮疹伴瘙痒反复发作半年余。1999年7月22日初诊。

半年来每到夜晚,周身皮肤瘙痒,起红色小丘疹,早晨可自行消退。曾经数家医院诊治,服多种抗过敏药及中药,均未奏效。近来病情加重,夜晚痒甚,红色丘疹增多,搔抓不停,影响睡眠。刻下症:患者体胖,无汗,有时微恶风寒,喜冷食,大便有时二日一行,小便正常,舌红苔微黄腻,脉滑。

查体:四肢、后背可见少量抓痕,无其他明显皮疹。

[西医诊断]慢性荨麻疹

[中医诊断]隐疹

[辨证]风寒外袭,湿热内蕴

[治法]解表宣肺,清利湿热

[处方]麻黄3g 杏仁10g 当归10g 连翘15g 桑白皮10g 丹皮10g 赤芍10g 茯苓15g 泽泻10g 海桐皮20g 白鲜皮20g 生石膏30g 秦艽10g 甘草10g

7剂,水煎服。患者服药1剂,即不再起丘疹,瘙痒亦不明显,服完7剂而愈。

[按语]隐疹,西医称之为荨麻疹,表现为皮肤瘙痒,起风团,时起时消。由于致病因素复杂,有时治疗比较困难,以致慢性荨麻疹患者比较多见。中医通常将其分为风寒型、风热型、阴血不足型进行治疗。然而疾病是复杂的,病邪也是不断变化的,临床时常能遇到一些荨麻疹患者,虽然有风寒外感之表现,但体内湿热之象亦较明显,寒热错杂,治疗较为棘手。这类病人似有增多之势。主要是由于人民生活水平的提高,食用辛辣酒酿、肥甘厚味的人越来越多,因而导致体内湿热之邪较重。当风寒外袭,寒邪就会入里化热,加重湿热之邪,形成风寒外束,内有湿热之证。针对此类型的荨麻疹,陈老自拟一经验方,方由麻黄、杏仁、连翘、当归、桑白皮、赤芍、丹皮、茯苓、泽泻、海桐皮、白鲜皮、秦艽、甘草组成。此方系由经方"麻黄连翘赤小豆汤"化裁而成。方中麻黄、杏仁解毒宣肺,以散风寒之邪;当归养血活血,"治风先治血,血行风自灭",以助麻黄、杏仁祛散外邪之力;桑白皮、连翘清肺胃热,茯苓、泽泻健脾除湿,此四味药合用可祛除体内湿热之邪;赤芍、丹皮凉血活血,以防血热生风而形成瘙痒;海桐皮、白鲜皮可祛风除湿清热,均有较好的止痒作用;秦艽祛湿热,甘草调合诸药,二药经现代药理研究,均有较好的抗过敏作用。由于此方配伍合理,内外兼顾,故对风寒外袭,湿热内蕴型荨麻疹有较好的疗效。只要辨证准确,多能收到满意疗效,是陈老治疗荨麻疹的效方之一。在这种风寒外来,湿热内蕴型荨麻疹中还有一特殊类型,表现为只起红色丘疹,不起风团,亦时起时消,往往久治不愈。陈老予此方治疗,均在7剂内治愈。因此,此方对这种特殊类型的荨麻疹有特效,且效可重复。

10. 天疱疮(慢性家族性良性天疱疮)

晋某,男,59岁,工程师;

双腋下起红斑,痒痛12年。1998年3月26日初诊。

去年无明显诱因,右腋下起红色小斑片及丘疹、水疱,疹痒疼痛,搔抓后水疱破裂,有渗出,红色斑片逐渐增多。2个月后左腋下亦起红色斑片、丘疹、水疱,瘙痒。至去年底右腋下皮损扩大、糜烂渗出,右肩臂

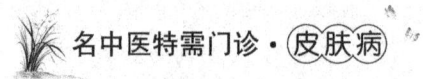

不能抬起。这期间曾去多家医院诊治,均按湿疹治疗,给予抗组胺药及氧化锌油、炉甘石洗液等药治疗未效,病情加重。今年初去医院就诊,病理检查诊断为"慢性家族性良性天疱疮",给予西药治疗,病情有所控制,但一直未愈。刻诊:患者神清,体质尚可,右肩抬起不足45°,腋下有腥臭味,纳食正常,口不渴,大便黏滞不畅,小便正常。舌体胖大有齿痕,苔白,脉弦滑。

查体:双腋下有大片暗红色斑片,肥厚,伴有轻度糜烂、渗出及痂皮,红斑边界较清楚,周边有小水泡及疣状增生样丘疹。

[西医诊断] 慢性家族性良性天疱疮

[中医诊断] 天疱疮

[辨证] 脾湿化热,兼有瘀血

[治法] 健脾除湿,清热化瘀

[处方] 苍术10g 白术10g 茯苓20g 薏米20g 扁豆10g 鸡血藤20g 丹参20g 赤芍15g 苦参10g 白鲜皮20g 地肤子15g 白蒺藜30g 胆草10g 车前子25g 7剂

外用氯氧油涂患处,日二次。

二诊:药后症状明显好转,水疱、渗出、糜烂均消失。腋下腥臭味消失,不痒,疼痛减轻,右肩可抬起90°。斑片略有缩小,暗红肥厚,周边有疣状增生样丘疹。二便正常,舌体胖大有齿痕,苔白腻,脉弦滑。

处方:前方去地肤子,加苍耳子10g,苍白术各改用15g,继服7剂,外用药同前。

三诊:14剂后丘疹、斑片均缩小,肥厚减轻,疼痛消失,右肩抬起恢复正常,左腋下皮损基本消退,仅留有色素沉着斑及个别疣状增生样丘疹。右腋下红斑明显缩小。略肥厚,部分疣状增生样丘疹缩小或消失。继宗前法,加强活血通络。

[处方] 苍术10g 白术10g 茯苓15g 薏米20g 丹参20g 赤芍15g 丹皮10g 茯苓皮15g 忍冬藤20g 鸡血藤20g 首乌藤30g

7剂,水煎服。此后,患者因工作原因曾一度中断治疗,但病情始终未发展。以后又先后复诊五次,间断服药四十余剂。陈老始终延用上法上方,药物略有加减。至1998年7月16日,患者双腋下红斑及疣状增生样丘疹完全消退,色素沉着基本消退,临床治愈。

[按语] 慢性家族性良性天疱疮是一种不规则常染色体显性遗传性皮肤病。西医对此病尚无特效疗法,陈老接诊后没有被西医病名所困惑,仍行辨证施治。患者皮损有渗出糜烂,大便黏滞不畅,舌体胖大有齿痕,苔白腻,均说明脾虚有湿;红斑色暗肥厚显示湿邪郁久化热成瘀;右肩疼痛,不能抬起,由于湿瘀阻络,"不通则痛"。据此,陈老采用健脾除湿、清热化瘀通络之法,选用苍白术、茯苓、薏米、扁豆健脾祛湿;胆草、车前子、苦参、地肤子、白鲜皮清热除湿止痒;丹参、赤芍、鸡血藤凉血活血通络;刺蒺藜祛风止痒。由于辨证准确,一诊即有明显效。至复诊时,局部皮损仅有肥厚性红斑,疣状增生样丘疹及色素沉着。陈老认为这些皮损顽固不消,是由于痰湿瘀血阻滞,络脉不通所致,因而减去胆草、苦参、白鲜皮等清热药物,加丹皮、茯苓皮以增强化瘀利湿之功。再增加忍冬藤、首乌藤,与鸡血藤三藤并用,以加重通络作用。十余年顽疾,终获治愈。

11. 痈疽(蜂窝织炎)

唐某,男,59岁,干部;

右背上侧生疮、疼痛难忍2周。1995年7月26日初诊;

患者2周前无明显诱因出现右肩背部疼痛,红肿,后肿痛范围逐渐增大,渐至茶碗大小,肿物触之较硬,右肩不能转动,自述如背负石头。曾在外院注射青霉素4天,但仍不消肿,亦不出脓,彻夜痛不能卧,面色无华,痛苦面容。纳差、口渴,大便二三日未解,舌质红,苔薄白,脉弦细。

查体:右肩背部可见一大如茶碗的肿物,顶端可见少许脓点,周围漫肿、坚硬。

辅助检查:白细胞:$13.7 \times 10^9 / L$;血糖正常。

[西医诊断] 蜂窝织炎

[中医诊断] 痈疽

[辨证] 气虚邪实

[治法] 益气养血,解毒透脓

[处方]黄芪30g 西洋参10g 茯苓15g 焦白术10g 川芎10g 白芍15g 当归10g 天花粉20g 炒穿山甲10g 炒皂刺10g 金银花30g 蒲公英30g 紫花地丁15g 贝母10g 陈皮6g 生甘草3g。

5剂后背部痈肿已有大量脓液排出,肩背已能转动,右臂稍能抬举。经治疗1个月,脓出甚畅,新鲜肉芽生长良好。继以上方加减调理而告痊愈。

12. 痤疮(肺经风热证)

王某,女性。20岁。初诊日期2009年7月28日。

主诉:面部反复起小红疹3年余。

现病史:患者3年前始于前额面颊部起小红疹,轻微痒,时轻时重。尤以月经来潮前明显,间断于外院就诊诊断为"痤疮"。内服中药。外用药水、药膏(具体不详),效果不明显,仍间断有新生皮疹出现,遂来我院门诊就诊。现症见:前额、面颊多数小红疹,局部油亮轻微痒,纳眠可。大便干燥2~3日一行。小便调。

既往史:否认慢性病及传染病史。

个人史:平时嗜食辛辣肥甘之品。月经周期可,色偏暗。量正常,偶有轻微痛经。

舌苔脉象:舌尖红。苔薄黄脉浮数。

皮科情况:面部下区轻度脂溢,前额、两颊、鼻侧及下颌多数粟粒大小毛囊性炎性丘疹、脓疱;前额密集多数白头粉刺,鼻头、鼻翼两侧毛孔粗大,少许炎性红斑,间见黑头粉刺。

[西医诊断]肺经风热证

[中医诊断]痤疮

[辨证]肺经风热证

[治法]疏风宣肺,清热解毒

[处方]桑叶10g 菊花10g 连翘20g 野菊花15g 川芎6g 金银花15g 黄连10g 丹参20g 夏枯草20g 茵陈20g 百部10g 当归6g 大黄3g 野菊花15g 黄柏10g 北豆根6g 虎杖20g 焦三仙15g

二诊:患者前额。面颊炎性丘疹、脓疱分消退。仍散在新发皮疹。

以下颌为多,局部略红。纳可眠安。大便1～2日一行。偏干。小便调。患者情绪急躁。月经来潮。量少色暗。舌质红。苔黄略腻,脉弦。在前方基础上加入泽兰活血调经。浙贝母清热开郁,散结消肿,生地榆清热凉血,同时加大大黄用量泻腑热通便。

三诊:患者服药后皮疹明显改善。面部脂溢轻。红色炎性丘疹,脓疱大部分消退,局部少许暗红色色素沉着斑点。前额少许白头粉刺。颈侧少许暗红色丘疹。纳可。眠安大便日一行,小便调。舌质红,苔白薄腻。脉细滑。上方去夏枯草、浙贝母、焦山楂加用藿香利湿清热,土茯苓清热解毒散结。余治疗同前。

四诊:患者病情稳定皮损进一步改善。下颌部两三处新生炎性丘疹色红,颜面脂溢轻,前额粉刺基本消退。情绪急躁。大便调。舌边尖红,苔薄白,脉弦滑。因有新生丘疹。故上方再加用夏枯草、浙贝母,湿象已除。上方去藿香继续服药治疗。

[按语]患者正值青春期,平素喜食辛辣,肥甘厚味,致邪热壅盛于内,循经上扰致肺经风热外发肌肤而致病发。肺主皮毛肺热向上熏蒸肌肤,故见面部多数炎性丘疹、脓疱;热壅盛脉络,湿浊内停湿热熏蒸于上故见鼻头、鼻翼两侧炎性红斑伴有脂溢;肺与大肠互为表里肺风热盛下移肠道,导致热伤津液,肠道失濡故见大便干结;舌尖红苔薄黄,脉数均为肺经风热之象。治宜疏风宣肺清热解毒之法。方中桑叶、菊花、金银花、连翘、野菊花、北豆根疏散肺经风热解毒;黄连、黄柏清热燥湿;川芎、丹参、虎杖行气活血;夏枯草清肝热散结;百部润肺解毒;当归善于补血又长于活血调经;茵陈利湿清热;山楂消食健胃以助消脂;大黄清热解毒通腑泻火去内之积滞。诸药配伍,使肺经风热得清气血畅行从而恢复脏腑生理功能。二诊时患者因月经来潮月色偏暗兼情绪急躁故见新发皮疹增多。肝失疏泄气滞而不通顺故仍见大便干燥;气机不畅气血运行受阻瘀滞而见月经色暗,在原方中加大大黄用量在通便泻热的同时兼可活血祛瘀;加入泽兰活血调经;生地榆苦而微寒之性入血分以凉血解毒;配合浙贝母清热散结。三诊时,病情改善明显,炎性皮疹数量减少。且脂溢减轻而舌苔略腻,去方中夏枯草、浙贝母、焦山楂,加用藿香以加强芳香化湿之力,使脂溢症状缓解;并加土茯苓等清热解毒

散结。四诊时月经将至情绪急躁有少许新生丘疹,考虑与患者性情急躁情志不调有关,故用夏枯草、浙贝母以清肝热,散结消肿。

13. 痤疮(肺经血热证)

杨某,女,21岁。初诊日期:2009年12月22日。

主诉:面部反复起疹3年余加重2月。

现病史:患者3年前面部起疹,时轻时重。未予治疗。近2月皮疹逐渐加重,遂来我院门诊就诊。现症见:面部出油多,多处红斑尤以额部、下颌部丘疹较多部分硬结。纳食可,眠安,大便干结2日一行,小便调。

既往史:否认慢性病及传染病史。

个人史:嗜食辛辣及甜食近1个月,已忌食辛辣。

舌苔脉象:舌质红,苔黄腻脉滑数。

皮科情况:颜面脂溢明显,鼻头、鼻翼两侧、双颊部毛孔粗大,散见片状红斑;前额、双颊、下颌部粟粒大小红色炎性丘疹、脓疱间见红色小结节;前额、鼻可见黑白头粉刺。

[西医诊断]痤疮

[中医诊断]粉刺

[辨证]肺经血热证

[治法]清肺热凉血解毒

[处方]桑白皮10g 黄连6g 虎杖15g 茵陈20g 连翘20g 黄柏10g 北豆根6g 大青叶15g 野菊花15g 当归10g 百部10g 生石膏30g 丹参15g 川芎10g 生山楂15g 黄芩10g

[医嘱]注意面部清洁;生活起居有常;避免急躁气恼;忌食辛辣、油腻、油炸、高糖分食物。

二诊:患者用药后额部疹部分消退,下颌部遗留暗红色色素沉着斑;颊部及下颌新生丘疹不多无新发小结节。纳可大便偏干仍不畅。舌边尖红,苔白,脉滑。前方加泽兰、凌霄花活血化瘀以助消斑。

三诊:坚持服药后病情继续好转,无新发皮疹面部油脂减少;颊部、下颌部残留少许暗红色小结节,部分区域可见色素沉着斑。纳食可。大便日1行。舌边尖红苔白,脉滑。继服前方巩固疗效。

[按语]患者为青壮之年加之平素嗜食辛辣及甜食，致肺经风热久羁，邪热日久入于血分，血热循经外发肌肤而致面部发疹。热性炎上循经上扰，故疹发于上见炎性丘疹；血分热盛肉腐则见红斑、皮疹色红，有脓疱；热毒壅聚而成结节损害；饮食不节湿浊内生，则颜面油亮脂溢。舌质红苔白腻脉滑数为肺热兼有湿停之象。故立法以清肺热，凉血解毒为主，兼清利湿浊，使湿热二邪无缠绵之虞，以分而治之。方中桑白皮、生石膏、黄芩、黄连、黄柏、野菊花、北豆根清肺热解毒；连翘为"疮家圣药"苦而微寒入肺、心、小肠经而善清内伏之火有清热解毒、消肿散结之功；大青叶以苦寒之性清热解毒，并具凉血消斑之功，助遗留之暗沉斑点消退；当归、川芎、丹参、虎杖有养血活血行气之功；百部甘苦而微温，入肺经而润肺下气；再配茵陈、生山楂清热利湿消积去脂。山楂功善消食化积，为消化油腻肉食积滞之要药。现代药理研究其所含脂肪酸能促进脂肪消化降血脂并能增加胃消化酶的分泌而促进消化。故陈老在治疗痤疮患者兼有皮肤油脂分泌多时常用此药，且收到了良好的效果。二诊时患者皮疹已见好转，而色沉之斑点显现，故于方中加凌霄花活血化瘀以助消斑；泽兰活血化瘀以其辛能散，温能通之功效，助斑之消散。药后诸症缓解，效不更方续方巩固疗效。

14. 痤疮（肺经血热挟湿）

任某，男性，24岁。初诊日期：2009年4月18日。

主诉：面部反复起红疹6年余。

现病史：患者6年前始于面部起疹无明显痒痛症状，未经系统诊治皮疹逐渐增多，自外用护肤品，皮疹可暂时缓解仍有反复，轻重变化无明显季节性。现症见：面部油脂分泌多，皮疹色红，有脓疱；伴口苦，口臭纳可，眠安，大便略干燥，小便调。

既往史：否认慢性病及传染病史。

个人史：平日嗜食辛辣、肥甘之品。

舌苔脉象：舌质红，苔黄厚腻脉弦滑。

皮科情况：颜面脂溢鼻部毛孔粗大，鼻翼、双眉少许炎性红斑前额、颊、下颌、颈侧散在潮红斑片，其上多数毛囊性炎性丘疹、部分脓头少许结节。鼻头、前额间见粉刺前胸、后肩背部可见相同皮损。

[西医诊断]痤疮

[中医诊断]粉刺

[辨证]肺经血热证(挟湿)

[治法]清热凉血,利湿解毒

[处方]桑白皮10g 枇杷叶10g 黄连6g 黄柏6g 丹参10g 当归10g 茵陈20g 生山楂20g 连翘20g 白茅根15g 川芎10g 荷叶10g 野菊花15g 生地15g 龙胆草10g 虎杖20g

[医嘱]注意面部清洁:忌食辛辣、油炸、高糖分饮品;作息时间规律,保证充足的睡眠;调情志,防伤守。

二诊:患者面部仍脂溢明显皮疹,新生减少原皮疹部分消退,仍有少许小结节。口苦口臭症状减轻,二便调。舌质红苔白腻,脉弦滑。在前方基础上加用藿香、生侧柏叶加强利湿祛油之功效。嘱患者继续控制饮食,注意清洁。

三诊:服药后患者面部脂溢明显缓解,皮疹无新生,鼻头、前额粉刺消退鼻翼、双眉弓炎性红斑消退,面颊及颌部大部分皮损已消退留有色素沉着斑片。下颌部少许淡红色小结节。舌质淡红,苔白薄腻,脉弦。患者出油减轻上方去生侧柏叶继服巩固治疗。

四诊:患者近3周未坚持服药饮食未加控制病情反复,有新生皮疹,且以感染性皮损为主面部脂溢重,多数红色结节下颌角、颊侧可见脓头伴大便不规律,舌质红苔黄腻脉滑。前方加夏枯草、泽兰清肝经及血分热盛;知母清肺热续服。嘱其节制饮食注意局部清洁。

五诊:服前方3周后患者面部脂溢略改善,诉汗出较多,皮疹新出减少,下颌及颈侧结节、脓肿较前减轻。无触痛,二便调。舌质红,苔白薄腻脉滑。上方去夏枯草加佩兰以加强祛暑湿之功。

六诊:患者病情稳定,皮疹大部分消退,留有色素沉着斑,眉弓、前额少许炎性丘疹面部脂溢中。纳可二便调。舌质红,苔白,脉滑。上方加金银花加强清热解毒力量。嘱继续控制饮食。

七诊:患者诸症进一步缓解,面部脂溢仍有,皮疹已无新生原丘疹、结节损害基本消退、吸收以暗红色色素沉着斑片及少许轻浅瘢痕为主。纳可眠安,二便调。舌质淡红苔白脉滑。继服上方巩固治疗。

[按语]患者青年男性平日嗜食辛辣肥甘厚味,加之生活起居失常致体内蕴热久则热邪入于血分,浸淫经脉循经上扰外发肌肤而致病发。肺主皮毛肺经受热熏蒸于上故病位以颜面和肩背为主;血分热盛则面部红斑、皮疹色红略,因肺经有热,循经可见面部多数炎性红色丘疹、小结节;热盛则腐肉成脓,故见脓头;中焦脾胃因饮食失节日久蕴积湿热,故见口苦口臭,颜面脂溢;肺经热经脏腑移至大肠故见大便干燥。舌质红,苔黄厚腻,脉弦滑均为肺经血热挟湿之象。治疗以清热凉血利湿解毒立法。方中以桑白皮、连翘、野菊花、黄连、黄柏清肺热解毒;茅根、生地、丹参、当归、川芎凉血解毒;胆草、茵陈、生山楂、荷叶清利肝经及胃肠湿热、消积去脂;虎杖行气活血解毒。全方配伍使肺热清血分热消,湿浊祛,活血行气而无瘀滞之弊清热除湿而不致成缠绵之势。

二诊时患者颜面脂溢仍明显,部分皮疹减轻时值暑热季节,在原方基础上加用时令药藿香芳香化浊除黏滞之湿;生侧柏叶清热利湿祛油。三诊时,患者面部脂溢明显缓解皮疹无新生。故前方减去生侧柏叶。四诊时患者病情反复,新生皮疹以感染性皮损为主,且面部脂溢明显,与其未坚持用药饮食、起居不节有关。结合舌脉特点,方中加夏枯草以其苦寒之性入肝胆经清热解毒辛能发散,散结消肿以利结节皮损渐消缓散;加泽兰入中焦脾胃,活血化瘀消肿助夏枯草散结之力;知母入肺、胃及肾经。清肺胃之热,并有滋阴润肺之功。五诊,患者症状已有改善,故前方去夏枯草加时令药佩兰以加强祛暑湿之功。六诊时,患者皮疹大部分消退,留有色素沉着斑,眉弓、前额少许炎性丘疹,于上方加金银花为清热解毒之良药,配合连翘、野菊花等共清内蕴之邪热。七诊时患者诸症进一步缓解故守方巩固疗效。陈老认为青壮年多素体阳热,肺经素多风热病史,久则易出现邪热入于血分伏于体内之象。热性炎上病变壅盛于胸面。肺为娇脏,在体合皮,其华在毛,肺受邪侵,则皮毛病变随之而发。在治疗上清宣肺之邪热为本;皮疹色红、脓头多、炎性红斑为体内血分伏热之象,但应注意凉血解毒同时顾护中焦脾胃勿使中焦运化失司,造成湿滞加重病情。因此临证治疗中要注意五脏、六腑之间的表里相互关系以及脏腑的相生相克。

15. 痤疮（脾虚湿蕴证）

张某，女性 27 岁。初诊日期：1997 年 7 月 23 日。

主诉：面部反复起红疹伴瘙痒 3 个月。

现病史：患者近 3 月来无明显诱因于面部反复出现红色丘疹，出油较多伴瘙痒，自行以清痘护肤品外用，无明显效果。现症见：颜面油腻多数红色丘疹，瘙痒；伴腹胀纳少眠安大便溏薄，小便调。

既往史：否认慢性病及传染病史。

个人史：平素喜食油炸及甜食、冷饮。月经提前量多，色淡白带偏多。

舌苔脉象：舌质淡，苔白厚腻脉缓滑。

皮科情况：前额淡红色毛囊性丘疹、粉刺；鼻头、鼻翼毛孔粗大脂溢明显；下颌淡白粉刺。

［西医诊断］痤疮

［中医诊断］粉刺

［辨证］脾虚湿蕴证

［治法］健脾利湿、解毒止痒。

［处方］生薏米 30g　川草薢 10g　白鲜皮 30g　生扁豆 10g　黄柏 10g　厚朴 10g　生白术 10g　枳壳 10g　香附 10g　茯苓 10g　芡实 10g　木香 10g

二诊：患者用药后皮疹无新发，腹胀症状减轻，瘙痒缓解，大便仍黏滞白带减少。颜面轻度脂溢，皮疹仍较红。舌淡红苔白脉弦滑。上方去厚朴、枳壳加丹皮、赤芍以凉血消斑。

三诊：患者皮疹色转暗淡，部分消退留有色素沉着斑颜面脂溢明显减轻。腹胀及瘙痒症状已消失，大便正常白带正常。舌淡红苔白脉弦。上方去芡实、白鲜皮加连翘以清热解毒散结、玫瑰花凉血消斑。

四诊：服药后患者皮疹大部分消退，鼻头轻度脂溢，一般情况可舌淡红，苔薄白脉弦。效不更方，继服 7 剂病情痊愈。

［按语］患者颜面红疹、油脂多伴瘙痒；兼见腹胀、大便不爽；月经先期，量多色淡白带多舌淡苔白厚腻脉滑均为脾虚湿阻中焦、脾虚脾不统血之症。湿浊熏蒸，则颜面油脂多；湿盛则痒，脾湿内蕴，外发肌肤

故见颜面红疹;湿阻气机故腹胀;湿困肠胃则大便粘滞不爽;脾虚固摄无力故月经量少,量多色淡;湿浊下注则白带量多;结合舌苔、脉象为一派脾湿之象,故治疗以健脾利湿解毒止痒为法。方中用生薏米、生扁豆、生白术、茯苓、芡实健脾利湿为君药;黄柏、川萆薢清热利湿为臣;白鲜皮清热解毒、利湿止痒;厚朴、木香清热燥湿下气为佐;枳壳、香附理气为使药。全方共奏健脾除湿、解毒止痒之功。

二诊时,无新发皮疹,症状缓解但皮疹较红,故在原方基础上去厚朴、枳壳加用牡丹皮,取其清热凉血,活血散瘀之功,去内郁之热而助祛斑消痈;赤芍清热凉血,消斑散瘀。三诊时,皮疹色转暗淡腻苔已消,腹胀及瘙痒症状已消失故上方去芡实、白鲜皮加玫瑰花理气和血助散瘀消斑。四诊时,患者皮疹大部分消退,效不更方,继服而至病情痊愈。

在治疗此型痤疮时陈老除常规清肺热解毒治疗,特另注意顾护患者后天之本——脾胃。常嘱患者忌食寒凉之品注意节制饮食,避免脾胃功能受损而运化失职即所谓"治病求本",临床收效速。

16. 痤疮(胃肠湿热证)

薛某,女性25岁。初诊日期:2009年7月30日。

主诉:颜面起皮疹半年,加重1个月。

现病史:患者近半年颜面部反复出现红色丘疹、脓疱消退后遗留色素沉着斑点。曾内服中药汤剂,外用抗生素药膏,皮疹可以减轻,但每于进食辛辣刺激食物后症状加重。近1月患者皮疹常发,遂来我院就诊。现症见:面部油亮多脂,见红色丘疹、脓疱;伴口干喜冷饮,白带多,纳可眠安,大便干,小便黄。

既往史:否认慢性病及传染病史。

个人史:嗜食辛辣、甜食及生冷。

舌苔脉象:舌质红,苔黄略腻脉弦滑。

皮科情况:前额、面颊、鼻部及下颌可见米粒大小红色丘疹,周围炎性红晕其间散在粟粒至绿豆大小脓疱;鼻部可见黑头粉刺,颜面脂溢明显。

[西医诊断]痤疮

[中医诊断]粉刺

〔辨证〕胃肠湿热证

〔治法〕清热利湿解毒

〔处方〕茵陈20g　黄连6g　黄芩10g　生栀子10g　茯苓10g　生薏米30g　蒲公英15g　连翘20g　生侧柏10g　白茅根30g　熟大黄10g　黄柏10g　野菊花15g　生槐花15g

〔医嘱〕节制饮食,避免辛辣刺激和油炸、甜食;调整作息起居有常;调畅情志,勿急躁气恼。

二诊:患者服用上方后无新发皮疹,原皮疹色暗淡脓疱消退,口不渴,大便通小便调。舌质红苔白,脉弦滑。患者月经来潮,量少色暗,原方去黄连、蒲公英加当归,减熟大黄用量为6g,继续服用。

三诊:患者颜面脂溢明显减轻,皮疹大部分消退,疹周炎性红晕基本消失,局部少许色素沉着。舌质红苔少,脉弦。患者月经已止,上方去生栀子、熟大黄,加花粉清热生津,玫瑰花理气和血消斑。

四诊:服药后患者颜面部皮疹基本已消退。散在少许淡红色丘疹,鼻头少许黑头粉刺。纳可,睡眠可,二便调。舌质淡红苔薄白脉弦。上方去白茅根、生槐花,继续服用。

〔按语〕患者面起红疹、油脂多伴口干喜冷饮,大便干小便黄,舌质红,苔黄略腻脉弦滑均为胃肠湿热之证。热邪上炎发于头面,故见颜面起疹色红;湿热上蒸则面部油脂多;平素嗜食辛辣及甜食,且皮疹每于进食辛辣刺激食物后加重皆因饮食不节致胃热壅盛,消烁津液故口干喜饮;胃热肠燥见大便干、小便黄。本证辨证为胃肠湿热之证,故立法以清热除湿解毒为主。方中黄连、黄芩、黄柏、生栀子清胃肠之热,泻火解毒;茵陈、野菊花、蒲公英、茯苓、生薏米清热解毒,燥湿止带;连翘解毒散结;白茅根、生槐花清热凉血;患者脂溢明显以生侧柏清热凉血祛湿消脂;再以熟大黄泻火通便,导热下行。诸药合用使胃肠内热得泻,湿浊得清。二诊时患者正值月经来潮量少色暗,故原方去黄连、蒲公英加当归养血调经,注意顾护阴液,以防寒凉之品耗伤阴血;大便已通,减熟大黄用量。三诊时舌苔少有阴津耗伤之象,加用花粉清热生津,消肿排脓,治疗痈肿疮疡之证;有皮疹逐渐消退,留有色素沉着,配合玫瑰花调理气血而助斑疹色素的消退。四诊时,患者诸症基本已除,疗效显现,仅余少许丘疹舌质淡红,苔薄白热象已不显,酌减清热凉血药物,继续服药巩固疗效。

本例的治疗特点是根据病情的发展变化,逐渐减少清热凉血解毒的药物,加用养血调经、活血消斑、解毒散结之药味而达到愈病的目的。

17. 痤疮(肝郁气滞证)

侯某,女性37岁。初诊日期:2009年4月15日。

主诉:面部反复起疹6年余。

现病史:患者6年前无明显诱因出现前额、鼻旁起疹渐增多,皮疹偶有压痛,后间断于外院就诊。诊为"痤疮",予中成药内服,对症外用药膏,皮损可暂时缓解,但仍有反复,时轻时重,无明显季节性,每于情绪波动后或月经来潮前皮疹加重,伴有乳房作胀疼痛。现症见:颜面部红色丘疹,伴口苦,纳眠可,大便秘结,小便调。

既往史:否认慢性病及传染病史。

个人史:生情急躁易怒,嗜食辛辣及甜食。月经周期尚可量少,色红。经期第一天有腹痛。

舌苔脉象:舌质红,苔薄黄脉弦滑。

皮科情况:前额、鼻周、颊部、下颌、颈侧散在红色毛囊性炎性丘疹、脓头;下颌、颈侧少许结节、囊肿;前额可见粉刺;鼻头毛孔粗大可见黑头。

[西医诊断] 痤疮

[中医诊断] 粉刺

[辨证] 肝郁气滞证

[治法] 疏肝解郁、行血理气

[处方] 柴胡10g 丹参20g 益母草15g 延胡索10g 香附10g 玫瑰花10g 连翘20g 大黄4g 当归6g 虎杖15g 黄连6g 白芍10g 郁金10g 黄柏10g

[医嘱] 注意面部清洁;忌食辛辣、油腻、油炸、高糖分食物;保证充足的睡眠,规律作息时间;调畅情志;面部忌挤压刺激。

二诊:服药后患者面部有少许新生皮疹,尤以急躁后明显,月经来潮疼痛较前缓解。前额、鼻、下颌炎性毛囊性丘疹、脓头消退明显,下

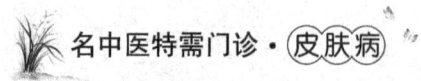

颌、颈侧结节色暗。纳眠可,大便日一行。舌质红,苔白厚腻,脉弦滑。原方减大黄用量,加夏枯草入肝经清肝热又能散结消痈。

三诊:患者一般情况尚可,无明显新发疹。皮疹以下颌、颈侧、鼻旁为主前额皮疹消退明显。舌质红苔白薄腻,脉滑。目前皮疹以色素沉着斑为主,散在少许结节,维持原方治疗基础上加用凌霄花、月季花凉血活血消斑。

四诊:皮疹进一步改善新发皮疹少;结节、囊肿部分吸收;但此次月经来潮推迟且经行不畅,小腹冷痛;纳差眠可,二便调。舌质暗红苔白,脉弦。上方减去黄连、黄柏、连翘、夏枯草等寒凉之品加泽兰、乌药活血祛瘀,温经散寒以调经。嘱患者忌食生冷。

五诊:患者皮疹色暗红部分结节吸收变平,可见色素沉着斑。舌质暗红,苔白脉弦。经治后患者症状控制情绪稳定,皮疹无新生,在上方基础上加用大青叶凉血消斑,清热解毒。嘱患者注意清洁及饮食并注意避光防晒。

[按语]患者中年女性,平素性情急躁,易怒,情志不调,致肝气郁滞,久之化热上扰,故而发病。热盛则见皮疹色红;热盛肉腐,则见成脓;气机郁滞不畅而成结,聚之皮损;木郁克土,致脾胃失和,则口苦;热移肠道则便干。舌红苔薄黄,脉弦滑,均为肝郁气滞之证。在治疗上以疏肝解郁行气理血立法。方中柴胡疏肝解郁;白芍、当归养血和血柔肝缓急,养肝体而助肝用;郁金、香附行气活血;益母草辛开苦泄,能活血祛瘀而通经,为妇科经产要药,亦有清热解毒之功;黄连、黄柏、连翘清内郁之热;丹参、玫瑰花、虎杖行气解郁,活血化瘀;延胡索活血行气而有止痛之功;大便干结,以大黄荡涤肠胃泻热通便。

二诊时患者皮疹较前缓解,大便日一行。在原方基础上减大黄用量。加夏枯草以散结消痈。三诊时无明显新发皮疹,以色素沉着斑为主,故加用凌霄花、月季花凉血活血消斑。四诊时皮疹进一步改善,但此次月经来潮推迟,且经行不畅,小腹冷痛,提示里寒之象,故减黄连、黄柏、连翘、夏枯草等寒凉之品,加泽兰、乌药活血祛瘀,温经散寒以调经。五诊时,患者症状基本控制,皮疹无新生,故守方续服,巩固疗效。

陈老认为患者病情多随情绪波动,着急生气后或月经来潮前加重,多与肝经的疏泄失常致经气不利有关。因情志郁结,肝失条达之性,气机郁滞不畅而化火成毒,上扰颜面则为本病。此类患者尤以中年女性多见,有急躁易怒等情志不节及月经不调、闭经等妇科症状,故治疗上遵循气郁宜疏,火毒宜发,协调阴阳,从而达到标本兼治的目的。

18. 痤疮(冲任不调证)

郭某,女,38岁。初诊日期:2010年1月7日。

主诉:面部反复起疹5年余。

现病史:患者5年前面部反复起疹,时轻时重,皮疹加重,每与月经周期相关,青春发育期无类似病史,近几月患者工作紧张,劳累后皮疹复发加重。现症见:双颊部散在暗红色丘疹,伴有头晕乏力、腰膝酸软。纳食可眠可,二便调。

既往史:否认慢性病及传染病史。

个人史:常食甜食。平素月经后错约40天行经一次,量中等色淡红。

舌苔脉象:舌质淡,苔白脉沉。

皮科情况:面颊部散在粟粒大小暗红色毛囊性丘疹,其间散在小的结节。

[西医诊断] 痤疮

[中医诊断] 粉刺

[辨证] 冲任不调证

[治法] 滋阴泻火调理冲任。

[处方] 当归6g 川芎6g 白芍15g 茯苓15g 知母10g 女贞子30g 生侧柏叶15g 熟地10g 丹参15g 旱莲草15g 山萸肉10g 黄柏6g 益母草15g

[医嘱] 注意面部清洁;忌食辛辣、甜食;生活规律;调畅情志。

二诊:患者服药后症状减轻,新生红疹,不多,无新发结节;颊部丘疹大部分已消退,残留数个小的结节;纳可,大便日一行。舌淡红,苔白。脉细滑。前方加夏枯草以解毒散结,虎杖清热利湿、活血解毒。

三诊:患者服药后。面部皮疹基本已消退,近日因食辛辣之物,精神紧张及行经,颊部又有少许红疹新发。纳食可,二便调。舌质淡红,苔白。脉细滑。继服前方巩固治疗,并嘱患者节制饮食,避免劳累气恼等不良因素的影响。

[按语]患者为中青年女性,平素工作劳累,劳则气耗气虚则血亦弱,致气血亏虚冲任失养久则病发。气血不足则皮疹色暗而不鲜;日久聚而成结难以速愈;血不足则无以上濡清窍,则见头晕乏力;肌肉筋骨失去阴血之濡养则腰膝酸软;血海失养,无法定时满溢则月经后错,色淡。结合舌脉表现,为冲任失调之证。治以调理冲任滋阴泻火之法。方中当归甘温质润,长于补血,为补血之圣药;川芎行血中之气;熟地黄、山萸肉滋阴益肾;配以白芍收敛肝阴以养血;茯苓健脾,以助气血生化之源;黄柏、知母滋阴泻火;丹参、益母草活血养血调经;再配合女贞子、旱莲草补益肝肾、兼清阴虚之内热。

二诊时患者皮疹大部分已消退,残留数个小的结节,故在方中加夏枯草以解毒散结;虎杖清热利湿、活血解毒。

三诊时患者皮疹基本消退,守方续服巩固治疗,嘱患者避免不良因素影响。

19. 痤疮(痰湿蕴阻证)

高某,男28岁。初诊日期:2010年1月13日。

主诉:面部反复起疹5年余,加重2个月。

现病史:患者5年前面部起疹,时轻时重曾间断内服、外用药物,皮疹暂时可以控制,但常反复发作。近2个月来无明显诱因患者皮疹逐渐加重,时有疼痛不适,遂来我院门诊就诊。现症见:面部出油多额部、下颌部丘疹较多,色淡暗,局部散在结节、囊肿。伴脘腹胀闷头重身困,时有白痰。纳食欠佳眠尚可,大便不爽2日一行小便调。

既往史:二否认慢性病及传染病史。

个人史:平素嗜食甜食、肥甘厚味及饮酒。

舌苔脉象:舌质淡暗苔白腻,脉弦滑。

皮科情况:颜面脂溢明显,面色暗黄,双颊部毛孔粗大;额部、面颊粟粒至黄豆大小,丘疹色淡暗,下颌部樱桃大小结节、囊肿,颜色偏暗。

[西医诊断]痤疮

[中医诊断]粉刺

［辨证］痰湿蕴阻证。

［治法］利湿化痰。软坚散结。

［处方］茯苓15g　白术15g　瓜蒌30g　浙贝母10g　夏枯草30g　黄连6g　虎杖20g　百部10g　茵陈20g　海藻10g　黄柏6g　陈皮10g　连翘30g　丹参30g　野菊花15g　焦三仙30g

［医嘱］注意面部清洁，忌食辛辣刺激食物，注意作息时间规律。

复诊简介：

二诊：患者服药后新生丘疹不多，无新发囊肿及结节，双颊部炎性丘疹及部分结节消退、吸收；下颌部仍有少许结节、囊肿及暗红色色素沉着斑。纳可，大便2日一行，偏干，余无不适。舌淡暗，苔白腻，脉滑。于前方加穿山甲、僵蚕以活血软坚解毒散结。

三诊患者病情缓解新发皮疹少，面部油脂减少；颊部丘疹部分消退，结节、囊肿变平。纳食可，大便调。舌淡暗苔白，脉滑。继服前方。

四诊：用药后患者病情平稳，症状进一步改善，皮疹无新生，原有丘疹、结节基本消退，下颌部囊肿大部分吸收。纳可大便调，日1行。舌质淡红苔白脉弦滑。前方加生牡蛎清热软坚以散结块。

［按语］患者患病时间较长，皮疹以丘疹、结节、囊肿为主，疹色淡暗，结合舌脉表现，为痰湿蕴结之象，故治疗以利湿化痰，软坚散结立法。方中以茯苓淡渗利水；白术健脾运化水湿；浙贝母苦寒，清热解毒，还可化痰散结；瓜蒌、海藻消痰软坚，兼有清热之功；夏枯草、连翘清热解毒以消结节、囊肿；夏枯草辛、苦、寒味辛能散结，苦寒能泻热，为治疗痰火凝聚、瘰病结节的要药；茵陈、野菊花、黄连、黄柏、百部加强清热利湿解毒的作用；丹参、虎杖活血化瘀以助散结；陈皮理气调中，焦三仙消积化食，以助消导。诸药合用可使凝聚之痰结消散，内壅之湿毒清除。二诊时，加用穿山甲和僵蚕，因结节、囊肿为痰湿久积而成，不能速去故以穿山甲善于走窜性专行散之功，既能活血祛瘀，又能消疮通经，如《本草从新》所述："善窜，专能行散，通经络达病所"，使凝滞之结块消散；再以僵蚕解毒散结、化痰软坚之功助山甲散结消瘤之力。药后皮疹得以改善，再辅以生牡蛎软坚以散结块，《本草纲目》曰："化痰软坚，清热除湿……消一切疮肿，瘿疾结核"。诸药配伍精当，为治疗痤疮结节、囊肿

损害的有效药物。

20. 痤疮（痰湿蕴阻证）

付某，男19岁。初诊日期：2001年10月10日。

主诉：面、颈、前胸起疹6年，逐渐加重。

现病史：患者6年前始于面部起红色丘疹、脓疱并逐渐加重发展至颈部及前胸局部伴有结节、囊肿损害，曾外用护肤品，未系统治疗。现症见：面颈、前胸多数丘疹、硬结、囊肿疹色偏暗；面部脂溢明显；时有痒痛；伴口淡无味，脘闷纳呆，身困乏力，夜眠尚可，大便秘结，小便调。

既往史：否认慢性病及传染病史。

个人史：平素嗜烟好酒。嗜食辛辣及甜食。其父有同类病史。

舌苔脉象：舌质淡暗，苔白略腻脉滑。

皮科情况：面、颈及前胸密集粉刺多数，粟粒至枣大小丘疹、结节和囊肿色淡暗，其间夹杂形态不规则的条索状增生性斑块。

［西医诊断］痤疮

［中医诊断］粉刺

［辨证］痰湿蕴阻证

［治法］化痰除湿，软坚散结

［处方］茵陈20g 黄柏10g 虎杖30g 草河车15g 浙贝母10g 连翘15g 双花30g 大黄3g 苦参10g 夏枯草10g 野菊花15g 茯苓12g 黄连10g 丹参30g 北豆根6g 生白术10g

二诊：服药后患者皮疹基本无新生，丘疹、结节部分消退、吸收，颜色变浅，囊肿渐消，面部脂溢仍明显，皮疹痒痛减轻。纳可，二便调。舌质淡暗，苔白脉滑。前方去大黄，加土茯苓、生牡蛎以解毒软坚以助散结。

三诊：服上药后患者皮疹基本已消，无新生皮疹；无明显痒痛；面部轻度脂溢。舌质淡红，苔白，脉滑。继续服药巩固治疗。嘱患者饮食忌辛辣、煎炸、油腻、酒及甜食等。

［按语］患者青年男性，正值生机旺盛之时，其父有相同病史，本为内热壅盛之体质，又嗜烟好酒，嗜食辛辣及甜食。且病程日久，则毒热之邪燔灼津液，炼液为痰，壅阻脉络，循经外发而致病发。痰湿阻络，故

粉刺、结节、囊肿及瘢痕并见;湿为阴邪,其性黏腻,故病多缠绵,反复不愈;痰湿盛则油光发亮,脂溢明显;痰阻脉络不通则痛;痰湿之邪阻于中焦,则脘闷纳呆,口淡无味;湿困则身重;肠道湿滞而不通,则大便秘结。舌质淡暗,苔白略腻脉滑均为痰湿蕴阻之征。治宜化痰除湿,软坚散结之法。方中茵陈、浙贝母除湿化痰;连翘、夏枯草清热解毒散结之功尤著;配伍丹参、虎杖活血化瘀;双花、野菊花、北豆根、草河车清热解毒;黄连、黄柏、苦参清热燥湿,泻火解毒;大黄具有苦寒,泻热解毒,活血荡涤肠胃之滞;茯苓、白术健脾利湿助茵陈、浙贝母利湿化痰。诸药配伍,则使日久之痰结得以消散,标本兼治而达病愈。二诊时患者面部脂溢仍明显,但皮疹有所减轻部分结节、囊肿吸收,大便通,故在原方基础上去大黄加土茯苓、生牡蛎以增强解毒软坚散结之力量。三诊时,皮疹基本消退,脂溢减轻,故守方服药,以期巩固疗效。

陈老认为,此型痤疮患者以男性多见,痰湿蕴阻,故病多迁延日久缠绵不愈。在化痰除湿软坚散结的同时,应注意用药不宜过猛,以免正气受损,应使结聚之邪气渐消缓散,祛邪而无伤正之虞。

21. 痤疮(血瘀痰结证)

尹某,男性23岁。初诊日期:1997年7月9日。

主诉:颜面反复起疹2年余,复发加重2个月。

现病史:患者2年前始于面部反复起红色丘疹、脓疱,颜面油光发亮,曾先后服用中药汤剂和抗生素治疗,皮疹可以控制,但每于饮食不节制后病情反复。近2个月患者生活不规律,并常饮酒及进食辛辣刺激食物,皮疹逐渐增多,遂来我院就诊。现症见:颜面部油亮,多数暗红色丘疹,肩背部亦见皮疹并伴硬结、囊肿时有痒痛;伴口干肌肤干燥,目眶色暗,大便秘结,小便调。

既往史:否认慢性病及传染病史。

个人史:平素嗜烟好酒喜食辛辣、油炸食物。

舌苔脉象:舌质暗红,舌边痕点,苔白略腻,脉沉涩。

皮科情况:面颈、前胸及肩背部多见粟粒至黄豆大小暗红色丘疹、斑疹,下颌及肩背部可见樱桃大小囊肿、结节损害。皮色暗红,压痛明显。颜面部脂溢明显,局部毛孔粗大。

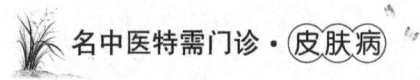

[西医诊断]痤疮

[中医诊断]粉刺

[辨证]血瘀痰结证

[治法]祛痰除湿,活血化瘀,软坚散结

[处方]浙贝母15g 苦参10g 炒山甲6g 公英30g 茵陈30g 赤芍15g 夏枯草15g 连翘15g 当归10g 双花15g 大黄10g 海藻10g

[医嘱]注意作息规律,生活起居有常,避免劳累;严格控制饮食。

二诊:患者服药后。痒痛症状略有缓解,口干症状减轻,大便2～3日一行,小便调。面颈部皮疹颜色暗红,下颌下、前胸及肩背部囊肿、结节损害未见明显变化,颜面脂溢仍较重。舌质暗红舌边瘀点苔白略腻,脉沉弦。在前方基础上去海藻加三棱、皂刺、僵蚕以助活血破瘀,消痈散结。

三诊:患者服上方后痒痛症状已消失,二便正常。面部脂溢减轻,颜面皮疹部分消退囊肿、结节损害颜色变淡,部分变软。舌质暗红舌边瘀点,苔白略腻脉沉弦。上方去大黄继续服药治疗。

四诊:患者服药后面部出油明显减少,面颈部皮疹基本已消退,多数暗红色色素沉着斑片。下颌下、前胸及肩背部囊肿、结节损害大部分变平,颜色转淡。舌质暗红散在瘀点苔白脉沉弦。上方加生薏米利湿解毒以减少皮脂溢出。

[按语]本证为重症痤疮,多病程日久,综观皮疹、舌苔及脉象为痰结、凝聚肌肤之证。患者禀赋不耐,饮食失节。日久致体内湿聚痰结,瘀血凝滞,发于肌肤,故见囊肿及结节,而色偏暗红;痰湿之邪内盛,则颜面重度脂溢,局部毛孔粗大;湿盛则痒,湿阻气机,不通则痛,故伴痒痛;瘀血内停不能濡养周身皮肤、黏膜,故伴口干、皮肤干燥、目眶周围肤色暗沉;痰湿夹杂,阻滞中焦胃肠运化失司,故见大便秘结。治宜祛痰除湿,活血化瘀软坚散结之法。方中用浙贝母化痰软坚;茵陈、苦参燥湿清热;夏枯草、炒山甲、连翘解毒散结以助贝母软坚之功;当归、赤芍活血化瘀;双花、公英清热解毒;大黄荡涤肠胃之滞,泻热通便而又兼有活血祛瘀之功。根据病情变化,于二诊时加强活血软坚散结之作用,

加三棱、皂刺、僵蚕以助活血破瘀，消痈散结，促使结节、囊肿平复；诸药并用，患者症状已除仍面部脂溢，故用生薏米助利湿解毒，减少皮脂溢出。

陈老认为本型痤疮亦以男性患者多见。常见于病程长反复发作者。结合舌脉表现有血瘀与痰湿互结之特点，因此在治疗上在化痰除湿，软坚散结的同时应加强活血化瘀药物的应用，并根据瘀血内阻程度轻重的具体情况，逐步应用活血化瘀、活血破瘀和破血逐瘀的药物。

参 考 文 献

1. 陈勇，曲建华，陈彤云. 陈彤云对黄褐斑的辨证论治[J]. 中国美容医学，2005，2，14(1)：99～100
2. 曲建华，刘清. 陈彤云治疗痤疮经验集[M]. 北京：人民军医出版社，2010，12，75～89，169～178
3. 曲剑华，陈勇. 陈彤云治疗黄褐斑的临床经验[J]. 中医美容，2009年中华中医药学会中医美容分会学术年会论文集)：81～82
4. 卢仲喜. 陈彤云治疗慢性家族性良性天疱疮的经验[J]. 北京中医，1999，4：3
5. 曲建华，陈勇. 陈彤云治疗损容性皮肤病医案4则[J]. 北京中医药，2010，9，29(9)：705～707
6. 陈勇，曲剑华. 陈彤云治疗黄褐斑医案[J]. 北京中医，2006，4，25(4)：205～207
7. 卢仲喜. 陈彤云治疗皮肤顽疾的经验[J]. 北京中医，2001(3)：3～4
8. 刘清. 陈彤云治疗皮肤淀粉样变验案1例[J]. 北京中医药，2010，12，29(12)：939
9. 刘清. 陈彤云治疗痤疮临床经验总结[J]. 北京中医，2000(6)：5～6

(王晓旭　刘昱旻)

庄国康

庄国康，1932年11月29日生，福建福清人。著名中医皮科专家，主任医师、教授、博士生导师。享受国务院特殊津贴。1956年毕业于北京医科大学医疗系，皮肤性病专业。后分配到广安门医院。曾任中国中医科学院广安门医院皮肤科主任，研究员。1959—1962年参加卫生部主办的西医学习中医班，系统学习了中医理论。1984—1985年在日本东京顺天堂大学皮肤科进修及任客座副教授，全国中西医结合皮肤性病专业委员会副主任。1989—1991在英国伦敦进行临床治疗及研究工作。在英国工作期间，英国BBC电视台、广播电台、《泰晤士报》对此进行报道，中国《参考消息》亦有转载。先生曾先后师从著名皮肤科专家阎效然、朱仁康、段馥亭等，颇得真传。从医50余年来，运用中医药治疗各种皮肤疑难杂症，积累了丰富的临床经验，医术精湛，注重科研共作，曾多次获得院级及部级奖励。近20年从事中医临床诊疗及研究，向世界传播中医文化的种子，为中医走向国际做出了突出贡献，在皮肤病领域享有较高声誉。

著有《疮疡外面本性》《朱仁康临床治疗集》《中药中毒与解救》、《中医外科学》、《皮肤伤的研究》等专著。

参与科研项目：青蒿治疗红斑狼疮研究，表皮分层剥离化扫描术及其应用，醋泡方临床及实验研究，克银丸治疗牛皮癣扫描电解研究。

擅长治疗各型银屑病、皮炎、湿疹、红斑狼疮等疑难皮肤病。主治：痤疮、白癜风、冻疮、癣、带状疱疹、疥疮、接触性皮炎、传染性软疣、酒渣鼻、湿疹、神经性皮炎、毛囊炎、药物过敏、日光性皮炎、银屑病、荨麻疹。

一、医论医话

1. 银屑病——分期论治、衷中参西

银屑病是一种常见的慢性复发性炎症性皮肤病,顽固难愈,复发率高。其皮损特征是红色丘疹,或斑块上覆盖有多层银白色鳞屑,有明显的季节性,多数患者病情秋冬季加重,夏季自然缓解。根据皮损的不同特征临床上一般将银屑病分为四型:寻常型、脓疱型、关节型、红皮病型。银屑病病因目前仍然不清楚,一般认为和遗传、免疫、感染、精神等因素有关。银屑病相当于中医学的"白疕"、"松皮癣"等范畴。《外科大成》称"白疕,肤如疹疥,色白而痒,搔起白屑,俗称蛇虱"。因对其缺乏特效的治疗药物而成为全世界皮肤科重点防治的疾病之一。中医历代医家对其治疗积累了许多宝贵经验。虽然如此,中药治疗银屑病的疗程较长,也难以杜绝病情的复发,因此如何从新的视角,采用新的辨证治疗方法进一步提高临床疗效,是当前中医治疗银屑病迫切期待解决的问题。

庄国康教授在总结我国著名中医皮外科专家朱仁康临床经验的基础上,衷中参西,针对寻常型银屑病的不同病期,提出"凉血、解毒、活血、养阴"等治法。他辨治不仅继承了朱仁康的临床经验,还衷中参西,将现代医学研究成果用于中医治疗银屑病中。

庄国康继承朱仁康的观点,认为血热是银屑病的根本病机。银屑病患者多为素体热盛的青壮年,复因外感六淫,或进食辛辣酒醒,或心绪烦扰、七情内伤等,均使血热内蕴,郁久化毒,以致血热毒邪外溢肌肤而发病,热邪燔灼血液,充斥脉络,故见红斑、丘疹;热盛生风,肌肤失养,故鳞屑叠起;热盛灼津,故鳞屑干燥易脱。因此,庄国康强调不论皮疹处于进行期、静止期或消退期,不论皮损处于何种状态,凉血法均应贯穿银屑病治疗的各个阶段。常用药物为生地、丹皮、板蓝根、大青叶、草河车、北豆根、元参等。

进行期银屑病皮疹以丘疹、斑丘疹为主,新疹不断出现,基底皮肤颜色鲜红,刮去鳞屑见点状出血,有同形反应,可有不同程度瘙痒,伴咽痛、口渴、便干、舌红、苔黄、脉数等症。庄国康认为,此证是疾病的初发阶段,毒邪偏盛,充斥气营,波及血分,因此治疗应以清阳明气分之热为主,兼清营凉血,故以大剂清热解毒之品与凉血之品并用,常用方剂有克银一方,常用药物为土茯苓、草河车、板蓝根、大青叶、鱼腥草、生地、丹皮、北豆根、白花蛇舌草、生槐花、紫草等。

静止期皮疹病程较长,皮损局限,相互融合成斑块,肥厚浸润,似皮革状或苔藓样变,覆有厚层紧固鳞屑,经久不退,若皮损厚硬毅裂,可伴有疼痛,舌质暗红或有瘀斑、瘀点,脉涩或细涩,现代研究认为此型患者多伴有血液黏稠度增高,红细胞变形能力下降,真皮毛细血管扭曲,血管通透性增强,庄国康在以上临床及实验研究的基础上提出"肥厚为瘀,色红是热"的论点,并进一步指出皮损浸润肥厚、颜色暗红、舌质紫暗为其辨证要点。治疗上宜凉血活血,解毒通络。常用方剂为桃红四物汤,常用药物为生地、丹皮、赤芍、桃仁、红花、丹参、三棱、莪术、泽兰等。

消退期银屑病皮疹变薄,颜色转淡,鳞屑干燥,同时伴有皮疹夜间瘙痒,五心烦热,舌质瘦红或淡红,少苔,脉细数。庄国康认为,银屑病病程迁延,常历经数年而不愈,反复发作则耗气伤阴,而以阴血亏虚为著,朱仁康临证之时,强调血虚生风,肌肤失养。庄国康在继承的基础上,更提出津血同源,阴血俱虚,肌肤不荣的观点。正如吴鞠通所谓"热之所过,其阴必伤",因此在治疗上强调滋阴养血,凉血清热方,选克银二方化裁,常用药物有:生地、石斛、麦冬、玄参、南北沙参、黄精、白茅根、丹参等。

另外,庄国康还有一些独特的中医理论指导用药思路,如主张瘀血论。因银屑病又有下列异常:①皮损处鳞屑刮除后,可见点状出血;②甲皱微循环可见甲皱处毛细血管扭曲畸形,血流缓慢;③血液流变学检查常见全血黏度增高;④病理组织见真皮乳头层毛细血管扩张、僵直,小脓肿形成;⑤泛发病例多血管通透性增加;⑥舌质常见紫暗及瘀斑。以上所见均符合中医瘀血证,故主张以活血化瘀为主治疗银屑病。另外他认为应用虫类中药,可以开拓治疗银屑病新领域。银屑病皮损以大量银白色皮屑为特点,这在中医病机辨证,多属风证。中药虫类药以搜风清热、活血化瘀、攻坚破积见长。有些虫类中药具有一定毒副作用,因此毒性较大,使用时要谨慎。常用虫类药有:全蝎,蜈蚣,僵蚕,蝉衣,地鳖虫,水蛭,蜂房,地龙,白花蛇,乌梢蛇,守宫,斑蝥,蟾酥,鼠妇,五倍子等。还有以毒攻毒法:银屑病是一种顽固难愈的皮肤病,中医学认为这是"毒气结聚,邪气留恋"之顽疾,主张以毒攻毒治之。应用一些具有毒性中药应掌握药物炮炙,在安全剂量范围内进行用药,常用药有:狼毒、商陆、喜树碱等。

庄国康还将现代医学研究成果用于银屑病中医治疗中。如丹参味苦,性微寒,具有活血化瘀,清心除烦的作用,现代研究其能够改善外周微循环,降低血液黏稠度,并有抑制肿瘤细胞 DNA 合成、抗感染及免疫系统调节作用,这与治疗银屑病角朊细胞过度增殖,炎性细胞聚集及毛细血管迂曲扩张的病理表现符合,是庄国康治疗银屑病的常用药物。鱼腥草微寒,味辛,具有清热解毒、消痈排脓、利尿通淋的作用,现代药理学研究认为其有较强的抗细菌、抗真菌及抗病毒作用,并能降低癌细胞数目及癌细胞分裂指数,是庄国康教授治疗进行期银屑病的常用药物。近代发现中药雷公藤是很强的免疫抑制剂和抗感染剂,它对以炎性表现为主的银屑病红皮病,脓疱型以及关节型银屑病均有很好的疗效。是近代在治疗自身免疫疾病方面的重大发现。

银屑病患者中约有 6% 患者在急性发作前多有上呼吸道,咽喉或扁桃体感染史,20 世纪 80 年代末提出超抗原理论,认为它是由于微生物感染后新产生的内毒素和外毒素所致变态反应。中药中有很多凉血、清热、解毒中药,具有消炎、抗感染、抑菌以及中和内、外毒素作用。根据临床观察,凉血清热,凉血清营或清热解毒中药对初发、急性泛发性点滴状银屑病或某些银屑病红皮病均有较好疗效,一般初发患者6～8周可完全消退。常用抗感染中药有:金银花、蒲公英、黄柏、黄芩、黄连、白花蛇舌草、鬼箭羽、生地、牡丹皮、槐花、白茅根、虎杖等,大多属于苦寒清热或甘寒清热药物。

2. 白癜风——活血化瘀、补肾益气,兼重外治

白癜风是一种常见的后天性原发性的皮肤色素脱失症。其特点是损害为局限性色素脱失斑,表面光滑,无鳞屑。初为圆形,可单发,亦可对称发生,自针头大小到手掌大小,有增大趋势。皮损渐呈不规则形,边缘色重。有时中间有正常皮肤，或深色斑点，为色素岛。斑内毛发可变白，重者可损及全身大部分皮肤。白癜风属于中医"白驳风"范畴。本病是皮肤科的常见和多发病，虽无自觉症状，却影响美容，对患者的工作和生活影响很大。其病因及发病机制不明，目前研究认为其发生发展常与多种因素有关，如免疫、神经、遗传、外伤、化学品及其他疾病。迄今为止，国内外治疗白癜风尚无确实有效的方法，难以诊治。中医治疗时分型和年龄的不同，表现也不一样。患者的主观症状也多种多样，使辨证论治有一定的困难。

随着科学的发展，白癜风为自身免疫性疾病的学说得到了广泛认同。自身免疫性疾病常可见显著的血瘀证表现。白癜风患者虽无明显血瘀证，但甲皱微循环显示白癜风与微循环有相关性，血液流变学检查发现白癜风患者的血球压积、全血比黏度及全血还原比黏度的结果均明显地高于正常人。这些均说明白癜风存在着血瘀的病理机制。虽然祖国医学常认为血瘀可导致红斑和瘀斑，但明代陈实功认为紫白癜风："紫因血滞，白因气滞，总因热体风湿所受，凝滞毛孔，气血不行所致。"说明古代医家认识到气滞血瘀也可导致白斑的发生。清代王清任更明确地提出白癜风是"血瘀于皮里"，所创立的通窍活血汤治疗白癜风也取得了较好疗效。现代多用和血祛风、疏肝理气、补益肝肾、活血化瘀等法治疗白癜风，均配伍了活血化瘀之品，表明活血化瘀法已成为治疗白癜风的常用法。

庄国康认为白癜风，多由于风邪客于肌表，气血失和，气滞血瘀引起。另一方面，由于肾气不足，肾精亏乏，气血生化无源，而致发病。白癜风为难治之证，经久不愈，患者精神压抑，日久导致正气虚损。临床上白癜风患者常有精神紧张、失眠多梦、腰膝酸软、耳鸣耳聋、多汗等肾亏气虚表现。在活血化瘀基础上，注重补肾益气治疗白癜风，获得了初步临床疗效。他根据临床经验，提出以滋补肝肾、活血化瘀相结合治疗本病。在具体临床应用上还应结合全身情况，进行辨证，如有腰腿酸疼、足跟痛、乏力，女性月经稀少，行经时腹痛，有紫色血块等。本病患者脉象多细数，或沉细，或沉涩，舌质淡红有裂纹。庄国康内服方药用熟地、何首乌、黑芝麻、桑葚子、茜草、赤芍、桃仁、红花、归尾、石菖蒲、蒐丝子、炙黄芪。水煎服,每日一剂,也可研为细末,制成蜜丸,每丸 10g,日服 3 丸。

现代研究证明中医"肾"与免疫系统有密切关系。中药药理学研究也证明补骨脂、女贞子、菟丝子、枸杞子、首乌等补肾药能提高淋巴细胞转化率、增强细胞和体液免疫,黄芪等补气药对免疫反应具有双向调节作用。虽然免疫系统在白癜风发病机理中的具体作用还不清楚,但普遍认为本病存在着免疫调节障碍。他通过大量的临床观察发现,活血化瘀、补肾益气法对白癜风的治疗效果要比单纯的活血化瘀法治疗白癜风好。从这方面来讲说明活血化瘀、补肾益气法对调节患者免疫状况也可能有一定的作用。常用药物有:炙黄芪、党参、桃仁、红花、当归、丹参、补骨脂、何首乌、菟丝子等。

另外,从现代医学角度讲,患者起病后,色素脱失,毛囊内黑素细胞贮存库的黑素细胞向表皮移行而出现毛囊性色素再生,白斑边缘黑素细胞功能代偿性增强,黑素颗粒增多,使白斑缩小或边缘色素沉着。由于白癜风存在着迟发型免疫反应机制,破坏了黑素细胞修复能力,切断了毛囊内黑素细胞向表皮移行的途径,导致白斑长期存在和扩大。所以他认为治疗白癜风不仅要促进黑素细胞的恢复,还要调节机体免疫功能、抑制免疫反应。故治疗白斑长期不退和不断发展的白癜风患者,经常配伍能抑制免疫反应的中药,如黄芩、黄连、黄柏等。

在外治上,庄国康采用高粱膏,即高粱醋,经煎制、浓缩配成醋膏。用法上先用黄酒揉搽白斑局部,直至皮肤发热发红,然后再涂搽醋膏,每日 1～2 次。本方单独治疗少年白癜风效果较佳,经外用配合内治,治疗 3～4 个月,约有 70% 患者有效,其中 30% 左右显效。可见白斑处色素再生,出现以毛囊周围为中心的色素岛,色素岛逐渐扩大,然后相互融合,形成大片色素斑,覆盖整个白斑斑片。也有部分色素再生由周边向中心缩小。

治疗白癜风诸多疗法中,很多是以内服,或单用外治法以增加光敏性后,配合紫外线,或在日光下照晒以促进皮肤色素再生,但是有一部分人原来白癜风长期处于静止状态,由于日光的暴晒,使病情急剧发展,短时间内出现多个白色皮损区,应特别引起重视。

对于局限性白癜风患者,可用围刺法治疗。即取1.5cm长毫针,刺白斑边缘,向心性皮下斜刺,留针30分钟,每隔5分钟捻转1次,促进局部皮肤充血。

3. 连续性肢端皮炎——病证结合、综合辨证

连续性肢端皮炎又称匐行性皮炎、固定性肢端皮炎,是一种以指(趾)末端的慢性、局限性、无菌性脓疱为特征的少见的皮肤病,病因不明,其发生常与指趾外伤或感染有关。本病初发于一个指(趾)末端的末节背侧皮肤,表现为化脓性甲沟炎,后出现指(趾)末端的群集小脓疱,常伴有甲损害,缓慢发展逐渐向近端蔓延,其他指、趾相继受累,甚至泛发全身,或整个病程停留初发部位,长期损害可引起受累指(趾)骨质的破坏。目前一些学者把其列为局限性脓疱型银屑病的一种,二者在组织病理上难以区分,临床依据病史、好发部位及发展范围不难鉴别。连续性肢端皮炎属中医"镟指疳"范畴,《疡医大全》曾记载:"此证指顶如泡,贯脓以后,破烂流水"。历代医家多认为湿热火毒蕴结、浸淫肌肤是本病发生的主要原因,如《外科启玄》曰:"脾主四肢,脾有湿热,则手足腐烂成疳是也。如长夏六月间,湿热盛而诸物腐焉。宜服清脾胃、利湿热之剂"。

庄国康认为在连续性肢端皮炎的治疗过程中,应采用病证结合、综合辨证与皮损辨证相结合的办法,依据患者斑疹、脓疱的部位、色泽及脓液的色泽、质地等皮损情况,结合患者的舌脉及其他伴随状况进行综合判断。

庄国康在临床中将其分为两型:本病主要以群集性小脓疱为主要表现,是由湿邪所致。湿郁化热或患者素体阳热,外伤感染,郁而化热。或外感热邪,复受湿邪侵扰,多从火化,聚而成毒,导致热毒深入血分,是本病发生的关键。湿热合邪,可阻滞脉络,导致气血瘀滞,或暗耗阴液。

若患者素为阳热之体,喜食辛辣之物,外伤感染,郁而化热或外感热邪,复受湿邪侵扰,湿热合邪,如油入面,胶着不解,火毒侵入血分,浸淫肢末,则手足指(趾)脓疱不断。病程日久可阻滞脉道,使气机不畅,血行瘀滞,病情缠绵难愈,如《外科秘录》所说:"疮生于手足,最不易治"。患者多表现为四肢末端红斑脓疱,斑色鲜红,脓疱密集甚至融合,脓液质地稠厚,常伴有口苦、咽痛、小便黄赤、大便秘结,舌红苔黄,脉弦滑等。为湿热化毒,气滞血瘀型。若湿热稽留,病程日久,皮损流滋渗出较多,势必伤及营阴;另一方面,湿热之邪阻于脉道,熏蒸灼炼血液,可导致血液黏稠,营阴受损。因此如患者病程日久,可表现为阴液已伤,湿热尤盛。四肢末端淡红色斑,脓疱较稀疏,疱液清稀,部分皮损皲裂疼痛,常伴有口干、舌红少苔、脉弦细等,则为湿热稽留,日久伤阴型。

常用的治疗方法为清热解毒、行气活血及滋养阴液、清热除湿法。清热解毒的原则应贯穿治疗始终,但在具体辨证的过程中,又应分清湿热孰轻孰重。热重于湿,则重用清热解毒之品,如生地、草河车、金银花、贯众、三颗针、大青叶、蛇莓、白英、丹参、白花蛇舌草、连翘等。金银花甘,寒,归肺、心、胃经。《本草纲目》:"一切风湿气,及诸肿毒、痈疽疥癣、杨梅诸恶疮、散热解毒。"连翘苦,微寒,归肺、心、小肠经。《神农本草经》:"主寒热,鼠瘘、瘰疬、痈肿、恶疮、瘿瘤、结热、蛊毒。"所谓"诸痛痒疮,皆属于心。"如湿重于热,则酌加清热利湿之品,如草薢、土茯苓、黄连、黄柏、黄芩、鱼腥草、栀子等。此外只有脉道通利,气机正常,脏腑得养,祛邪才能顺畅,诸症才可得解。因此在治疗本病的过程中,也应重视活血化瘀药物的使用,常用药物为三棱、莪术、川芎、鸡血藤、归尾、降香等。

若患者病程日久,伤及阴液,此时应在清热利湿的基础上,酌用滋养阴液的药物,缓解患者在疾病过程中流滋渗出引起的阴液亏虚的状况,同时通过使用滋阴药物,起到"增水行舟"的作用,阴液得滋,则血行有源。庄教授常用的滋阴药物有生地、玄参、麦冬、玉竹、石斛、南沙参、北沙参、知母等。此外部分滋阴药物本身就具有促进血行的作用,如玄参能"通小便血滞"(《本草纲目》)、"直走血分而通血脉"(《本草正义》);此外《本经》中记载:生地具"逐血痹"之功。庄国康教授强调,在治疗本病的过程中,应密切结合患者病情,在辨证的基础上灵活采用治疗原则,不可拘泥执方。

庄国康认为该病的发生虽然与湿邪关系密切,但热毒蕴于血分仍是该病的关键病机。本病的发生因素体血中蕴热,复感风热毒邪,或恣食腥发动风之物,或情志内伤,五志化火。内外相合,内不能疏泄,外不得透发,燔灼血液,充斥皮肤,拂郁肌肤而成,如《灵枢·痈疽》所说"大热不止,热胜则肉腐,肉腐则为脓。"热邪与湿邪相合,胶结难解,病情更加缠绵难愈。因此在治疗过程中,清解血分热毒应贯穿始终,针对患者病情辅以祛湿、活血、养阴之法。湿热之邪稽留日久,势必伤及阴液,如果一味祛除湿热,不但不能使疾病康复,反而进一步加重了患者伤阴的情况。因此在治疗过程中,特别是湿热之象不甚明显的患者,尤应补益其阴津,如此则使患者正气得复,有利于邪气的祛除。此外阴虚与血瘀关系密切,《景岳全书》曾说:"人之气血犹如源泉也,盛则流畅,少则壅滞,故气血不虚不滞,虚则无有不滞者。"《血证论》曰:"气分之水阴不足,则阳气乘阴而干血。"阴液亏虚,势必加重气血瘀滞的现状,因此应增液补阴,津液充足则脉道濡润,血行顺畅。

4. 痤疮——分型论治、内外配合

痤疮是一种毛囊、皮脂腺的慢性炎症性皮肤病,好发于青年男女。近年随着人们生活水平提高、生活节奏加快、生活压力加大、环境污染加剧等,本病发病呈上升趋势。现代医学认为,痤疮的发病主要与雄性激素、微生物感染、皮脂腺功能异常、毛囊皮脂腺导管角化过度有关;中重度痤疮与免疫功能相关。西医疗法主要是针对病因口服及外用抗生素、雌激素、维甲酸类制剂,这些疗法具有一定的疗效,但存在着禁忌证以及毒副作用等诸多问题。祖国医学称其为"粉刺",早在《医宗金鉴·肺风粉刺》就有比较全面的论述:"此证由肺经血热而成。每发于面鼻,起碎疙瘩,形如黍屑,色赤肿痛,破出白粉汁。日久形成白屑,形如黍米白屑。宜内服枇杷清肺饮,外敷颠倒散,缓缓自收功也。"又说:"由于饮食不节,起居不慎。过饮醇酒则生火,消灼阴液;过饮茶水则生湿停饮;过食五辛则损气血;伤饥失饱则伤脾胃;其起于膏粱厚味者,多令人荣卫不从,火毒内结。"故本病多因肺胃湿热,脾气不健,日久聚而成痰,痰热互结而引发。《外科正宗·肺风粉刺酒渣鼻》指出了本病的病因和治法,如"肺风、粉刺、酒渣鼻三名同种,粉刺属肺,渣鼻属脾,总皆血热郁滞不散所致……"故治疗中以涤痰化瘀、清热解毒为大法,荡涤久稽面部痰热瘀结。

庄国康认为本病多因年轻人为阳盛之体,阳常有余,多伴热象,加之进食发热之品或精神紧张,易出现热毒袭于上部而发痤疮。并指出在本病过程中,热毒贯穿始终,随着热毒入侵,病情加重,而致热毒阻滞经络,生瘀生痰,热痰瘀结而致囊肿结节。

庄国康将痤疮分为四个证型:肺胃蕴热、热毒挟瘀、痰瘀互结、脾虚湿热。

肺胃蕴热型:多见于青少年期发病者,好发于颜面、前额,皮损以丘疹为主,黑头粉刺、白头粉刺,颜面光亮,兼见口干渴,大便秘结,小便黄,舌红、苔薄黄,脉滑。相当于西医分型第1期。庄国康认为:本型是由肺胃蕴热熏蒸头面所致,疾病初期,皮损较表浅。治疗用药当以轻清为主,临床常以清肺降火、泻胃除热方剂"七叶汤"化裁,方中选用枇杷叶、桑叶、侧柏叶、荷叶、竹叶、大青叶等取其轻灵之气,既可透邪外出,又能携他药直达病所。若炎症明显加金银花、连翘、重楼以清热解毒;便秘加玄明粉、大黄以通便;皮脂多加白花蛇舌草、生山楂以化瘀祛脂;热盛加寒水石、生石膏以清热。或三花三皮汤:金银花、野菊花、槐花为君药,三花甘寒入肺胃肝经,质轻易升浮,清热解毒,凉血消肿;桑白皮、地骨皮、粉丹皮为臣药,入肺肝肾三经,清肺凉血散风,地骨皮退虚热,泻虚火,现代研究有抗过敏作用,配桑白皮起到散表之风热,泻肺经积热。生地黄、赤芍、丹参入心肺肝经为佐药,有滋阴降火、活血祛瘀作用。甘草调和诸药。

热毒挟瘀型:多见于青年期发病者,分布在颜面、胸背,以脓疱、炎性丘疹为主者,局部有疼痛,多伴有口干渴,口臭,纳食不佳,心烦,大便干,小便黄,舌红苔黄燥,脉滑。相当于西医分型第2期。庄国康认为:此型患者热毒较重,邪已入里,遏气血形成瘀证,故治疗须重用清热解毒药物,佐以活血化瘀之品。以三黄石膏汤或五味消毒饮化裁。选用黄芩、黄柏、黄连、栀子清泻三焦湿热,石膏、野菊花、金银花、蒲公英、紫花地丁等清透肺胃热毒,佐以走窜之当归尾、桃仁、红花活血通络。

痰瘀互结型:患者经久不愈,皮损以炎性结节、囊肿为主者,伴有凹凸不平瘢痕和色素沉着,口干心烦,失眠多梦,大便干,舌红或暗红、苔薄黄，脉弦滑。庄国康认为：病程长且以结节囊肿为主者，多为热瘀互结阻滞经络，影响津液输布，煎熬成痰，痰瘀热互结产生囊肿结节，治当化痰清热，活血化瘀。但热易清而痰难祛，且瘀阻日久，故用药重在化痰开窍通络，则热自清。若重用苦寒只会伤及脾胃，胶着顽痰。故常选用全瓜蒌、胆南星、陈皮、半夏、昆布、生牡蛎等软坚化痰，三棱、莪术、桃仁、红花等通络逐瘀。脾虚湿热：此型皮疹主要分布在口周、下颌多为炎性丘疹、脓疱，常伴有口臭、口渴喜冷饮，牙龈增生，舌红苔黄厚腻，脉滑数。庄国康认为，脏腑与形体诸窍联成一个整体，口和下颌为脾胃所主，脾虚则水湿不得运化，积聚于里，蕴而生热，湿热胶结上蒸颜面。治当以健脾清热利湿，方以四君子汤加黄芩、黄连、金银花、连翘等。若有结节、囊肿者，加活血祛痰药。治疗中、重度痤疮庄国康以涤痰化瘀、清热解毒为大法。经验方以荡涤久稽面部痰热瘀结为发，选用半夏、胆星、陈皮、茯苓燥湿涤痰为君；以大青叶、白花蛇舌草、侧柏叶清热解毒为臣；以三棱、莪术、丹参活血通络为佐。中、重度痤疮是痤疮中较严重者，常以结节、囊肿为主要皮损，病程迁延，较难治愈，且愈后易留下瘢痕。目前治疗痤疮大多一味清热解毒，忽略了脾胃痰湿，故效果平平，庄国康抓住疾病实质，达到异曲同工作用。

　　除了内服中药外，庄国康还经常配合外治疗法，如中药面膜及电针疗法，疗效满意。治疗初发痤疮，因病程短，病位表浅，庄国康常使用内服三花三皮汤外，还常配合外用中药消炎面膜可清热解毒，活血化瘀，有利于面部皮肤气血流畅，洁肤护肤，脱脂除秽，加速炎症吸收。内服中药、外敷中药消炎面膜，内外配合共奏清肺散风、活血化瘀、滋阴降火、消肿散结之功。治疗期间无任何毒副反应和过敏反应发生，疗效满意。

　　中药面膜主要成分：石膏粉、藤黄粉等混合调匀备用。用法：患者平卧床上，先用蒸气喷雾面部5分钟，用1‰新洁尔灭清理面部皮肤，然后涂擦硫锌霜，用手轻轻揉按摩面部穴位及皮肤15～20分钟。取中药面膜粉适量，加生理盐水适量调成糊状涂于面部，颜面周边用毛巾护围，眉毛用凡士林纱布条覆盖保护，以免污染头发及衣物，防止眉毛拔脱，约25～30分钟揭掉面膜。该药具有活血化瘀、清热解毒、洁肤护肤、脱脂除秽和加速炎症吸收、抗菌消炎作用。

治疗中、重度痤疮庄国康在涤痰化瘀、清热解毒为大法,采用其经验方以荡涤久稽面部痰热瘀结。同时,常加用高电频电针点刺局部的综合治疗方法。高频电针点刺局部,对囊肿实行瞬间高温灼烧,在表皮和真皮之间形成一条人为的通道,具有引流更彻底,以缓解脓肿对皮脂腺、毛囊壁的挤压,防止感染蔓延到皮内,避免了真皮层受损所造成的不可修复的瘢痕;同时由于瞬间高温可杀菌消炎而治标,标本同治,起效迅速而不易复发。总之,燥湿涤痰、清热解毒法合高频电针点刺局部排脓治疗面部痤疮取得显著疗效,值得临床推广应用。

高频电针物理治疗具体方法:治疗前温水先清洗面部,用75％乙醇消毒,然后用高频电针在面部每个炎性丘疹、脓疱、结节的中央点刺,有落空感为度,2～3mm深,停留1～2s,再做旋转,以破坏里面包膜,拔针后留有小孔;融合性、较大深的脓肿,将电针顺脓肿下穿通后在旋转,破坏里面脓腔,或在脓肿部高点行"Ⅰ"或"十"形切开引流排脓。接下来用暗疮针尾小铁环或消毒棉签在点刺过的损害附近轻轻挤压,将脓液、坏死组织及粉渣样物尽可能排净,以排除新鲜血为度,融合性、较深的脓肿,给予纱布包扎,其余保持创面干燥清洁。此操作每周2次。以上治疗以4周为1个疗程。

二、病案荟萃

1. 银屑病(一)

路某,女性,29岁,2000年3月12日初诊。主诉:全身泛发红丘疹伴有脱屑20天病史:患者20天前外感后于躯干、四肢出现绿豆大小红色丘疹,瘙痒明显,自行搔抓后有白色鳞屑脱落,且抓破部位出现相同皮疹丘疹颜色鲜红,逐渐增多且扩大,部分融合成片,表面鳞屑成层伴有咽痛、口干,便结搜赤,舌红苔黄,脉象弦数。

[西医诊断]银屑病

[中医诊断]白疕

[辨证]毒热内蕴,充斥体肤,血热生风

[治法]清热解毒,凉血祛风

[处方]方选克银一方化裁

土茯苓 30g　大青叶 15g　北豆根 6g　紫草 10g　牛蒡子 12g　鱼腥草 30g　生地 30g　丹皮 10g　赤芍 12g　生槐花 15g　威灵仙 10g　生甘草 10g　水煎服 7 剂

药后新疹不再出现,原有皮疹颜色变浅,瘙痒减轻。遂于原方加凉血养阴之品,连服月余,皮损全部消退。

[按语]银屑病是一种常见的慢性复发性炎症性皮肤病,顽固难愈,复发率高。其皮损特征是红色丘疹,或斑块上覆盖有多层银白色鳞屑,有明显的季节性,多数患者病情秋冬季加重,夏季自然缓解。根据去皮损的不同特征临床上一般将银屑病分为四型:寻常型、脓疱型、关节型、红皮病型。银屑病病因目前仍然不清楚,一般认为和遗传、免疫、感染、精神等因素有关。银屑病相当于中医学的"白疕"、"松皮癣"等范畴。《外科大成》称"白疕,肤如疹疥,色白而痒,搔起白屑,俗称蛇虱"。

此患者发病 20 天,病程短,瘙痒、白色鳞屑脱落后有同性反应。属于进行期银屑病。庄国康教授认为,此证是疾病的初发阶段,毒邪偏盛,充斥气营,波及血分,因此治疗应以清阳明气分之热为主,兼清营凉血,故以大剂清热解毒之品与凉血之品并用,故方选克银一方,常用药物为土茯苓、大青叶、鱼腥草、生地、丹皮、北豆根、生槐花、紫草等。

2. 银屑病(二)

张某,男,69 岁,1992 年 2 月 20 日就诊。主诉牛皮癣 40 年,加重 10 天。现病史:患病 40 年,多次治疗好转,半月前因大怒后病情突然加重,瘙痒难忍,伴畏寒发热,大便秘结,小便黄,夜寐差。

检查:基底潮红,上覆层层皮屑,皮损占全身面积 95%以上,掌跖对称性厚痂、皲裂,指趾甲顶针样损害。体温 38℃,舌红少苔、脉细数。查三大常规和肝功能均正常。

[西医诊断]银屑病

[中医诊断]白疕

[辨证]热入营血,生风化燥

[治法]清营凉血,解毒消风

[处方]清瘟败毒饮加减

水牛角粉 6g(冲)　生地 30g　丹皮 10g　赤芍 10g　生石膏 30g(先煎)　元参 10g　知母 10g　淡竹叶 10g　滑石 1g　地丁草 10g　水煎服。

外用玉黄膏。服药 14 剂,皮肤转为淡红色鳞屑减少,疹痒轻微,守方治疗 2 个月,全身皮肤恢复正常,治愈后出院。

［按语］本案患者病程长达 40 余年,经多次治疗,时有好转。本次复发,因大怒后病情加重,究其原因,五志过极化火,火热步步深入,直通营血。热伤津液则便干溲赤,热扰心神而夜寐不安,皮损泛发全身,鳞屑多,掌跖对称厚痂,皲裂及舌脉均示血热阴亏之象,表现畏寒发热者乃热厥,热盛于内,遇寒于外之故。清瘟败毒饮原治瘟疫热毒所致之证,其取方中白虎汤清热保津、犀角地黄汤凉血散瘀、银花、地丁草、淡竹叶透热转气、清热解毒,使营血不为毒热煎熬,避免了红皮症的危险。本方庄国康还用于治疗过敏性皮炎、系统性红斑狼疮活动期、重症药疹等病,获效甚多。

3. 银屑病（三）

王某某,男,47 岁。2006 年 11 月 26 日初诊。主诉:患者 7 天前出现发热、恶寒头痛等感冒症状,经治疗后症状消失,前日始躯干及四肢出现多个皮损、瘙痒,胃纳可,二便调。

检查:躯干及四肢见多个针尖至黄豆大的炎性暗红色丘疹,边界清楚,基底浸润明显,呈点滴状分布,上覆银白鳞屑,刮后有薄膜和点状出血,舌暗红、苔薄黄,脉滑数。

［西医诊断］银屑病

［中医诊断］白疕

［辨证］血热风盛

［治法］凉血活血熄风

［处方］生槐花 15g　金银花 10g　土茯苓 30g　白鲜皮 10g　生地黄 20g　牡丹皮 10g　紫草 10g　白茅根 10g　丹参 12g　三棱 6g　莪术 6g　白花蛇舌草 10g　大黄叶 10g　10 剂,每日 1 剂,水煎服。

复诊:皮损颜色转淡;周身无新皮损出现,上方继服 40 余剂,皮疹消退,后用养血活血善后。

[按语] 庄国康认为银屑病患者多为素体热盛的青壮年,复因外感六淫,或进食辛辣酒醴,或心绪烦扰、七情内伤等,均使血热内蕴,郁久化毒,以至血热毒邪外出肌肤而发病,热邪燔灼血液,充斥脉络,故见红斑、丘疹;热盛生风,肌肤失养,故鳞屑叠起;热盛灼津,故鳞屑干燥易脱。因此,他强调不论皮疹处于进行期、静止期或消退期,或皮损处于何种状态,凉血法均应贯穿银屑病治疗的各个阶段。故用生地、丹皮、大黄叶、莪术、三棱、紫草以清热凉血活血。

另外,槐花临床常用于治疗便血、痔疮出血、尿血、崩漏以及吐血、咯血等热性出血者,他常用槐花治疗银屑病,取得良好疗效。现代药理研究认为,槐花含芸香苷等成分,具有止血、抗感染等作用,故配伍凉血活血药用于治疗银屑病具有良好疗效。

4. 白癜风

王某,男,18岁。诉面部起白斑8日余,曾口服治白癜风药物无好转,近日白斑面积逐渐扩大,查在唇上方钱币大小白斑,中心尚有部分点状色素,舌淡红、苔薄白,脉弦细。

[西医诊断] 白癜风

[中医诊断] 白驳风

[治法] 滋补肝肾,益气活血

[处方] 炙黄芪10g 黄精10g 党参10g 桃仁10g 红花10g 当归10g 丹参15g 补骨脂10g 桑葚子10g 何首乌10g 黑芝麻30g 枸杞子10g 牛膝10g 熟地黄10g 菟丝子10g 鹿角霜10g。

服药40余剂后,白斑较前缩小,有色素形成,把上药加工成丸药,继续服用,半年后皮损基本变为正常皮肤。

[按语] 白癜风是一种常见的后天性原发性的皮肤色素脱失症。其特点是损害为局限性色素脱失斑,表面光滑,无鳞屑。初为圆形,可单发,亦可对称发生,自针头大小到手掌大小,有增大趋势。皮损渐呈不规则形,边缘色重。有时中间有正常皮肤,或深色斑点,为色素岛。斑内毛发可变白,重者可损及全身大部分皮肤。白癜风属于中医"白驳风"范畴。本病是皮肤科的常见和多发病,虽无自觉症状,却影响美容,对患者的工作和生活影响很大。其病因及发病机制不明,目前研究认

为其发生发展常与多种因素有关,如免疫、神经、遗传、外伤、化学品及其他疾病。

庄国康受现代医学本病与黑素细胞自身破坏、自身免疫有关的启示,立以滋补肝肾、益气活血为主的治疗方法。药用:炙黄芪、党参、桃仁、红花、当归、丹参以补气活血;补骨脂、桑葚、何首乌、黑芝麻、枸杞子、牛膝、何首乌、菟丝子等滋补肝肾。

5. 连续性肢端皮炎(一)

患者,女,47岁,2007年3月12日初诊。主诉:外伤后右手无名指、拇指红斑、脓疱,反复发作1年。患者心烦、口苦、咽痛、小便黄赤、大便秘结。

专科检查:右手无名指、拇指鲜红色斑,触痛明显,可见脓疱,脓疱密集,破溃处脓液质厚色黄,味臭,指甲变形。舌红苔黄,脉弦滑。

[诊断]连续性肢端皮炎

[辨证]湿热化毒,气滞血瘀证

[治法]清热利湿,活血通络法

[处方]萆薢20g 土茯苓10g 鱼腥草10g 黄连9g 黄柏9g 黄芩9g 泽泻9g 车前子10g 栀子10g 三棱9g 莪术9g 川芎10g 鸡血藤15g 归尾15g 降香10g。

14剂,水煎服。外用四黄膏(中国中医科学院广安门医院院内制剂)。

二诊:皮损好转,脓液减少,红斑,时有疼痛,舌质红,苔薄,脉弦。原方加蛇莓、白英、丹参、白花蛇舌草,28剂,水煎服。外用四黄膏。

三诊:患者皮损明显好转,皮色正常,偶有疼痛,纳可,眠安,二便调。守方14剂以巩固。1个月后回访,患者已无明显不适。

[按语]连续性肢端皮炎又称匐行性皮炎、固定性肢端皮炎,是一种以指(趾)末端的慢性、局限性、无菌性脓疱为特征的少见的皮肤病,病因不明,其发生常与指趾外伤或感染有关。本病初发于一个指(趾)末端的末节背侧皮肤,表现为化脓性甲沟炎,后出现指(趾)末端的群集小脓疱,常伴有甲损害,缓慢发展逐渐向近端蔓延,其他指、趾相继受累,甚至泛发全身,或整个病程停留初发部位,长期损害可引起受累指

(趾)骨质的破坏。属中医"镟指疳"范畴,《疡医大全》曾记载:"此证指顶如泡,贯脓以后,破烂流水"。

庄国康认为本病病因主要是由湿邪所致,湿郁化热或患者素体阳热,外伤感染,郁而化热或外感热邪,复受湿邪侵扰,多从火化,聚而成毒,导致热毒深入血分,是本病发生的关键。湿热合邪,可阻滞脉络,导致气血瘀滞。本患者表现为右手无名指、拇指鲜红色斑,触痛明显,可见脓疱,脓疱密集,破溃处脓液质厚色黄,味臭,指甲变形。舌红苔黄,脉弦滑。辨证属于湿热化毒、气滞血瘀证。因此治疗时清热解毒的原则应贯穿治疗始终,但在具体辨证的过程中,该患者脓疱密集,破溃处脓液质厚色黄,属于湿重于热,故用草薢、土茯苓、黄连、黄柏、黄芩、鱼腥草、栀子等清热利湿,且加用三棱、莪术、川芎、鸡血藤、归尾、降香以活血化瘀。

6. 连续性肢端皮炎(二)

患者,女,55岁,2009年8月9日初诊。主诉:为手足部红斑脓疱1年余。偶有失眠,食欲可,二便正常。

检查:患者右手小指端淡红斑,其上起丘疹脓疱,部分皮损破溃,疱液较为清晰;同时左趾部皮肤亦可见红斑脓疱,轻度瘙痒,触痛不明显,舌质暗苔净,脉弦细。

[诊断] 连续性肢端皮炎

[辨证] 湿热稽留、日久伤阴证。

[治法] 滋养阴血、解毒利湿法。

[处方] 土茯苓20g 白鲜皮10g 银花10g 生地20g 元参10g 麦冬10g 玉竹10g 石斛10g 知母10g 丹参10g 降香10g 归尾15g 川芎10g 三颗针10g 鱼腥草10g。28剂,水煎服。外用加味五石膏及复方苯甲酸软膏(中国中医科学院广安门医院院内制剂)。

二诊:皮损明显好转,皮损淡红,指端及足趾部皮肤溃破处愈合,脓疱稀发,舌质红,苔薄,脉弦细,将土茯苓改为草薢,去三颗针、鱼腥草加白花蛇舌草、草河车,继服14剂。继续外用加味五石膏。

三诊:皮损大部已消,局部未见红斑溃烂,痒,舌质暗苔净,脉弦细。

继服前方。

四诊：皮损基本消失，患者无其他不适，舌质红苔黄稍腻，脉沉细，上方加公英、地丁、黄连、黄柏、黄芩以巩固疗效。

［按语］本例患者手足部红斑脓疱1年余。主要表现为：右手小指端淡红斑，其上起丘疹脓疱，部分皮损破溃，疱液较为清晰，同时足左趾部皮肤亦可见红斑脓疱，轻度瘙痒，触痛不明显。说明有湿热稽留。舌质暗苔净，脉弦细为阴伤表现，说明湿热之邪阻于脉道，熏蒸灼炼血液，可导致血液黏稠，营阴受损，日久伤阴。治疗时如果一味祛除湿热，不但不能使疾病康复，反而进一步加重了患者伤阴的情况。因此在治疗过程中，特别是湿热之象不甚明显的患者，尤应补益其阴津，如此则使患者正气得复，有利于邪气的祛除。此外阴虚与血瘀关系密切，《景岳全书》曾说："凡人之气血犹如源泉也，盛则流畅，少则壅滞，故气血不虚不滞，虚则无有不滞者。"《血证论》曰："气分之水阴不足，则阳气乘阴而干血。"阴液亏虚，势必加重气血瘀滞的现状，因此应增液补阴，津液充足则脉道濡润，血行顺畅。故庄国康使用土茯苓、白鲜皮、银花以清热利湿。又在此基础上，用滋养阴液的药物生地、玄参、麦冬、玉竹、石斛、知母，缓解患者在疾病过程中渗出引起的阴液亏虚的状况，同时通过使用滋阴药物，起到"增水行舟"的作用，阴液得滋，则血行有源。二诊时患者皮损明显好转，指端及足趾部皮肤溃破处愈合，脓疱稀发，说明湿热已有解除，但未彻底，且阴液顾护不够充分，故方药略做调整。三诊、四诊皮损大部分已消退，此时阴液损伤已得缓解，故加公英、地丁、黄连、黄柏、黄芩等清热解毒燥湿药物，以巩固疗效，又无伤阴之顾。

7. 连续性肢端皮炎（三）

张某，女，35岁，1992年9月—13日就诊。

主诉：右手拇、食指起脓疱、反复发作6年。现病史：自1986年开始，右手拇、食指先后出现脓疱，伴糜烂渗出，痒痛相兼，经治周效。现皮损加重故来诊。

专科检查：右手拇、食指糜烂、渗出，上覆黄痂，周边泛起脓疱，其余手指无皮损。舌质红、苔薄黄，脉弦数。血常规检查未见异常。

［西医诊断］连续性肢端皮炎

［辨证］湿热蕴久，毒邪外淫肢末

［治则］清热解毒，佐以祛湿

［处方］七星剑加减

豨莶草 10g　半枝莲 10g　苍耳子 10g　地丁草 10g　野菊花 10g　蒲公英 10g　蚤休 10g　银花 10g　龙胆草 10g　冬瓜皮 10g　水煎服

另用黄柏 15g 水煎，冷湿敷。用药 7 剂，病情明显好转，守方临证增减，服药 42 剂而愈。

［按语］庄国康认为该病的发生虽然与湿邪关系密切，但热毒蕴于血分仍是该病的关键病机。本病的发生因素体血中蕴热，复感风热毒邪，或恣食腥发动风之物，或情志内伤，五志化火。内外相合，内不能疏泄，外不得透发，燔灼血液，充斥皮肤，怫郁肌腠而成，如《灵枢·痈疽》所说"大热不止，热胜则肉腐，肉腐则为脓。"热邪与湿邪相合，胶结难解，病情更加缠绵难愈。因此在治疗过程中，清解血分热毒应贯穿始终。本例使用的七星剑。《外科正宗》言七星剑"治十二种疔疮"。其取其清热解毒之功，佐以祛湿之物，治疗连续性肢端皮炎、掌坏脓疱病等瘤疾，屡获良效。

8. 痤疮（一）

江某，男，23 岁。颜面痤疮 5 年，加重 2 年。患者最初颜面出现丘疹、脓疱，后为囊肿、小结节，痒痛相兼，挤出脓后形成瘢痕，油脂分泌多，两颊伴有瘢痕及色素沉着，口臭，纳可，大便干，小便黄，舌红苔黄腻，脉滑。

［西医诊断］痤疮

［辨证］痰热瘀互结

［治则］化痰散结，活血清热

［处方］全瓜蒌 15g　胆南星 6g　陈皮 10g　法半夏 6g　厚朴 10g　昆布 10g　三棱 10g　莪术 10g　桃仁 10g　红花 10g　重楼 10g　黄芩 10g　黄柏 10g　金银花 10g　野菊花 10g　茯苓 10g

服 14 剂后，患者自觉新疹减少，囊肿结节趋平，继服前方去黄柏。又服 14 剂后，已不出现囊肿，颜面皮损趋平，症状明显改善，前方去胆南星又服 14 剂后，偶有小脓疱出现。患者间断服药，其后未见反复。

[按语]庄国康认为,青年人阳盛之体,加之进食发物或精神紧张等,热毒容易袭于上部而发痤疮。热毒深重,痰瘀互结可致痤疮囊肿结节。本案患者患病已久,仍见丘疹、脓疮,痒痛明显,证属痰瘀热盛之证。瘢痕及色素沉着为瘀血内阻,气血不通之症,上泛口臭,便干尿黄及舌红苔黄为热毒炽盛之象;痤疮成脓,油脂分泌过多,苔黄腻,脉滑,皆痰热内壅湿浊上犯之象。其治以化痰散结、活血清热,用全瓜蒌、胆南星、陈皮、法半夏、厚朴、昆布清热化痰,软坚散结;三棱、莪术、桃仁、红花通络逐瘀,消积止痛;黄芩、黄柏、银花、野菊花清解热毒,抗菌抗病毒;茯苓健脾化痰,顾护脾气。药后病势得以控制,新疹减少,囊肿结节趋平。因火毒渐去,故去黄柏。守方继服,颜面皮损趋平,症状明显改善,痰热渐化则去胆南星,终以清热解毒、活血祛瘀兼化痰散结方药,善后收功。

9. 痤疮(二)

李某,女,19岁。颜面红色丘疹2年,额头及两颊红色小丘疹、微痒,经前加重,颜面油脂分泌旺盛,纳可,寐安,大便干,小便可,舌质红、苔薄黄,脉滑。

[西医诊断]痤疮

[辨证]肺胃蕴热

[治则]清泻肺胃蕴热

[处方]桑叶 10g 荷叶 10g 枇杷叶 10g 生侧柏叶 10g 大青叶 15g 淡竹叶 10g 黄芩 10g 生石膏 20g 白花蛇舌草 20g 益母草 10g 丹参 12g 金银花 10g 野菊花 10g

服 7 剂后,皮疹色淡,额部仍有新疹,油脂多,上方加香附 10g、郁金 10g。又服 7 剂后,两颊皮疹淡褐色,油脂减少,偶有新疹,上方去金银花、野菊花,7 剂。其后患者自行间断服用上方,未见反复。

[按语]本患者青少年,起病 2 年,病变部位为额头及两颊,皮损为红色小丘疹,辨证为肺胃蕴热型。相当于西医分型第 1 期。皮损较轻,故治疗主方以轻清为主选用"七叶汤":枇杷叶、桑叶、侧柏叶、荷叶、淡竹叶、大青叶,取其轻灵之气既可透邪外出,又能携他药直达病所。又因其炎症明显故加金银花、野菊花以清热解毒。皮脂多加白花蛇舌草

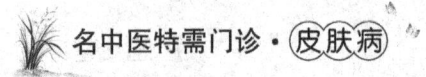

以化瘀祛脂。患者热盛加生石膏以清热。益母草、丹参以活血化瘀。药后病势得以控制，皮疹色淡，油脂分泌仍多，加用香附、郁金以疏肝解郁，活血祛脂。服用药物后，两颊皮疹淡褐色，油脂减少，偶有新疹，故去金银花、野菊花。守方不变，未见复发。

10. 痤疮（三）

王某某，女，21岁，工人。患者前额、双颊部、颏部生红色丘疹、白头脓疱疹，如绿豆、黄豆大小1月余，伴大便秘，3～4日1行。脉细弦，舌质红，苔薄黄。

[西医诊断] 寻常性痤疮

[辨证] 肺胃炽热

[治法] 清肺胃热，散风

[处方] 金银花15g　槐花15g　野菊花15g　桑白皮15g　地骨皮15g　粉丹皮15g　生地15g　赤芍15g　丹参15g　甘草6g　熟军10g

每日1剂，水煎服，每日1剂，早、晚分服

配合中药消炎面膜，每周2次。一疗程后面部红丘疹基本消退，大便通。2个疗程后痊愈。

[按语] 本患者年轻女性，初起发病，前额、双颊部、颏部生红色丘疹、白头脓疱疹，如绿豆、黄豆大小。辨证属于肺胃炽热。病程短，皮损轻浅，故用"三花三皮汤"：金银花、野菊花、槐花为君药，三花甘寒入肺胃肝经，质轻易升浮，清热解毒，凉血消肿。桑白皮、地骨皮、粉丹皮为臣药，入肺肝肾三经，清肺凉血散风。地骨皮退虚热，泻虚火，现代研究有抗过敏作用，配桑白皮起到散表之风热，泻肺经积热。生地黄、赤芍、丹参入心肺肝经为佐药，有滋阴降火、活血祛瘀之作用。甘草调和诸药。患者便秘，加用熟军10g，以泄热通便。方药对症，药到病所，效果甚佳。

11. 颜面再发性皮炎

刘某，女，30岁，1998年8月5日就诊。主诉面部红斑鳞屑伴瘙痒。现病史：自1989年开始，每至春夏发病，双眼睑及面颊红斑、脱屑，迁延旬日，此次病发2天，纳可，两便调，睡眠差。

检查：双眼睑轻度浮肿，睑周、面颊红斑、鳞屑，无丘疹及糜烂渗出。

舌尖红、苔薄黄,脉细数。

[西医诊断]颜面再发性皮炎

[辨证]湿热内蕴,郁火炎上

[治法]清利湿热,引火归原

[处方]导赤散加味

马尾连10g 生地20g 木通6g 赤芍10g 滑石10g 生甘草10g 淡竹叶10g 枇杷叶10g 桑叶10g 水煎服。药进3剂,患者欣喜而至,皮损大消,瘙痒止,原方又进3剂而愈。

[按语]导赤散临床常用以治疗小便赤涩淋痛等,庄国康取其导心经之热从小肠而出之意,临证加清热利湿之剂,使湿热之邪从下而泄,故见效甚速。凡颈部以上的红肿性皮肤病,如血管神经性水肿、中毒性红斑、颜面再发性皮炎等,他都用此方治疗,多在3剂内获效。

12. 神经性皮炎

王某,男,60岁,1992年1月10日就诊。主诉瘙痒10年,加重5个月。现病史:皮肤瘙痒,时轻时重,屡治乏效,伴心烦易怒,大便干,小便调,夜间睡眠2~3小时。

检查:颈项、四肢伸侧及背部皮肤粗糙苔藓化,皮丘明显,皮纹加深,抓痕累累,无渗出。舌淡少苔,脉弦细。

[西医诊断]神经性皮炎

[辨证]阴虚阳亢,内风不息

[治法]养血息风

[处方]灵磁石30g 代赭石30g 生龙骨30g 生牡蛎30g 珍珠母30g 熟地20g 白芍10g 首乌15g 当归10g 丹参12g 荆芥10g 防风10g 白芷10g 苦参10g 水煎服

服药7剂,瘙痒大减,夜能安眠,守方治疗月余而愈。

[按语]神经性皮炎,又称慢性单纯性苔藓,是一种以阵发性痒疹及皮肤苔藓样变为特征的慢性炎症性皮肤病。本病瘙痒严重,且常在夜间加重,反复发作,严重影响患者生活质量。庄国康在临床50余年中,运用中医药治疗本病疗效确切,积累了丰富的经验,他认为外邪是神经性皮炎发生的重要因素,但多因禀赋不耐,或情志不遂,肝气郁结,

气机不畅,导致血脉不通,心神失养,夜不能寐,病程日久血虚肝旺,生风生燥,肌肤失养所致。治疗中应从血分论治,遵循"治风先治血,血行风自灭"的原则,虚则补之,瘀则通之,采用病证结合、综合辨证与皮损辨证相结合的办法进行辨证治疗。主要治疗方法为:重潜安神,活血通络法;养血活血,祛风止痒法。

本病例庄国康认为病证属阴虚肝阳上亢,引动内风,则瘙痒无度。治当滋阴养血,镇肝熄风,且重用镇肝熄风方能熄风止痒。他还用此方治疗皮肤瘙痒症、脂溢性皮炎等属肝风内动者,颇为得心应手。

13. 中毒性黑变病

张某,女,35岁,1993年4月2日初诊。诉今年2月开始,面部逐渐变黑。

专科检查:从前额两侧发际处至颌下,脸部可见黑褐色斑,色如煤。有接触沥青史。饮食睡眠正常,两便通调,月经先后不定期,时有腰酸痛。舌质淡红、苔净,脉弦细。

[诊断]中毒性黑变病

[辨证]肾阴不足,水亏火旺

[治法]宜滋肾抑火

[处方]盐黄柏12g 知母10g 生地15g 熟地20g 山茱肉10g 山药15g 茯苓10g 丹皮20g 白芷10g 白僵蚕10g

服7剂后,面部黑褐色略有变淡。续服7剂,黑褐色明显变浅。后又随证加减,食欲差加炒白术10g,腰痛加川断10g,先后服药40余剂,面色基本恢复正常;后又调理半月,获愈。追访半年无复发。

[按语]中毒性黑变病相当于中医学所称的"黧黑奸黯"。中医认为"肾主水,其色黑,肾水上泛,或水亏火旺,则面色黧黑"。其病机为"水不制火"。疾病虽表现在脸面,但病变重点在肾,属本色显露于外。治宜滋肾抑火法。药用:黄柏、知母、山茱肉、丹皮、生地、熟地滋肾降火;又根据"肺主皮毛,色白入肺"的理论,佐以白芷、白僵蚕等色白、通窍的药物,起到了标本同治、相得益彰的作用。

14. 蕈样肉芽肿

张某,男,57岁,1991年10月初诊。诉全身皮肤刺痒,起暗褐色皮损已半年余。

专科检查:全身广泛起暗褐色鱼鳞状皮疹,双侧腹股沟淋巴结肿大。先从小腿渐次泛发全身,伴腰酸痛,两腿无力,足跟痛,时有头晕目眩。无家族史,饮食可,二便调。舌质淡红、苔薄白少津,脉弦细。

[西医诊断] 蕈样肉芽肿早期

[辨证] 血虚风燥,肝肾虚损

[治法] 养血活血,滋补肝肾

[处方] 炙黄芪20g　生地15g　赤芍10g　熟地20g　当归10g　川芎10g　白芍10g　何首乌25g　黑芝麻20g　枸杞子10g　牛膝10g　嫩桂枝6g

服7剂后,胸前皮损减轻,双上臂也明显好转,宗上方加鸡血藤15g,续服7剂。前后随证加减,共服药80余剂,全身皮肤基本恢复正常。又服药月余,随访1年未复发,情况稳定。

[按语] 蕈样肉芽肿是现代医学的病名,中医无相近之名,此病少见,患者皮肤损害为暗褐色鱼鳞样,刺痒,皮肤干燥,伴有腰酸痛,足跟痛,头晕目眩。此病为"血虚风燥,肌肤失养"。血虚日久必致血瘀,故出现皮肤干燥、刺痒。遵"治风先治血,血行风自灭"之古训,当养血活血为先。腰痛、足跟痛、头晕目眩,又与肝肾虚损有关。故治宜养血活血、滋补肝肾。药用:当归、赤芍、白芍、川芎养血活血,祛风止痒;黄芪、熟地、黑芝麻、枸杞子、牛膝等药滋补肝肾。由于药证相符,取得了较好的效果。

15. 局限性硬皮病

王某,男,33岁,1991年3月初诊。主诉:左半身皮肤呈带状发硬息年余,每遇寒冷季节指端青紫。

检查:左半侧胸部以下,可见大片不整形、斑片状和带状之中度皮肤硬化损害,境界清晰,皮损以左下肢为著,部分皮损趋于萎缩。舌质淡红、苔薄白,脉沉缓。

[西医诊断] 局限性硬皮病

[辨证] 风湿阻络,气血痹滞

[治法] 祛风胜湿,活血通络,佐以温肾

[处方]独活15g 桑寄生12g 伸筋草2g 怀牛膝10g 海风藤10g 防己10g 红花10g 秦艽10g 丹参12g 嫩桂枝6g 巴戟天10g 仙茅10g 五加皮20g

连服60余剂,皮损已大部变软,无新损害,但左下肢仍见轻度硬化,仍上方加鸡血藤20g,仙灵脾10g,继续调治月余,皮肤基本完全恢复正常。后改服用青蒿20g,鸡血藤10g等药,以善后。随访年余,无异常。

[按语]硬皮病是一种以皮肤及内脏器官发生纤维硬化,最后发生萎缩为特征的结缔组织病。其特征为初期水肿,继而硬化,后期皮肤发硬,形如制革,萎缩,关节屈伸不利。轻则硬肿成片成条,重则四肢皮肤坚硬缠绵难愈,危及生命。临床上根据病变是否累及内脏将其分为局限性硬皮病及系统性硬化病。硬皮病至今病因不明,可能和遗传、内分泌障碍、免疫功能失调、外伤及感染因素有关。硬皮病属中医"痹证"、"皮痹"的范畴。《黄帝内经·五脏生成》曰:"风寒湿三气杂至合而为痹也……以秋过此者为皮痹。"中医认为此病的发生是由于气血不足,卫外不固,外受风、寒、湿邪侵袭,阻于皮肤、肌肉之间,以致营卫不和,气血凝滞,经络阻隔,闭塞不通所致。

本病患者病变为损及内脏,故属于局限性硬皮病。辨证属于风湿阻络、气血痹滞。故药用:当归、川芎、丹参、红花活血通络;独活、寄生、防己祛风除湿;鸡血藤、伸筋草、牛膝通行经络,加五加皮者,起以皮达皮之妙用。兼阳虚者,加巴戟天、仙茅等温补肾阳之品。

16. 泛发性神经性皮炎

黄某,女,51岁,1993年4月初诊。诉全身起皮疹,剧烈瘙痒已10余年,曾多处求治。

检查:颈后、背部、两上臂伸侧、下肢等处,起淡红色斑块之浸润皮疹,皮肤干燥,双下肢抓痕结痂。伴有头晕、心烦、睡眠差,时有心悸,饮食欠佳,大便略干。舌质红、苔微腻,脉细滑。

[西医诊断]泛发性神经性皮炎

[中医诊断]顽癣

[辨证]血虚生风

［治法］重镇搜风，养血润燥

［处方］灵磁石30g　生龙骨30g　珍珠母30g　乌梢蛇12g　蝉衣10g　秦艽10g　漏芦10g　丹参12g　生甘草10g　夜交藤25g　生地15g　熟地15g　当归10g

服7剂后，瘙痒明显减轻，睡眠也得到改善。经继续调治月余，皮损基本变为正常皮肤，其他症状也好转，后以丸药巩固，顽疾获愈。

［按语］神经性皮炎是现代医学的病名，是一种以皮肤苔藓样变及剧烈瘙痒为特征的皮肤病。目前病因尚不明确，现代医学认为该病是一种皮神经功能障碍，与大脑皮质神经抑制过程平衡失调、皮肤摩擦等因素有关。一般认为本病的发生与神经精神因素有关，如情绪紧张、神经衰弱等，另外局部搔抓刺激和饮酒可使本病加重或复发。本病中医中医文献中根据其发病部位的不同称为"牛皮癣"、"顽癣"、"摄领疮"。根据皮肤受累范围的大小，常将本病分为两型，即局限性神经性皮炎和泛发性神经性皮炎，病以内因为主，与七情内伤、精神因素、内生心火有关。心主血脉，心火亢盛，伏于营血，血热生风，风盛则燥，病久皮损肥厚，纹理粗重，呈苔藓化，皮损色淡，以瘙痒较剧烈为特点。在临床治疗中属比较棘手的疾病之一。

本例患者皮损由颈后、背部到两上臂伸侧、下肢等处，故属于泛发性。庄国康辨证为营血不足，肌肤失养，故见皮肤干燥、结痂。血虚生风故见瘙痒。头晕、心烦、睡眠差，时有心悸，大便略干，舌质红、苔微腻，脉细滑亦为血虚生风的表现。药用：灵磁石、珍珠母、生龙骨重潜搜风，乌蛇、秦艽、蝉衣、当归、生地、丹参、熟地养血润燥。

参 考 文 献

1. 陈红，吴胜元．当代六位名医论痤疮证治特色札记［J］．中医药学刊，2003，2，21(2)：192
2. 时水治．三花三批唐配合中药面膜治疗痤疮100例子［J］．北京中医，2000(1)：37～38
3. 任朝霞．王彩霞、庄国康教授治疗面部中、重度痤疮经验［J］．现代中西医结合

杂志,2009,18(36):4549~4660
4. 沈冬,刘瓦利. 庄国康治疗痤疮经验[J]. JTCM,2001,42(4):210
5. 蒋晓蕾,王俊慧,刘瓦利. 庄国康治疗连续性肢端皮炎的经验[J]. 北京中医药,2010,2,29(2):92~93
6. 漆军,许铣,等. 活血化瘀、补肾益气法治疗白癜风的临床[N]. 北京中医药大学学报,1997,11,20(6):49~51
7. 张晾. 庄国康治疗色素障碍性皮肤病经验[J]. JTCM,2001,42(4):716
8. 杨京慧. 庄国康治疗皮肤病验[J]. 中医杂志,1994,35(2):81~82
9. 魏长才. 庄国康皮肤病验[J]. 中医杂志,1994,36(7):404~405
10. 周淑维,宋坪,刘瓦利. 庄国康教授治疗银屑病经验[J]. 中国中西医结合皮肤性病学杂志,2004,3(1):37~38
11. 吴大真. 现代中医银屑病治疗绝技[M]北京:科学技术文献出版社,2006
12. 宋志英. 槐花善治牛皮癣[J]. 中医杂志,2007,48(12):1105

(王晓旭)

特需诊 李博鉴

李博鉴，男，汉族，1944年4月出生，北京人。1968年毕业于北京中医学院中医系，分配到内蒙古克一河林业局医院从事中医工作。1978年，考取中医研究院研究生；1980年毕业，获首批中医硕士学位，跟随朱仁康研究员从事对湿疹、皮炎、银屑病的研究。现任中国中医科学院广安门医院主任医师；中国中医药学会外科学会秘书，北京中医药学会学术委员、外科委员、康复委员。《中医杂志》、《中国医药学报》特约编辑，中国中医科学院研究生部客座教授。

参加"克银方治疗银屑病的研究"，获卫生部甲级成果奖，其余参加的科研课题分别多次获卫生部、北京市、中医研究院级成果奖。

多年来发表个人专著《皮科便览》、《皮科易览》，与他人合著《中国基本中成药》、《中医外科学》等共40余部医学专著，发表论文50余篇。与他人合作发表论文10余篇。

临证之时，能比较熟练地应用中医基础理论，结合皮科特点，对常见病、多发病进行辨证论治，疗效较好。在学习古人经验及科内老中医经验的同时，认真总结，加以整理。做到以中医为主、中西医结合，发挥中医特色，努力完成继承及发扬工作。

一、医论医话

1. 重视外燥内湿之病机

临床上湿疹、皮炎、银屑病部分病例及病程的某一阶段中常常见到皮损干燥、皲裂、鳞屑等属于津液不能濡养肌肤之表现，考证"燥邪"致病并没有在《素问·至真要大论》"病机十九条"中论述，而是后人刘完素在《素问·玄机原病式》中所补充的"诸涩枯涸，干劲皴揭，皆属于

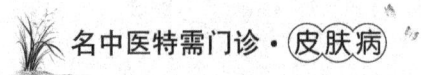

燥"。他认为虽然皮损均表现出伤津、伤液、干涸之象,但其内在的病理和辨证是不同的。其一是舌质显现少苔、剥苔或无苔之象,为伤阴液、阴津之象,治法需养阴或养血润燥。其二是临床更常见的情况,为舌苔厚,或黄厚,或黄腻之挟湿(热)表现。论其理,湿在内,湿邪或湿热阻碍津液之敷布,导致肌肤失去濡润而发外燥之症。内湿为其因,为其本,外燥为其果,为其标,故治疗时应以祛湿为其大法,或以清热利湿为本,按照湿重于热、热重于湿或湿热并重分别施方以三仁汤、甘露消毒丹等方加减进行治疗。若见到舌根部苔厚腻,乃湿热趋于下,以加味四妙散主之。

具体分析时,湿疹的病因应考虑以湿邪为主,并可兼风挟热。湿邪又有内外之分,尤以内湿为主,外湿可引动内湿,内湿可招致外湿。慢性湿疹由于病程迁延,湿邪久羁不去,又能伤阴耗血,反增虚象,临床常呈现正虚邪恋之征。因此,治疗时审证求因,辨别疾病的虚实。尤为重要。

比如在湿疹治疗中,李老强调外燥内湿的证候特点为:皮损肥厚韧实,表面触之干燥,然周围有新疹出现,抓破后皮损渗出,结淡黄色浆痂。伴有腹胀纳呆,肢体沉重,口中黏腻,大便不爽,小溲黄赤等全身症状,舌质红,舌苔黄腻,脉象滑数。因此,他的常用药物为:黄芩、黄连、苍术、陈皮、厚朴、茯苓、生地、丹皮、赤芍、六一散等。辨证加减:瘙痒显著者加白鲜皮、苦参;皮损灼热、遇热痒甚者加龙胆草、栀子;面色萎黄、食后腹胀者加生苡米、白扁豆;大便干结者加熟大黄。外用药物有湿疹膏(地榆、煅石膏)等。他强调此时切不可但见外燥,忽视内湿。湿热内存为本,津液不布为标,治当舍标图本,以清热除湿为先招。

外燥内湿证候中还有一种情况表现为阴伤湿恋,症状特点为:皮损浸润明显,表面干燥粗糙,有细小裂纹,擦破结痂,无明显渗出,下午及夜间瘙痒加重。口渴但不欲饮,食纳不香,小便短少,舌质暗红,舌苔水滑而薄。对此,他常用药物有:生地、元参、当归、茯苓、泽泻、丹参、地肤子、蛇床子、甘草等。辨证加减:皮肤肿胀者加冬瓜皮、大腹皮;皮损干燥脱屑者加麦冬、玉竹、石斛;瘙痒者加白鲜皮、白蒺藜。外用药物:五石膏(《朱仁康临床经验集》:青黛、黄柏、蛤粉、炉甘石、煅石膏、滑石)或湿毒膏(《朱仁康临床经验集》:青黛、黄柏、煅石膏、炉甘石、五倍子)。他认为朱仁康自拟滋阴除湿汤,标本兼顾,滋渗并施。此方以生地、元参、当归等滋阴养血润燥,以补阴血之不足,防渗利之品过于伤阴;又以茯苓、泽泻、地肤子、蛇床子等健脾利湿止痒,以祛湿邪之有余。诸药合用,使湿去而无伤阴之弊,阴复又无助湿之嫌。

另外,"内湿外燥"与季节的关系也很密切。深秋乃至初冬,往往一些皮肤病患者症状会加重,或者复发。源于此时北京气候为燥气主令,复外感燥邪,内外燥相合所以症状表现尤重。外感燥邪,常伴见咽痛、口干的表现,诊治时必当祛其外邪。古即有凉燥、温燥之说,可见燥邪之证,易随机体内、外条件转化。由于人民生活水平的提高,常食肥甘厚腻之品,导致机体内呈食滞化热之内环境,复感燥邪伤肺,水液代谢失常,引起食滞化为湿热,也是造成内湿外燥的常见病机之一,故临床上见舌苔厚腻者,常酌加消食导滞之药。

2. 从血论治

"治风先治血,血行风自灭"是中医皮科论治经验中相当重要的一环,皮肤病的皮损形态各异,可遍布于全身任何部位,且变化快,更趋近于风邪"善行而数变"的病理特点。故多种皮肤疾病可遵循从血论治角度研究,多可收到良好效果。从血论治又可分为3个方面:

血热:证候特点:本证多见于各种皮肤病的进行期,发病急骤,如银屑病可见身起点点红粟,部分扩大或融合成斑块,基底鲜红,鳞屑层层,易于剥离,有点状出血,周围绕以红晕。皮损新出者不断,常波及耳孔、乳晕、脐凹、阴部及头面、躯干、四肢伸侧,并可有同形反应。常伴有心烦燥热,咽痛口渴,便秘溲赤,舌红苔黄,脉象弦数或滑数。血热型的皮肤瘙痒症多可见于青壮年人,且好发于夏季。常由于心绪烦躁,过食辛辣酒酪、鱼腥海味,或穿着皮毛、羽绒制品等原因诱发,使血热内蕴,生风致痒。证见皮肤瘙痒焮红,抓破之处呈条状血痕,每当遇热、烦躁,或饮酒后,则痛痒加剧。伴有口干心烦,渴喜冷饮,大便干结,小便短赤,舌红苔黄,脉象弦数等。治疗则以清热解毒,凉血祛风为法,常用药物为:土茯苓、北豆根、草河车、白鲜皮、生地、丹皮、赤芍、大青叶等。伴咽喉肿痛者,加银花、连翘、牛蒡子;口渴加麦冬、玄参、鲜芦根、鲜茅根;心

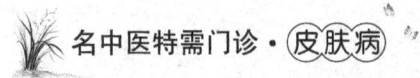

烦者加栀子；大便干结者加生大黄；瘙痒显著者加白芷、白鲜皮、白蒺藜；鳞屑干而厚者加虎杖；皮损鲜红，面积大者，重用生地、丹皮、赤芍，加紫草；皮损灼热，加生石膏、知母。外用药物的治疗在进行期皮疹时期宜安抚，可用性质温和、刺激性小的单软膏、凡士林软膏、玉黄膏等治疗，使用刺激性强的角质剥脱剂，或用热水烫洗。若无明显干燥瘙痒等不适，可不涂外用药物，仅以内服为主。

血燥：证候特点：本证多见于皮肤病静止期或消退期，病久不退，银屑病的皮疹小如钱币，大似地图，皮肤干燥，呈淡红色斑块，鳞屑层层，干燥疏松，抚之即落，甚则皲裂，招致出血，瘙痒或痛，舌淡苔净。此型的特点为皮损虽浸润不明显，然干燥脱屑，皲裂渗血，热水洗浴后刺痒难耐，可伴色素沉着。劳累后皮损加重，伴有身倦乏力，食纳不香，形体羸瘦。舌质瘦小，淡而少津。此型的皮肤瘙痒症可多见于年迈体弱之人，好发于寒冷季节，夏季多有自愈倾向。常由于血虚不能养肤，风从内生。证见皮肤干燥瘙痒，起细薄鳞屑，如糠似秕。体肤遍布抓痕，常搔抓之处，皮肤肥厚，苔藓样变。经热水洗浴后，瘙痒可暂时缓解，但旋即又作，彻夜难眠。伴有心悸失眠，面色无华，头昏目眩，舌淡，脉细等。治疗用从养血活血，滋阴润燥角度。常用药物为：生地、丹皮、玄参、丹参、白芍、麻仁、北豆根、苦参等。伴有渴者加天麦冬、天花粉；便秘者加何首乌、当归、肉苁蓉；瘙痒者加白鲜皮、白芷；皮损颜色暗红者加当归尾、桃仁、红花；皮损厚硬者加三棱、莪术；皮损干裂者，加北沙参、麦冬；鳞屑厚者，加当归、鸡血藤。外用药物上他认为本证宜内服药物为主，配合红粉膏外涂以润肌止痒。

血瘀：本征型可发于任何年龄，不分季节。皮肤瘙痒症中瘙痒多限于腰围、足背、手表带等受挤压部位。常因于瘀血阻络，肤失所养，而风从内生。证见患处抓痕累累，瘙痒无度，夜间尤甚。搔抓之处，常有紫红色条索状痕迹。伴有舌质紫暗，或有瘀斑，脉象涩滞。银屑病此型多可见于关节病型，表现为周身泛发皮疹，色红或暗，鳞屑层层，并见关节疼痛，轻则红肿灼热，重则畸形弯曲，尤以指趾关节为主，晨起疼痛更甚，苔薄而腻，脉象弦滑。治疗多活血化瘀，常用药物为：桂枝、当归、赤芍、知母、桑寄生、防风、桑枝、甘草等。关节痛显著者加鸡血藤、秦艽；

关节红肿者加忍冬藤、络石藤；关节变形者加穿山甲、透骨草；皮损瘙痒、关节疼痛走窜者加全蝎、蜈蚣、蝉衣等；上肢为甚加姜黄、海风藤；下肢为甚者加防己、怀牛膝。

3. 注重经方

李博鉴临证应注重经方的综合合理应用。平素要深研经方，务求准确掌握方义及适应证。临证时才能合理应用。皮科顽疾其必挟瘀，临证中若见到病人眼圈色黑，必加用大黄䗪虫丸，见效卓著。乃是根据经文"……肌肤甲错，两目黯黑，缓中补虚，大黄䗪虫丸主之……另外，还提倡将数个经方合在一起使用，也能取得非常好的疗效。如常将百合地黄汤、酸枣仁汤、防己黄芪汤等合方应用在湿疹治疗中。运用经方一定要掌握各药的配伍比例。如桂枝汤中桂枝与芍药比例为 1：1，如比例变为 5：2，则为桂枝加桂汤，其主治证变为心阳虚奔豚证。又譬如世人一般都把白虎汤证总结为："大热、大汗出、大烦渴、脉洪大"四大症，其实白虎汤在《伤寒论》中有三条，分别是 176 条、219 条、350 条，条文中均无"烦渴"两字，可见"烦渴"并非白虎汤主症。而白虎加人参汤，在《伤寒论》中有五条，分别是 26 条、168 条、169 条、170 条及 222 条，在《金匮要略》中有一条，共计 6 条，均有"渴"、或"烦渴"的论述。说明白虎汤只有三大症，白虎加人参汤主症才是四大症。考证《神农本草经·上卷》可知，人参甘苦微寒，具生津止渴之效，正合白虎加人参汤主治的范围，临床有时亦可用西洋参、太子参代之。而在应用白虎汤时，需先下 30g 大米与石膏同煎，因大米性平、味甘，可和胃气、补脾虚，石膏为大寒之品。最易伤胃，二者同煎，令有效成分吸收增加，提高了临床疗效，同时又可保胃气生津液，反映了仲景的医疗理念。足见他用心之专，博参之广。

4. 脾胃学说

李博鉴重视脾胃学说，并擅长以此为指导治疗皮肤病，他认为脾胃的每一生理功能失调所发生的病理变化，均与皮肤病息息相关。故调理脾胃在皮肤科中尤其重要。本文即以脾胃的生理功能为纲，阐述其发生病变时与皮肤病的病因、病机、诊断、治疗、预后的关系，使脾胃学说在皮肤病的治疗中广开思路。

脾主湿而恶湿：皮肤病因于湿邪为患者甚多。凡禀赋素弱，劳倦过度、饮食失宜，均能使脾失健运、水湿内停，酿成内湿，浸淫肌肤，走窜四肢而外发皮肤病。若多饮茶酒，可生茶湿、酒湿；过餐鱼腥海味、油腻荤腥、五辛发物，可成湿热；恣食生冷瓜果，可损伤脾阳，亦可使运化不利，酿成湿邪。凡此种种皆是内湿成因。若地居卑湿、坐卧湿地、水湿长渍、雨后湿蒸等，亦可致湿邪自外入内。湿邪虽有内外之分，而内湿尤关紧要。凡属湿邪为患者，轻则起水疱、丘疱疹，搔破溢水，局限一处；重则浸淫四串，脂水频流，泛发全身或起大疱、浸渍糜烂、疹痒不止，若湿热相结，则皮肤燎浆起疱；湿热俱盛，则大片发红浸淫、流水黄黏腥臭。湿为阴邪，其性重浊滞腻，不易速去。凡脾湿为患者，多是缠绵不已。湿性下趋，伤于湿者下先受之，常见有脚湿气、湿臁疮等；惟湿热熏蒸亦能浸淫上腾而发为旋耳疮、羊胡疮等；若是血热肉湿，浸淫肌肤可发为浸淫疮（包括急性湿疹、脂溢性湿疹及慢性湿疹急性发作），其皮损多是红斑水疱、黄水淋漓、味腥而黏，或结痂、糜烂、蜕皮、瘙痒难忍。浸淫疮因湿热者居多，而单纯脾湿为患者，亦可见到。凡湿热之邪浸淫肌肤而发为大疱性皮肤损害者，中医统称天疱疮，包括西医所称各型天疱疮、类天疱疮、家族良性天疱疮、疱疹样皮炎、新生儿脓疱病等，均有用清理脾胃湿热之法而收效者。其他如带状疱疹、女阴溃疡、下肢溃疡等病，单纯以脾湿为患者，亦可见到。

脾主化生气血、传输津液。脾胃为气血化生之源。饮食入口，全赖胃腑受纳腐熟，其间精微，又靠脾脏吸收输布。后天化源不竭，则营血充足、毛发乌黑、皮肤润泽。若后天化源不足，则脾燥津亏，或胃强脾弱，则气血化生受碍，津液敷布无权，亦可变生皮肤诸病。若禀赋不足、偏嗜五味、营养不良，或久病失养，皆能使后天化源竭乏，内不能和调于五脏六腑，外不能洒陈于荣卫经脉，使肌肤失养而发病。《素问·五脏生成论》就有"多食苦，则皮槁而毛拔；……多食酸，则肉胝皱而唇揭"的记载。此类皮损多是干燥粗糙。在躯干、四肢伸侧及颈后有毛囊角化性丘疹、毛发枯槁易折，触之多有蟾皮感；指甲多凹陷变脆，角膜干燥，口角糜烂裂隙；下唇干燥脱屑，舌体有对称红斑及萎缩。可包括西医所称的核黄素缺乏症、维生素甲缺乏症、症状性脱发等病。其治疗自可补益脾气,加强饮食调养。使后天化源充足,中土自有敷布,可有振愈之望。若脾燥津亏,不能为胃行津液,禀赋素弱、嗜食辛辣,热病伤阴、亡血失精,或妄用汗、吐、下法,皆可使气血内伤,从而脾燥津亏。证见皮肤憔悴,毛发枯焦,口唇燥裂,爪甲脆折或毛囊角化,红斑鳞屑。脾阴不足则胃燥独行其令;脾气不濡,则胃气乃厚。他认为西医所称的毛发红糠疹、寻常性鱼鳞病、掌拓角化病、汗管角化症、毛囊角化症等,都有因脾燥津亏而成者。故用大量苍术,配以当归、白鲜皮浓煎取汁,并加入蜂蜜熬膏,频频呷服,可有养血润燥、消风止痒之功。使脾阴得生,自能为胃行其津液,皮损痊愈,自不待言。胃强脾弱,失其传输之能,使肌肤失荣者,皮损多呈枯燥脱屑,肥厚增生,他多用健脾助运法而获愈。

脾为生痰之源:脾胃为仓廪之官,功主受纳腐熟、吸收输布。若劳倦过度、饥饱不节、思虑忧愁、过食肥甘等,皆能损伤中土,使津液难于上输下归而酿成痰邪。痰之为物,流动莫测,因痰邪为患的皮肤病,屡见不鲜。《外科正宗·卷二》云:"痰病者,饮食冷热不调,饥饱喜怒不常,多致脾气不能转运,遂成痰结。初起如梅如李,生及遍身。"痰核为病,所发甚广,上迄头颈胸背,下至腰腹两腿;可单发或多发,小如粟粒黄豆,大若梅李鸡卵。形状可半球形、椭圆形、圆形等不一。皮色不变,触之质软而有弹性,无压痛,可移动,表面光滑,境界清晰。《仙传外科集验方·服药变通》称本病"在皮肉之间,如鸡卵浮于水中,可移动,软活不硬,破之亦无脓血。"西医所称的表皮样囊肿、皮肤猪囊虫、脂肪瘤、多发性皮脂腺囊肿等病,均可属中医痰核范畴。其根据《医宗必读·卷二》所论"治痰不理脾胃,非其治也。"常用化痰软坚、健脾利湿法治痰核为患。如《外科正宗》中的海藻玉壶汤、顺气归脾丸等,均是可选的方剂。

脾主统摄血液:脾气有统摄血液运行之功,故《妇人良方·卷二》薛按:"血者,水谷之精气也,和调五脏,洒陈六腑。在男子化为精,在妇人上为乳汁,下为血海。故虽心主血、肝藏血,亦皆统于脾。"若饮食不节,寒温不适,劳倦过度,皆能损伤脾气,致使血失统摄,外溢成斑。常见患紫斑病者,皮损多发于小腿伸侧,呈针尖至榆钱大小紫斑,中心紫黯平塌,压之不褪色,边缘淡红微肿。甚者可延及躯干或上肢,病程长久,反

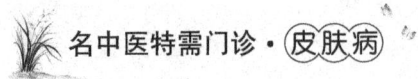

复不已。全身症状可有面色萎黄、倦怠乏力、腹痛便溏、舌淡脉细等。治当益气摄血、引血归脾,其常采用归脾汤化裁收功。紫斑病可包括西医所称的过敏性紫癜、毛细血管扩张性环状紫癜、进行性含铁血黄素沉着症、紫癜性色素性苔藓样皮炎等。临证中虽因血热外溢者居多,然由脾不统血者,亦非罕见。

脾主身之肌肉:人身肌肉全赖中气化生的水谷精微濡养。故《黄帝内经》称"脾主身之肌肉"、"阳明主肉"。胃强则容纳五谷,脾健则化生精微。中气盛则善食而不伤,过时不馁,肌肉壮满;中气虚则食少而易滞,逾刻则饥,羸瘦无力。故肌肉之病变,多与脾胃相关。如肌痹(类似皮肌炎)一病,早期多属阳明实热,晚期多因太阴寒湿。《素问·长刺节论》云:"病在肌肤,肌肤尽痛,名曰肌痹。"凡饮食不节、饥饱失常或冷热不调,均能损伤脾胃。胃为阳土,多气多血,喜润恶燥。若素为阳盛之体者,胃热恒多,肌痹早期多属阳明实热羁留,熏灼肌肉,发病多急。其治自当以清泄阳明为先着,轻者白虎,重则承气皆能奏效。若邪热久羁不除,壮火散气,常用过服寒凉克伐,或久病耗伤正气等,则可按"实则阳明、虚则太阴"的规律自阳明实热转成太阴寒湿。脾虚则肌肉无以滋荣,故多疼痛无力,手指及肘关节多有萎缩斑片。晚期肌肉消瘦无力或萎缩,甚者挛缩畸型。全身症状可伴腹痛便溏、短气乏力、舌淡脉细等。似此脾虚患者,非大剂参芪则不能痊其病,断不可妄投寒凉,再行诛伐无过。由是观之,同一肌痹,因于阳明者多实多热;因于太阴者多虚多寒。《素问·太阴阳明论》所谓"阳道实、阴道虚"亦即此理。五脏藏精气而不泄,其病多虚;六腑传化物而不藏,其病多实。仲景急下存阴,其治在胃;东垣大升阳气,其治在脾。能明辨脾虚胃实之理,则于脾胃学说可思过半矣。

脾主四肢,开窍于口:脾贵健运不息,胃贵下行不滞。脾升则善运,谷消而不泄;胃降则空虚善纳,食下而不呕。气血化源充沛则四肢健强,轻劲多力,故曰"脾主四肢。"发于四肢的皮肤病,常可与脾胃病变相关联。如四弯风(异位性皮炎)一病,多发于四肢屈侧,尤以肘、腘为甚。皮损对称分布,呈苔藓样改变。常因于禀赋不足,脾失健运,酿成内湿,浸淫四肢成疮。其继承于朱仁康常用化湿汤以健脾化湿而收效。其他如病疮（手、足背湿疹）、湿臁疮（小腿湿疹）、脚湿气（足癣）、鹅掌风（可包括手癣等多种皮肤病），以及西医所称的掌跖角化病、掌环脓疱病等，都有用调理脾胃而治愈的机会。脾开窍于口，其华在唇；足阳明胃经"环唇挟口、下交承浆"。中气健旺则口唇红润光泽，食甘其味；脾胃失常，则可发为口唇周围病变，如热疮（单纯疱疹）、羊胡疮（须疮）、鹅口疮等病，多由脾胃积热或湿热上蒸所致。

调养脾胃，重视忌口：损伤脾胃成因虽多，然由饮食不节、寒温不适者最为常见。故《难经·十四难》云："损其脾者，调其饮食，适其寒温。"可见调理饮食对保护脾胃、预防发病，在皮肤科中尤关重要。许多皮肤病都是由于禀赋不足，食禁所发。如湿疹、皮炎、过敏性紫癜、荨麻疹等，均可因食入腥发动风、油腻酒酪之品而作。无怪乎《外科正宗·卷二》强调："凡病虽在于用药调理，而又要关于杂禁之法……鸡、鹅、羊肉、蚌、蛤、河豚、虾、蟹、海腥之属，并能动风发痒……不减口味，后必疮痒无度。大疮须忌半年，小疮当禁百日。"由此可见，调理脾胃，重视忌口，亦体现了中医"治未病"的思想。这对治疗和预防皮肤病，尤其对某些食物过敏而发病者，更是至关紧要。

5. 透热转气

叶天士提出的"透热转气"法。最早见于唐大烈编撰的《吴医汇讲》第1卷中，随后被王士雄收载于《温热经纬》一书中，名为《叶香岩外感温热篇》，原文是："入营犹可透热转气……"（唐本作"仍转气分而解"）。从字面意思来理解，透者，通也；转者，枢转气机，转到之意，意思说将陷入营分（或血分）之热转达到气分而解，但是并没有具体论述透热转气的具体方法，所用药物在不同的医案中也不同，如"入营犹可透热转气，如犀角、玄参、羚羊角等物……如从风热陷入者，用犀角、竹叶之属；如从湿热陷入者，犀角、花露之品，参入凉血清热方中。若烦躁，大便不通，金汁亦可加入……"，从叶氏的医案中可以体会到养阴液、通腑气等治法也在透热转气的范围。李博鉴认为在皮肤病临床中，病情千变万化，病邪到达每个病理阶段造成不同的症状表现，病邪在由浅至深的过程中，邪在卫、气、营、血的停留是不会泾渭分明、截然分开的，而是会出现卫营同病、气营同病和卫气营同病等几种情况。

(1)卫营同病:外感温热之邪,邪从卫分直接波及营分,除肺卫的表证之外,皮损表现为丘疹、风团等,如见丘疹如针尖或粟粒大小,密集红赤,隆出皮面,抚之碍手,或丘疹根盘紧束,或风团艳赤、累累,时隐时现,伴见发热微恶风寒,口微渴或不渴,头痛,全身酸楚,舌苔薄白或薄黄,脉浮数或浮紧。常见如荨麻疹,银屑病急性期,痤疮等。要点是卫营同病当以疹的表现为主。舌尖红,舌苔薄白或薄黄。这里最值得思考的是银屑病的证治,一般认为银屑病为热毒入血,很少有人提到银屑病卫营同病的表现,银屑病初起或复发时,皮疹散在四肢胸腹,呈点滴状,皮肤基底色红,上覆鳞屑不厚,往往伴有咽痛,臀核肿大等。治疗上宜清凉解表,少佐凉营之品,处方当宗银翘散类方,《温病条辨·上焦篇》第16条"……必发斑疹;发疹者,银翘散去豆豉加细生地、丹皮、大青叶,倍元参主之"。

(2)气营同病:气分阳明热邪不解,内迫营血,出现以颜面、躯干为主的红斑,皮肤红肿,轮廓鲜明,触之灼热,压之褪色,离手即起,或起水疱,或脱屑,伴有口渴,口舌干燥,恶热,舌红苔黄,脉滑数。临床可见于药疹、接触性皮炎、过敏性皮炎、日光性皮炎等。辨证应掌握气营同病,皮损通常以斑的表现为主,舌象表现为舌红或舌绛或苔黄腻,提示病邪仍在气分,所以前贤谓有一分舌苔便有一分气分,确实是经验之谈。王孟英也说:"邪从气分而化,苔始渐布"。而《伤寒指掌》曰:白苔主表,黄苔主里,太阳主表,阳明主里,故黄苔专主阳明里证,辨证之法,但看舌苔带一分白,病也带一分表,必纯黄无白,邪才离表入里。治宜清气营。以白虎汤加减。若外感湿温邪气,湿热流连气分不解,波及营分,因湿热合邪,热处湿中,热蒸湿动,加之湿邪具有蒙上流下的特性,病变可波及全身。其症往往在皮肤红斑的基础上或见起大疱,或见脓疱,或肿型漫起,流水滋液,瘙痒剧烈,缠绵难解,舌红苔黄厚腻,脉数。辨证要点是皮损以疱为主,渗水滋液,或瘙痒剧烈,或皮损表面污秽不堪。常见于重症湿疹、银屑病、皮肤淀粉样变、结节性痒疹等。常以三仁汤加减。

(3)卫气营同病:症见发病急骤,进展迅速。或肤生红斑,小如钱币,大至手掌,焮红艳赤,平摊肤上,或微微隆起,或潮红浸润,肿胀脱屑,触之灼热,压之褪色,离手复原,瘙痒或痛;或肤生丘疹,小如粟粒,大如赤豆,顶尖或圆,周边红晕,或孤立散在,或集簇成群;或肤生风团,忽隐忽现,色泽艳赤,触之灼热。该型的特点是好发于头面、躯干、四肢,进展迅速。辨证主要应掌握本型既有卫分之风性走窜进展迅速为特点,又有气分之发热,口渴,或汗出,或伴见有咽痛,舌尖红或舌红赤苔薄黄。本型常见于红皮病,接触性皮炎,皮肌炎,天疱疮,大疱性类天疱疮,日晒疮等。轻症用朱仁康老前辈之皮炎汤,生地黄、牡丹皮、赤芍、金银花、连翘、竹叶、生石膏、甘草、知母,重症用清瘟败毒饮加味。

总之在应用透热转气法,不论邪气之深浅,不仅要将内陷的邪热从气分而解,还应该处方中伍以清卫分之药,从清卫至清气至清营,搭桥建路,建立热邪外泄的通路,这即是叶天士所说的"泄卫透营,两和可也"。应用透热转气法时还应该判明顺证及逆证。根据皮疹的颜色、形态,无论是斑是疹,均以颜色红活、荣润为顺证,若见松浮、稀疏、朗润、红活,洒于皮肤表面者,乃邪浅病轻,属顺证;稠密、色深、紧束有根着者,乃邪气深重,痼结难解之证,属逆证。若逆证现前,更宜急急透解为要,所谓急急如律令。另外,温热之邪最易耗气伤津,如果见到津伤之舌干、大便秘结难出的情况,也要先养津液,待津回舌润,人体阴阳调和,气机通畅,有助邪气排出体内,这就是透热转气法的另一层涵义。

6. 重视望诊

李博鉴常讲"有诸于内必形诸于外",皮肤之疾虽然发于体表肌肤分肉之间,但脏腑内在病变,气血盛衰是其发病的基础,故《外科启玄·卷一》曰:"大凡疮疡皆由五脏不和,六腑壅滞则令经络不通而所生焉"。

(1)望整体:皮肤为人体之藩篱,内合于肺脏,卫气循行其间,与全身脏腑气血经络相关。他强调指出,皮肤病虽发于局部,却反应了患者整体脏腑气血经络的盛衰情况,欲精研皮肤病必先要有扎实的内科基础,故临床诊病首先从患者的神、色、形、态获取病情的虚实表里寒热整体印象尤为重要。如色赤者多热、色白者多寒;皮毛润泽者病多轻浅,干枯少泽者病多久重;体状者多实,瘦弱者多虚等。

(2)望皮损:在望诊之中,望皮损非常重要,譬如体虚神怯,舌淡,脉弱之人,被水火烫伤,如若不按照皮损辨证,而施以补虚为治,必将失之毫厘,谬以千里。望皮损不仅是准确辨证的基础,而且对于病势及预后判断都有很大的帮助。如在湿疹及银屑病的辨证中,如果皮损波及乳晕、阴囊、脐部、耳道等部位则病位深,病势重;而这些部位一旦出现新皮损,则往往预示疾病将要复发。从经络辨证的角度分析,乳晕、乳头、脐部及外阴部均属足少阴肾经,为多气少血之经,从三焦辨证角度分析为下焦病变,故其预后不佳。他强调对于皮肤病的诊断,首先应通过望皮损形态(斑、疹、疱、痂等)的原发与继发性,结合发病部位、皮损色泽以及鳞屑的多少、厚薄、形态、性状等获得整体印象,进一步辨病辨证相结合,病证相参方可作出明确诊断。如红斑多见于过敏性皮炎、脂溢性皮炎、接触性皮炎、丹毒等病;白斑常见于白癜风;银屑病则多见红色丘疹,扁平苔藓常见紫色斑等特征;脂溢性皮炎好发于头面部、痤疮则多发于胸背及面颈部;感染性疾病多为单发,而非感染性疾病则往往对称发生;银屑病的鳞屑为银白色云母状,干燥易脱落,病情处于进行期时鳞屑多成片状较多,稳定期则多见细碎如糠秕状鳞屑;而鱼鳞病的鳞屑多呈鱼鳞样或污垢色外观等特征。临床仔细观察不难作出诊断。

①疱:其中较为有特色的是其辨疱论治经验:疱是指皮肤上发生限局性空腔含有液体的隆起损害,为皮肤病常见的基本损害之一。在现代西医文献中记载的1400余种皮肤病中,可以伴有疱者,可达200种以上。疱可单独出现,亦能与其他皮损如斑疹、丘疹、风团,结节等同时发生,或先后出现。疱的大小不一,形态各异,疱壁、疱底、疱周、疱液亦有差别,或一单腔,或多腔,诸此种种,形态各异。因此,观察疱的变化、对于诊治许多皮肤病,具有较重要的意义。按照水疱、脓疱、血疱的不同,依据同病异治,异病同治的原则,在中医辨证论治方面,他有独到见解。

水疱:水疱系指疱内为水液者、可发生水疱的皮肤病约有百种以上。疱液透明清稀,或混浊黏稠,可单独存在,亦能与其他皮损并存、或相继出现。临证中将大于豌豆者,称为大疱;小于豌豆者,称为小疱或小水疱。某些皮肤病可以大小疱相兼者,则以主要表现为主。

小疱:指小如针尖粟米至大若芡实豌豆的水疱。临床上可依据是否疼痛加以区分。

疼痛性小疱:表现为肤生小疱,伴有疼痛,剧痛,或痛痒相兼。可孤立散在、亦能集簇成团,或局限某处,反复发作,或沿皮纹排列如带。可见于单纯疱疹、带状疱疹、丹毒、手足口病、口蹄疫等多种皮肤病;若疱小壁厚,触之韧实,大小齐整,稀疏散在,分布均匀,紧绷光亮;疱液澄清,疱周肤色如常,或微带红晕;擦破疱壁,津水清稀;疱底肉色红润,疼痛不甚,或时觉痒痛,伴舌红苔白,脉象弦滑者,他认为属邪浅病轻,常系湿邪内蕴,外染毒邪。治宜健脾除湿,解毒止疼法。常选用清脾除湿饮、清肌渗湿汤化裁。若疱大壁薄、鼓起有力,表面污秽,大小不匀,触之韧实,密集成群、累累如珠;疱液混浊,甚则夹脓带血;疱周红晕,或焮肿色艳,触之灼手;擦破疱壁,津水黄黏,伴发热口渴,便结溲赤,舌红苔黄腻,脉象滑数者,李博鉴认为属湿热蕴毒,外壅体肤。此虽邪毒壅盛,但正气未伤。治宜清热除湿,解毒止疼法。可选用疱疹汤、甘露消毒丹化裁。

非疼痛性小疱:表现为小疱丛生、痒如虫行或不觉痒痛,小疱可孤立散在,亦能密如撒粟;疱壁坚实,触之不破,如芥如豆,平摊肤上,或半在皮下;限局一处,或泛及周身。常见于湿疹、癣菌疹、汗疱、接触性皮炎、水痘、癣子、淋巴管瘤、丘疹性荨麻疹等数十种皮肤病。若疱出稀疏,撒布均匀,大小整齐;疱壁荣润,充盈饱满,触之韧实;疱内水液,晶莹透彻,擦破水疱、津水清稀;疱周肤色如常;疱底颜色红润,自觉瘙痒不甚,伴舌淡水滑,脉象弦滑者,李博鉴辨此为病轻邪浅,多为顺证,系脾运不畅,湿郁体肤所致,治宜健脾助运,清化湿邪。可选用五苓散、参苓白术散化裁。若水疱叠起,大小不整、分布不匀,疱壁污浊、鼓起有力,触之坚韧,疱周绕以红晕,疱液混浊;擦破水疱,脂水涓流,黄黏腥臭,浸渍蔓延,或结黄痂、状如松脂,瘙痒不绝,伴口渴溲赤,舌红苔黄腻,脉象滑数者,辨为湿热相合,怫郁体肤。此时湿热虽盛,但正气未虚。治宜清热除湿、祛邪止痒法,可选用龙胆泻肝汤、清热除湿汤化裁。若疱似针尖粟米,剧烈瘙痒,或突然发生,蔓延迅速,可见于疥疮、手足癣、体癣、股癣及蚊虫叮咬等皮肤病，参照病史和其他皮损表现，均不难确诊。可分别采取相应的治疗。

大疱：可为原发，亦能由小疱演变而来。可与红斑、丘疹、风团等皮损共存，或相继发生。根据疱壁形态，可分为坚实性大疱及松弛性大疱（西医称尼氏征阴性或阳性）。

坚实性大疱：表现为皮肤燎浆水疱，小如梅李棋子，大若核桃鸡卵；或圆或扁，或如球状，或不规则形，平摊肤上。限局一处，或泛及周身；孤立散在，或集簇成群。可见于大疱性类天疱疮、良性黏膜类天疱疮、儿童类天疱疮、大疱性荨麻疹、大疱性丹毒、接触性皮炎、疱疹样皮炎等数十种皮肤病。若疱出整齐，稀疏散在，分布均匀，疱壁韧实、荣活润泽、紧绷光亮，鼓起有力；疱周肤色如常，或微带红晕。擦破水疱，脂水频流，涓涓不止，清稀透明，绝无腥臭，疱底略赤、肉色红润，扪之有津，少有痒痛，伴舌淡苔腻，脉象弦滑者，为邪浅病轻，正气未虚，此系脾湿蕴结，壅遏体肤。治宜健脾除湿，解毒驱邪。可选用茵陈五苓散、除湿胃苓汤化裁。若疱出大小不等，密集成群，分布不匀；疱壁坚韧，污秽不泽，充盈鼓起；疱液混浊，似脓非脓，或夹脓带血；疱周绕以红晕，或焮赤漫肿；擦破疱壁，津水黄黏，腥臭秽浊，或结厚痂，状若松脂；疱底艳赤或紫，或痒或痛，伴身热烦渴，便结溲赤，舌红苔黄腻，脉象滑数者，李博鉴辨为湿热毒邪，充斥体肤。此时邪毒虽盛，但正尚未虚。治宜清热解毒，凉血除湿。可选用化毒除湿汤、除湿解毒汤化裁。

松弛性大疱：表现为皮肤燎浆起疱，小若樱桃红枣，大如元宵鹅卵，或圆或扁，或不规则状，平摊肤上；孤立散在，或攒聚成群，或集簇为环，或融成一个。如寻常型天疱疮、增殖型天疱疮、红斑型天疱疮、落叶型天疱疮等多种皮肤病。此类疱壁菲薄，松弛萎软，鼓起无力，疱表多有皱纹，未破不坚，推之可移，触之即溃，搓之皮起；破后糜烂，脂水频流，浸渍四窜。此邪虽未去，正气先伤。若大疱叠起，疱壁污秽；疱液混浊，甚则夹脓带血，黄黏腥腐；疱底艳赤紫红；疱周绕以红晕，或焮红漫肿，或痒或痛。伴壮热烦渴，便秘溲赤，舌红绛，苔厚腻，脉象滑数，此湿热毒盛，壅滞体肤，邪气势盛，正气亦虚。治当祛邪为主，兼顾正气。可拟清热除湿，扶正解毒法。选用清瘟败毒饮化裁、少佐太子参等扶正之品。若病久反复,或因循失治,疱液干涸,疱壁焦枯,结痂污秽,或黑褐形如栗皮;疱底绛若猪肝,扪之无津;疱周肤色暗红,触之灼热,伴乏力气短,语声低微,甚则汗出如油。或身有微热,小便短赤,舌绛少津,光剥无苔,脉象细数者,辨为邪虽未尽,气阴将竭,此诚危笃之候。当以益气养阴法,或甘寒,或咸寒,皆有选用机会。如增液解毒汤、生脉散等,均能化裁收功。此时存得一分津液,便有一分生机。若此时舌有垢苔未尽,示人以余邪犹存,可于方中加入生苡仁、佩兰等除湿清热之品,以除余邪、恐炉烟虽息,灰中有火。

脓疱:脓疱为一局限性的皮肤隆起,内含脓液;可为原发,亦能由丘疹、水疱演变而来。可单独存在,亦能与其他皮损并存或相继出现。其大小不一,形态各异。小者似针尖粟米,大者若豌豆红枣。可稀疏散在,局限一处,亦能集簇成群,泛及周身;其形或圆或扁,或如球状,或其形如痘;顶有脐凹,或中有毛发穿过,平摊肤上,或深在皮下;色黄或绿。可见于须疮、浅脓疱性毛囊炎、痤疮、牛痘、天花、脓疱疮、卡波西水痘样疹、掌环脓疱病、脓疱性皮癣、角层下脓疱病、酒渣鼻等数十种皮肤病。若脓疱大小整齐,稀疏散在,蔓延迟缓,疱壁光亮,充盈饱满;疱内脓汁,白黄不浊;擦破疱壁,脓汁稠而不枯,绝无腥臭;疱底荣润光泽;疱周肤色如常,或略有红晕,或微觉痒痛,伴舌红苔腻,脉象弦滑者,为湿热内蕴,郁久化毒,或湿热内蕴,外染毒邪。治宜清热除湿,解毒驱邪。可选用解毒汤、除湿汤化裁。若脓疱大小不整,攒聚成群,疏密不匀,进展迅速,延蔓周身,或初为水疱,迅即成脓;疱壁无泽,充盈紧绷,触之不破,平摊肤上,或深在皮下,顶白根赤;疱内脓汁,或黄或绿,或夹带血水;擦破疱壁,出脓黏稠,或兼腥臭,浸渍沿开;疱底色艳如胭脂;疱周焮红漫肿,灼热疼痛,伴壮热口渴,便结溲赤,舌红苔黄,脉象滑数者,为湿热毒邪,充斥体肤。治宜清热解毒,除湿散结。可选用五味消毒饮,五神汤化裁。

血疱:血疱为一局限性的皮肤隆起,内含血水,多由水疱、丘疹转化而成。血疱常与红斑、丘疹,结节等并存。小者似豆,大者如枣。或圆或扁,或如球状,或不规则形。可见于寻常型天疱疮、大疱性药疹、皮肤变应性血管炎、夏令水疱病、大疱性丹毒、儿童良性大疱性皮病、丘疹性荨麻疹、暴发性紫癜等多种皮肤病,均可能发生血疱。若血疱叠出,大小不一,密集成群,或融成一个、紧绷充盈;疱壁菲薄,四畔焮赤。擦破疱壁,出血色绛而稠;疱底深红或紫,伴壮热口渴,甚则神昏谵语,舌绛脉数者,为热毒炽盛,迫血妄行。治宜凉血清热,解毒驱邪。可选化斑汤、消斑青黛饮化裁。若疱出稀少,大小齐整,分布均匀,疱壁光亮润泽,晶莹饱满,四畔肤色如常,或微带红晕;疱破血水滋流,淡红清稀,疱底粉红,病久反复,伴乏力气短,腹胀纳呆,二便不调,舌淡脉细者,为脾不统血,溢于肌肤。此时邪虽不盛,而正气已虚。治当补益脾气,引血归经。方选归脾汤、八珍汤化裁。

  疱疹的辨证:对于疱疹的辨证李博鉴多从三方面入手:

  第一个方面,色泽、形态辨证:疱壁:凡疱小壁厚,充盈饱满,鼓起有力,光泽荣润,触之韧实者,为病轻邪浅,邪不甚而正未虚;疱大壁薄,丰满充实,紧绷鼓起,污蚀不洁,触之不破者,为病甚邪深,邪虽炽盛而正尚未虚;若疱壁菲薄,表面皱纹,松弛萎软,绝无光泽,甚则晦暗焦枯,鼓起无力,推之可移,未破不坚,触之即溃,搓之皮起,无论疱大疱小,邪气轻重,总是正气先虚。

  疱周、疱底:凡疱周肤色如常,或微有红晕者,为病轻邪浅,尚未化热。若四畔艳赤紫红,或焮肿如馒,为邪炽毒盛;凡疱底微赤,肉色红润、扪之有津,为邪浅病轻,正尚未虚。若疱底紫绛,色如猪肝,扪之无津,为邪笃病甚,多属危候。

  疱液:凡疱液晶莹透亮。色淡清稀,绝无腥臭,为湿邪虽盛、尚未化热。若津水黄黏,腥臭污秽,甚则夹脓带血,为湿热蕴毒。若疱液为脓,黄白相兼,清稀不浊,为湿邪化热。黄绿相兼,甚则带血,黏稠腥臭,为湿热毒盛。若血疱透明,血水清稀色淡,绝无混浊,为脾失统摄。血水黏稠腥臭,其色深绛,为热毒迫血妄行。

  第二个方面,病因辨证:参照六淫致病的特点予以病因辨证。湿邪为患。常为水疱。湿邪化热,疱液由清变浊,疱底、疱周转赤。疱壁污秽,此为病进,热邪渐退。疱液由浊变清,疱底、疱周皮色转淡,疱壁光泽,此为病退;湿热挟毒,则疱壁污秽,疱底、疱周肤色紫绛,疱液混浊,夹脓带血。如《素问·至真要大论》所言:"水液浑浊。皆属于热。"火热毒炽，阴津大伤，则疱壁焦枯，疱液干涸，疱底色绛，扪之无津，四畔艳赤，或焮红漫肿。

第三个方面，脏腑、经络辨证：根据脏象学说的理论及病机变化的规律，凡水疱者，多责之于脾，即"诸湿肿满，皆属于脾。"根据"心主血、肝藏血、脾统血"的理论，血疱可责之于心、肝、脾；根据"肺开窍于鼻"、"脾开窍于口"、"脾主四肢"的理论，鼻周有疱，先责之于肺（如单纯疱疹、酒渣鼻等）；口周有疱，先责之于脾（如单纯疱疹、须疮、口周湿疹等）；掌拓有疱，当责之于脾胃（如掌拓脓疱病、汗疱等）。五脏六腑均有经络行于体表，若经络循行部位上有疱，可责之于相应的脏腑，如胸胁部的带状疱疹，多为肝胆湿热。

②斑：皮损的形态各异，斑是皮肤病中常见的皮损之一。凡是点大成片，摊于皮肤之上，抚之不碍手，斑斑如锦纹者，均可称之为斑。根据斑的颜色、形态、分布以及全身症状，李博鉴将其分型论治如下：

红斑：凡弥漫潮红及大片红斑者，除局部皮损外，可伴有身热夜甚、便秘溲赤、舌红脉数等温热发斑的全身症状。多由热郁阳明，逼迫营血，伤阴灼液，外发肌肤而成，发病多较急。

紫斑：因气血不和或气滞血瘀者，多可出现紫斑、紫红斑。清代名医王清任，曾以通窍活血汤治疗"紫印脸"、"青记脸"等皮肤紫斑。因血分蕴热、迫血妄行、血溢成斑者，其临床特点是发病较急，初起红斑，可渐转紫红斑、紫斑。

黑斑：发于头面部的黑斑，常呈棕黑色，以鼻为中心，呈蝶形或地图形，对称分布于面颊、口唇或前额。多由肝郁气滞，郁热灼阴，血弱失华而致。治宜疏肝解郁，活血化瘀，可选用逍遥散化裁。

白斑：凡皮肤色素脱失，发生局限性白色斑片，境界清晰，表面光滑，不起鳞屑者，称为白斑。《医宗金鉴·外科心法》曰："此症自面及颈项，肉色忽然变白，状类斑点，并不痒痛。"此多由风邪袭腠，气血失和所成。常见的白驳风（白癜风）即属此类。治宜养血疏风、调和气血。

总结来说，诊治皮肤之斑，首当辨其色，再察其阴阳虚实及形态分布，兼顾及全身症状，参以舌脉，治之多可取效。此外，尚需辨明斑、疹之别。所谓疹，系指高出皮肤，抚之碍手，形如粟米，或状若云头者。疹之成因，多由风寒或风热束肺，内闭于营。即病在心营肺卫而偏于表。治当宣肺达邪，透疹为要。常见有风痧等疾患，可选用消风散化裁。临证中亦有先出疹而后又成斑者，实际上仍为疹，切不可混同为斑。若确系斑疹并见者，则当以化斑为主，兼以透疹。斑疹之色泽形态，亦可判断疾病之浅深。以红色斑疹为例，如色泽红润稀疏，为邪浅病轻，属顺，若红艳紫赤，色深稠密，紧束有根者，为邪热炽盛，锢结难解；若色红隐隐，四边色赤，为火邪内伏，当用清凉透发，若斑疹色淡，隐而不显，或外红内白，多属虚、属寒，或气血两亏之证，宜用温补之法。

（3）望头面：李博鉴临证注重头面部皮损的局部望诊，且重视其与疾病的整体联系。他指出异位性皮炎（中医的四弯风）患者常表现发质细软，稀疏少泽，前额划痕呈白迹，睑肿眶青，面色萎黄，精神不振，或面容呆板，结合平素脾气倔强，偏食便秘，腹胀多矢气，且多有过敏病史，不难作出明确诊断，辨证多属脾虚湿盛，治疗应健脾祛风除湿；系统性硬皮病患者典型者多可见唇耳变薄，鼻尖如鹰，甚则口开受限，额纹消失，面具表情，结合有明显冬甚夏缓的发病特点亦易诊断，病机乃因脾肾阳虚，复感外邪，以致经脉气血瘀滞所致，治疗当以温阳活血为法，尤当注意防寒保暖；脂溢性皮炎多表现头面部多油、多头屑、面部红斑色鲜、头发松动易脱落，结合平素多喜食甘腻及烟酒之品便可诊断；而头部银屑病又可根据其好发于发际，发呈束状、鳞屑成片状及点状出血等特点，不难与脂溢性皮炎鉴别；面部痤疮则可根据其皮损大小、颜色、部位、是否合并感染，结合饮食二便及舌脉情况便可明确予以辨证并指导治疗。

其中，望发亦为其学术特色之一，他认为头发的病变可以是其自身发病，亦可由全身性疾患引起，或是头皮病变累及头发。因此，观察头发的变化，对于辅助诊断、治疗某些疾病，尤其对某些皮肤病，具有较重要的意义。

色泽变化：

头发的颜色可因人种不同而有黑、白、黄、红、棕等色。我国人属于黄种人，头发应为黑色或棕黑色。中医认为肾气充沛及气血旺盛与否，决定了头发的颜色，故前人有"肾主骨髓，其华在发"及"发为血之余"之说。除内在病变外，周围环境的影响，如染发、接触染色剂或化学药品等均可使头发变色，一般无需治疗，脱离接触环境，可逐渐恢复正常。发色异常有以下几种：

白发：表现为头发部分或全部变白。若中老年人出现白发，称老年性白发，系因肾气已虚，血不能荣润，故"发鬓斑白"。若青少年过早出现白发者，称早老白发，常因忧愁思虑，血热内蕴，发失所养而成。少数人黑发可在短时内迅速变白。治宜凉血清热，滋补肝肾，方选万寿地芝丸、乌发丸化裁。此外，患有白癜风、斑驳病、斑秃、小柳综合征，以及肠伤寒、结核、梅毒、疟疾、垂体或甲状腺等内分泌失调的疾病，亦可出现白发，此时应以治疗原发疾病为主。若出生时即有白发者，可见于白化病、斑白病及某些遗传性综合征，若出生时或生后不久，发干间断变白，黑白交替者，称环状发，此均系先天禀赋不足所致。目前尚无满意疗法，可试用乌银丸川、青娥丸以培补先天，滋养精血。

黄发：部分健康而皮肤白皙的黄种人，头发可略带棕黄，但发荣润而有光泽。若发色枯黄，形如柴草者，多为肾气不足，精血亏损或久病失养，治宜补精益肾，养血乌发，可选用草还丹、首乌延寿丹化裁。若配以菊花散、巫云散外洗，则疗效更佳。

灰发：表现为头发呈灰色或灰白色，常见于顶部出现成片灰发，而后逐日增多，称灰发病。多因先天不足或后天失养，精血不能上华于发，治宜滋肾补脾、养精益血，可试用还少丹、沉香鹿茸丸、龟鹿二仙膏等化裁。此外，灰发尚可见于甲状腺功能失调、早老、老年性白斑、结节性硬化症、白癜风、斑秃以及 Chediak-Higashi 综合征等疾病，应结合其他证候，以治疗原发病为主。

红发：表现为头发呈红色或红褐色。少数正常的黄种人，其头发可略带棕红色。若砷、铅中毒时，头发常呈红色或红褐色。

形态变化：

枯萎发：表现为头发枯萎无泽，易于折断分裂，形似乱草蓬蒿，称发干萎缩。常因先天不足、久病失养、阴虚血燥而发失荣润。结合其舌脉及兼证，可选用天真丸、二至丸化裁，以滋阴补肾，养血润燥。若小儿头发焦枯，姜软纤细，伴面黄肌瘦，肚大青筋者，常为疳证积滞伤脾，可选

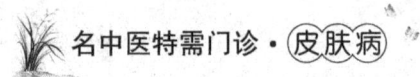

用消疳理脾汤，以调理脾胃，消疳积。若病势重笃，或久病不愈，出现发直干枯者，常为气竭绝证。

穗状发：表现为发结作穗，干枯不泽，多见于小儿，常伴有头大项细、神情萎顿、身瘦如柴、大便泄泻，为小儿疳证。可选用参苓白术丸化裁，以扶养脾胃，补益化源。

发迟：表现为头发稀疏萎黄，日久不长，属小儿五迟之一，系由先天不足，禀赋素弱所致。除加强饮食调养外，可选用胡麻丹、补肾地黄丸以滋肾养血。

束状发：表现为头发紧缩成束，排列形似毛笔，发根头皮处堆有银白或污黄鳞屑，常见于银屑病、脂溢性湿疹及黄癣。结合头皮及周身皮损，多不难鉴别。应以治疗原发病为主。

脆裂、打结发：脆裂发表现为头发干燥变脆，易于断裂，尤其长发末端，易纵裂成丝，状如羽毛。可见于脆发病、毛发纵裂症。除因天气干燥，洗涤过勤外，常由阴虚血燥而成，可选用滋燥养荣汤、滋阴地黄汤以滋阴润燥，养血柔发。此外，头癣、脂溢性皮炎、甲状腺功能低下、糖尿病、结核病、维生素A缺乏症，以及某些肿瘤病患者，亦可出现脆裂发，应治疗原发病为主。打结发表现为头发干枯，发梢变细，分裂成丝，弯曲如钩，发干打结，扭曲成环，称结毛症。若发干出现不全横断的小结节，其间为似断非断的细丝，梳理时易折，称结节性脆发病。此二者常同时发生，多由脾胃不和，后天失养而成，可选用苍术膏、四君子汤化裁，调理脾胃，以滋化源。

串珠、扭曲发：串珠发表现为发干粗细不匀，扭曲稀少，状若佛珠，易于折断，称念珠状毛发。扭曲发表现为头发干燥扭曲，发硬变脆，易于折断，称扭发。此皆由禀赋不足，精血亏虚所致。可试用补益地黄丸、补肾养血汤化裁，以补肾益精，养血润发。

断发：表现为头发易于折断而参差不齐，或出皮即断，除前述各种伴有断发的疾病外，尚可见于黄癣、白癣、黑点癣。根据病史及皮损表现，可分别予以治疗。

毛发过多：表现为周身毛发增长过多，可见于先天性全身性多毛症（俗称毛孩）。多由肾虚血燥，风邪乘入使然。除使用脱毛剂外，可试用养血润肤饮、养血胜风汤以养血润燥。后天性全身或局部多毛症，又称症状性多毛症，可见于肾上腺性征异常症、库欣综合征等，应以治疗原发病为主。若长期大量应用某些激素而致毛发过多者，称医源性多毛症，停药后可逐渐自愈，不必单独治疗。

秃发：正常人每日可落发20～100根，若落发过多或所剩无几，称为秃发。各类脱发分述如下：①先天性脱发：表现为出生或生后不久即头发脱落，可见于先天性秃发、先天性少毛症、早老综合征、结节性裂毛综合征等。常因于先天不足或近亲结婚所致。除治疗原发疾病外，可试用苁蓉丸、金锁正元丹化裁，以补肾填精，养血生发。②后天性脱发：凡后天各种因素，如皮肤病、急性传染病、内分泌失调、外伤、药物原因等所引起的脱发，均称后天性脱发。可依其病因及临床表现，以治疗原发病为主。③瘢痕性脱发：表现为头皮结疤，发不再生。常见于头皮各种疾患，如黄癣、脓癣、水痘、带状疱疹、痈、疖、寻常狼疮、秃发性毛囊炎、头部乳突状皮炎、各种理化性损伤、癌瘤等。头发多不能再生。其他如生于头皮的扁平苔藓、限局性硬皮病、盘状红斑狼疮、结节病等，除治疗原发病外，若及时配合活血化瘀，疏通经络法，新发可再生。④药物性脱发：长期服用砷剂、白血宁、环磷酸胺等药物，可导致暂时性脱发。在服药同时，或停药之后，加入培补气血之剂，如十全大补汤、八珍汤等，可使头发尽快新生。⑤环秃：表现为枕部至颞侧头发呈半环状稀疏脱落，常见于小儿，因枕头摩擦所致，一般可以自愈。若伴有头大颅方、鸡胸龟背者，系脾肾不足，可选用扶元散、补肾地黄丸化裁，以补益脾肾，养血生发。⑥早秃：表现为秃发始于前额两侧，渐向头顶延伸，头发纤细，萎软不泽。常见于青壮年男子，因血热生风，风动发落而成。治疗可与早老白发相同。⑦脂溢性脱发：表现为头皮油腻，如涂膏脂，或头皮多屑，痒如虫行，久则前额及巅顶部头发稀疏变细，脱落秃顶。常见于青壮年男子，由血虚生风，发失所养而成。早期可选用神应养真丹、四物坎离丸化裁，以养血息风，滋益肝肾。若病久失治，则发难再生。⑧症状性脱发：表现为头发枯萎色黄，干燥易折，梳理时大片脱落。常因久病失养、产后失血过多及某些急性热病（如猩红热、伤寒、麻疹等），伤阴耗血，发失所养而得。可根据舌脉及兼证，选用当归补血汤、桑根膏化裁，以养血益阴，滋肾生发。其他如麻风、梅毒、红斑狼疮、硬皮病、放射性皮炎、头癣、剥脱性皮炎等，亦可使头发部分或全部脱落。除治疗原发病外，可依据舌脉及兼证，配以活血化瘀或补肾养血之法。⑨假性脱发：表现为头皮有近圆形秃发斑，日久头皮菲薄光滑，皮塌肉陷，可见于扁平苔藓、限局性硬皮病、盘状红斑狼疮、秃发性毛囊炎等，常系由气血瘀滞，头皮失养所致。除治疗原发病外，应尽早配合活血化瘀，疏通经络法，如通窍活血汤、复元活血汤等均可化裁应用。⑩斑秃：表现为头发突然成片脱落而头皮平滑光亮。患区头发松动，发干上粗下细，易于拔除。甚者全发脱尽，须眉俱落。常因惊恐焦虑，血热生风而成。治宜凉血息风，滋益肝肾法，可选用乌发丸、斑秃丸化裁。若秃发日久不长，甚则须眉俱落，或查无诱因，无证可辨者，多为瘀血阻络，经脉闭塞。按照"血实宜决之"的原则，选用通窍活血汤化裁。

（4）望手部：李博鉴临证甚为推崇手部的望诊，并多详述其特征。他指出手部皮损的规律：手癣（中医鹅掌风）多为单发，湿疹则多对称发生，并将后者形象地称作富贵手、家庭主妇手，认为其病因多脾虚为本，水湿外浸为重要诱发因素。肢端皮炎（中医称疾风）及掌跖脓疱病实为银屑病发于肢端及掌趾的特殊表现。对手掌纹的望诊是其诊疗的一大特色，他认为手掌厚实、掌纹清晰多体健，掌沟纹粗糙者多见于鱼鳞病患者，见粗乱或断掌现象者，素体虚弱且过敏体质者多见，如异位性皮炎患者。

（5）望爪甲：李博鉴临证注重望指甲，认为甲病既可以是甲自身发病，亦可为全身性疾病的外在表现之一。强调观察指、趾甲，特别是指甲，对于疾病的诊断、治疗具有重要意义。他指出爪甲枯厚者可见于甲癣（灰指甲）、银屑病、湿疹等病，多因血燥不荣，脾运失常所致，可采用养血润燥，健脾助运法治疗；凹点甲（又称顶针甲）可见于银屑病、湿疹、斑秃等病久及甲；横沟甲多见于湿疹或热病伤阴，甲失所养而成，当除湿或养阴为主论治；若见甲纵嵴、纵沟则多因肝虚血燥，或瘀血阻络所致，治当以养血柔肝、活血通络为主等。至于甲的内在色泽变化，他认为白甲或甲现白斑除见肺脏病变以外，常见于脾胃失和、虫积伤脾及肝脾失和患者；黄甲可见于黄甲综合征，皆与脾胃虚弱有关，用调理脾胃的方法多可收效。其他如甲癣、湿疹、银屑病亦可使甲变黄,应根据周身表现进行辨证论治等具体指导临床。并提出甲病辨证的设想,他指出手足三阴、三阳十二条经脉,多与指、趾甲相连,甲板与五脏的关系,可否按舌诊的布局,即甲前缘属心、肺,根部属肾,侧缘属肝胆,甲中央属脾胃来辨证并指导临床,并有望进一步探讨。

(6)望舌苔:李博鉴认为望舌象也是非常重要的。舌象为机体内在气血和畅、脏腑功能强弱、邪气盛衰最客观的表现,往往能揭示疾病的本质。古人亦有"舍脉从证"之经验,如皮肤科顽疾每见裂纹舌,则病势重、病位较深,往往预后较差。

他临证注重观察舌象,强调"有一分舌苔,便有一分胃气"。舌质红赤多热,淡白多虚,暗紫多有瘀滞;舌苔若见厚腻者必为湿邪阻滞,治当注重芳化湿邪,可选平胃散加减,生薏苡仁、山药可大剂量使用,饮食当清淡为宜,西瓜、冬瓜、黄瓜及五谷可随选食用;舌红少苔者尤当注意益气护阴,可选用沙参麦门冬汤、益胃汤增减,生地黄可多用。他除细心观察患者的舌质舌苔变化外,还注意到肢端皮炎及掌跖脓疱病患者,如出现沟纹舌时病邪入里,较为难治,时刻不忘益气养阴,常选《温病条辨》中益胃汤及五汁饮加减治疗。

(7)望咽喉:咽喉乃肺胃之门户,"温邪上受,首先犯肺"。李博鉴对银屑病的诊治有着极为丰富的经验,他指出:银屑病患者多因风热上犯诱发,故临床必察咽喉,并触摸颌下淋巴结有无肿大。若见咽喉红赤,扁桃体或淋巴结肿大者,辨证用药的基础上必增金银花、连翘、蒲公英及牛蒡子等清热解毒之品,临床多获良效。

(8)望汗:李博鉴认为依据前人的文献记载,可把汗液颜色、气味的变化,责之于内,反映脏腑、气血的变化。如汗出色黄,或伴亮秽,多属湿热秽浊,内蕴外蒸;汗出色红,多为心火内炽,迫汗外溢,或心气虚极,脉失收束;汗出棕黑,常为先天不足,精血亏虚,汗出如血,多为热毒壅盛,迫血妄行;冷汗清稀外溢,多是阴寒内盛,或寒湿闭阵;汗出味臊,可见于严重的尿毒症、糖尿病、痛风。

此外,还可参照六淫致病特点,予以病因辨证。风邪为患,则多汗而肌肤时痒;湿热为患,汗出色黄;寒邪为患,肌肤青紫,冷汗外溢,或经脉收束,少汗、无汗;燥邪为患,肌肤无汗,干燥粗糙,甚则甲错;热邪为患,腠理开张,汗出蒸蒸;气血瘀滞,玄府不通,则少汗或无汗,秽浊为患,则汗出浊秽,或黄或黏。李博鉴观察到前人论汗与脏腑的内在联系,多局限于心、肺。实际上,汗与五脏六腑、十二经络、气血津液,特别是皮肤本身,均有密切联系。如脾主四肢、阳明主面,故掌跖、头面部的汗常可责之于脾胃,肺开窍于鼻,鼻部的汗多责之于肺;心之经脉,行于腋下,故腋汗多责之于心,心、肾之经脉分别达于手、足之心,故掌、跖之汗症,亦可求之于心、肾;肝之经脉行于前阴,故阴部汗出,多责于肝。人体十二经络,奇经八脉,均有其特定的循行部位。故他认为,内在脏腑的病变,可以通过其经脉,在其循行部位的皮肤或汗液上反映出来。尽管是细微的变化,也是有意义的。对于重病、久病,特别是影响汗腺的某些皮肤病,如硬皮病、干燥综合征及某些遗传性综合征等,若能根据皮损发生的部位及汗液变化,探讨所属经络、气血、脏腑的内在病变,对于提高疗效,肯定会有所裨益。

综上所述,通过望诊获取皮肤病整体信息,是皮肤科诊断的重要特色之一。临证应首从神情、动态获得整体印象;继而通过观察皮损形态、部位、颜色及鳞屑等加以辨病;然后结合手掌、爪甲、咽喉、舌等情况作出整体辨证,做到辨病辨证相结合。

7. 药味精简,药量适当

李博鉴处方用药一般只有十到十二味,药味精简,药少而方切证理,往往蕴含数个经方,故效若桴鼓。他认为处方药味过多,往往是由于不能确切把握病机,有心中无数之嫌,并且临证中对毒性、峻烈之药物应严格按照药典规定处方用量,对药食同源之品则可以加大剂量使用。临证中,他很少应用蝎、蛇、蜈蚣等有毒动物药材,一是由于皮肤科疾病多与患者体质禀赋有关,即易感、易过敏体质最容易发病,动物类药材为异种蛋白质,稍有不慎最易成过敏原,容易导致过敏反应;二是这类药材对保存条件要求较高,容易变质,从而产生其他毒副作用,可对患者造成不必要的危害。

另外,他还强调引经药物的运用,湿疹的发病部位与脏腑经络循行息息相关,根据发病部位的不同,当选用不同的引经药物或方剂。如阳明主面,发于面部的湿疹多与胃火亢盛、大肠燥热有关,治疗时加用白虎汤或沙参、麦冬等品;发于耳周、乳房周围者多与肝胆湿热有关,常用龙胆泻肝汤化裁;脾主四肢,发于肘窝、腘窝者多从脾胃论治,最常用化湿汤;阴囊部位是肝肾经循行,治疗多加用黄柏、知母以清相火;下肢为下焦所属,下肢部位皮损多加用二妙丸。

二、医案荟萃

1. 阴虱

张某,男,52岁,1997年5月6日初诊。主诉:阴部瘙痒伴红色丘疹1周。现病史:1周前突感阴部瘙痒,搔抓后局部出现淡红色丘疹,血痂搔破后有渗出,误认为湿疹,自涂四黄膏无效。近日瘙痒加剧,前来就诊。皮科情况:阴毛上附有数个约1mm左右灰白色或淡红色阴虱(吸血后虱体变红),且有灰白色阴虱卵。个人史:不洁性交史。

[西医诊断]阴虱

[中医诊断]阴虱疮

[辨证]湿毒内侵

[治疗]令其剃去阴毛和肛周的毛发,治疗期间穿一次性纸内裤,每天换1次,然后患处外洗并敷用百部散。

[处方]百部150g 蛇床子60g 苦参50g 黄柏40g 地肤子30g

加水1500ml,煎至1200ml,先熏后洗患处约15分钟,连用7天,病人即告痊愈。随访未见复发。

[按语]李博鉴认为,本病主要是由于不洁性交传染,夫妻双方往往同患此病,通常只有阴毛受累,常扩展到肛周的毛,但很少累及腋毛、眉毛及睫毛等。阴虱体形扁平,长约1mm,呈灰色或灰白色,紧附于阴毛上,常贴伏皮面不动,不易被发现,叮咬处常出现丘疹,状如针尖芒刺搔破而发现表皮剥蚀,血痕累累,甚至浸渍、湿烂渗出,染毒成脓,剧烈瘙痒。有些患者可在下腹部和股上部发现一种独特的约0.5~1.0cm大小的天蓝色斑,不痒,压之不褪色。本病容易误诊为瘙痒症、疥疮、湿疹、荨麻疹、风疹等疾病。李博鉴通过找成虫和虱卵进行鉴别,迅速确

诊。本病应治疗彻底，不留隐患：①彻底剃去阴毛和肛周的毛并烧掉，治疗期间始终保持患处光滑，避免虱卵再次寄生。②百部散外洗外敷；③避免不洁性交，患病后夫妻双方应同时治疗，且治疗期间所穿内衣、内裤等贴身衣服应彻底消毒或穿一次性纸内裤，每天换1次。虱，又名八角虱、八角虫、八脚虫等，寄生在阴部及肛门周围体毛区域，谓阴虱病。祖国医学称为阴虱疮或八脚虫疮，该病名始见于《外科证治全书》。他认为本病主要因交媾不洁，相互染著，乃致阴虱叮咬皮肤而致，以外治为主，杀虫灭卵至为重要。但在染毒成脓时，可酌予内治。外洗敷用百部散，百部甘苦而平，灭虱杀虫；蛇床子辛苦而温，外用燥湿杀虫；苦参，苦寒，祛风杀虫止痒；黄柏，苦寒，清湿热，泻火毒；地肤子，苦寒，清热止痒，全方共奏解毒杀虫止痒之效。他认为通过外治，使药物有效成分直接与患处接触浸润，易于吸收，大大提高临床疗效。

2. 湿毒疮（慢性湿疹）

某女，43岁，2002年3月23日初诊。主诉：小腿瘙痒，起疹反复发作16年。现病史：16年来双小腿反复起疹，瘙痒剧烈，搔破流水，初时入冬即发，治疗能愈，近年则冬重夏轻，常年不愈。曾经多方求治而无效。大便稍干，小便正常。经期准，经量偏少。皮科情况：双下肢踝区伸侧各有一约手掌大小肥厚浸润性斑片，境界清楚，表面轻度糜烂，上附浆痂，部分皮损附白色细碎鳞屑，瘙痕明显。舌质暗红有齿痕、苔薄少，脉细数。

［中医诊断］湿毒疮

［西医诊断］慢性湿疹

［辨证］证属阴血不足，湿邪留恋，化燥生风

［治法］滋阴除湿，养血祛风

［处方］生地黄30g　玄参10g　当归12g　丹参10g　赤芍10g　茯苓10g　泽泻10g　白鲜皮10g　蛇床子9g

外用湿毒膏（处方见《朱仁康临床经验集》）。4月15日再诊，服药15剂瘙痒有所减轻，皮损无明显变化，上方加生白术15g，生山药30g，太子参15g，14剂，药后瘙痒明显减轻，皮损已无渗出，肥厚变薄，守方治疗近2个月而痊愈。

[按语]益气是治疗气虚症的方法,气虚与内脏的关系,以肺、脾为主,人身之气,源出中焦,总统于肺,外护于表,内连血脉,升降出入,循行不息。又因肺主皮毛,脾主四肢,故肺、脾二脏与皮外科关系密切。《灵枢·决气》有"熏肤充身泽毛,若露雾之溉,是谓气"的论述。李博鉴老师较好地继承了朱老的学术思想并多有创新,运用益气法治疗多种皮科疾病取得了满意疗效。慢性湿疹的治疗朱仁康曾创滋阴除湿法,立方滋阴除湿汤(生地黄、玄参、当归、丹参、赤芍、茯苓、泽泻、白鲜皮、蛇床子),临床上有较好疗效。李博鉴在应用过程中观察到证属阴血不足、湿邪留恋者恒多,气阴两虚者亦不少。他认为,湿热之邪不仅伤阴而且耗气,《黄帝内经》所谓"壮火食气",加之现今过用苦寒药物之流更伤脾胃,伤津耗液,阴损及阳,致气阴两虚,亦即《黄帝内经》所说"邪之所凑,其气必虚"。而阴津的滋长有赖元气的充裕,治疗上对于伴有气虚症状者,常用滋阴除湿法效果不显著,一旦伍以益气药物,多有较好疗效。药物多选用白术、山药、太子参、薏苡仁、生黄芪等性味平和之品。朱仁康之方立意新颖独特,富创新之义,他伍以益气之味,"阳生而阴长",有锦上添花之妙。

3. 紫癜风(泛发性扁平苔藓)

某男,40岁,2002年1月30日初诊。主诉:周身起疹、剧烈瘙痒半年余。现病史:半年前全身泛发鲜红色针尖至绿豆大小皮疹,以躯干部为著,密集成片,剧烈瘙痒;某医院诊断为泛发性扁平苔藓,治疗后好转,但皮疹消退缓慢,瘙痒夜难入寐。

皮科情况:腰背部泛发绿豆到指甲大小紫暗色丘疹,表面光亮,如涂蜡脂,四肢散发同样皮损,面部如常,口腔黏膜有白色斑片。舌质间有瘀斑,苔薄白。

[中医诊断]紫癜风
[西医诊断]泛发性扁平苔藓
[辨证]瘀血阻络
[治法]活血化瘀、通络止痒
[方药]方用血府逐瘀汤化载

桃仁10g 红花10g 川芎10g 当归10g 生地黄30g 牛膝

10g　桔梗 6g　柴胡 3g　枳壳 6g　生甘草 3g　僵蚕 10g　地龙 3g

服药月余,皮损无明显变化,瘙痒减轻,寐安;再拟益气活血通络法,上方去生甘草、僵蚕、地龙,加黄精 30g,枸杞子 15g,党参 15g,黄芪 30g,续服 3 个月而痊愈。随访 1 年病情无反复。

[按语] 益气活血法治疗泛发性扁平苔藓,中医多称之为"紫癜风",因其"皮肤生紫点,搔之皮起"而命名。急性期宜治以清热除湿,祛风通络;若日久不愈,疹色紫黑,密集分布,少量鳞屑,或皮损增厚粗糙,状似苔藓,舌暗瘀斑,脉象涩滞,为风热久羁,瘀阻经络,宜治以祛风清热,活血化瘀。然病属慢性,久治不愈者亦不在少数。此时李博鉴认为不宜久用破血攻伐,致血虚血瘀,邪未去正气已伤,"气为血帅",可在活血化瘀的基础上配伍益气的药物,则取效较捷。药物多选兼有调畅气机作用的血府逐瘀汤加减,使气旺则血不瘀、气行则血行。

4. 四弯风(特应性皮炎)

某女,9 岁,2002 年 1 月 3 日初诊。主诉:四肢淡红色丘疹,红斑 3 个月。现病史:3 个月前无明显诱因出现四肢伸侧淡红色斑片,伴小丘疹,瘙痒,干燥。体质瘦弱,纳谷不香,夜寐不安,大便溏薄臭秽。舌质淡胖,苔白,脉细。

皮科情况:上下肢伸侧为重的淡红色斑片,兼有丘疹、少许丘疱疹,灰白色鳞屑,搔痕明显,肘窝、腘窝、踝部呈肥厚、苔藓样变,瘙痒、干燥。个人史:患者及其母亲均有过敏性鼻炎,患者对牛奶等异体蛋白过敏。

[中医诊断] 四弯风

[西医诊断] 特应性皮炎

[辨证] 脾虚湿蕴、内湿外燥

[治法] 益气健脾、化湿和胃

[处方] 党参 6g　白术 6g　苍术 6g　茯苓 6g　陈皮 6g　泽泻 6g　炒麦芽 15g　六一散 6g(包)　山药 15g

服药 14 剂,已有明显效果,前后稍事加减又服用近 4 个月基本痊愈,予丸药调理治疗。

[按语] 异位性皮炎又称特应性皮炎,中医多称之为"四弯风"、"血风疮"、"顽湿"。该病多发于下肢弯曲处,始发丘疹、疱疹,滋水浸淫,皮

肤瘙痒,符合湿性重浊、趋下、黏滞、易袭阴位等特点,临床上当从"湿"论治,然湿有寒热两端、内外之别,本证多由先天禀赋不耐、恣食肥甘、生冷致脾失健运,湿浊内生浸淫肌肤而引发,寒多而热少,标实而本虚,李博鉴恒以益气健脾、益脾胜湿法治之,药物可选用白术、山药、茯苓、党参、黄芪、太子参、薏苡仁等益气健脾,苍术、陈皮、泽泻、焦三仙、六一散等醒脾渗湿,方剂可选用小儿化湿汤、参苓白术散等。对于见有皮肤掀红、燎浆起疱、流黄水的患者应用龙胆草、黄芩、栀子、白鲜皮等苦寒燥湿之味,中病即止,以防虚虚实实之患。对于病属后期,或长时间服用激素,见食量较大,但腹胀便溏,完谷不化,皮疹渗出不多,枯燥脱屑,苔藓样变,触之如革,实为胃强脾弱,当慎用滋阴养血药物,宜益气健脾,脾土转强,水谷得化,则内湿自除,外燥自解。

5. 燥疮(掌跖脓疱病)

某女,37岁,2002年5月21日初诊。主诉:双手、足心起脓疱1年余。现病史:1年前无明显诱因双手、双足心脓疱,对称而发,肿胀疼痛,经治未愈,发病严重时伴有低热、疲乏无力。舌红、苔薄白、脉沉细。

皮科情况:双手大鱼际、掌心及双足弓皮肤掀红,鳞屑翘起,皲裂如龟纹,少许脓疱,黄白相间。

[西医诊断] 掌跖脓疱病

[中医诊断] 燥疮

[辨证] 湿热内盛

[治法] 益气托毒、清热除湿。

[处方] 生黄芪30g 生山药60g 白芷10g 穿山甲6g 炒皂角刺10g 当归10g 赤芍10g 牛蒡子10g 金银花30g 连翘10g 黄连6g

14剂;另用玉黄膏、四黄膏混合外搽(处方见《朱仁康临床经验集》)。2周后复诊,已有显效,守方共服近3个月而痊愈。1年后电话随访病情无反复。

[按语] 掌跖脓疱病类似中医学的"疮"。《证治准绳》说:"疮者,由腠理虚,风湿之气入于血气,结聚所生也。多着手足,还相对,如新生茱萸子,痛痒,爬抓成疮,黄汁出,浸淫生长,皲裂,时瘥时发,变化生虫,故

名疮也。"本病病程长,可反复发作达数月或数年,现今多以清热解毒、除湿凉血为法治疗。李博鉴根据无菌性脓疱的特点用益气托毒法治疗,每使病程缩短,复发率降低。选方多用《医学心语》的透脓散,以生黄芪为君益气托毒,可重用至60g。同时,他认为掌跖有疱,当责之脾胃,加用生山药、党参、薏苡仁等益气健脾之品,扶正祛邪,可使邪去正安。方中川芎性温活血力大与证不和,用赤芍代之。方中清热解毒之品稍显不足,可随症加入蒲公英、紫花地丁、金银花、连翘、黄连等,所谓师其法而不泥其方。

6. 风毒肿(过敏性皮炎)

王某,男,28岁,1981年5月26日初诊。主诉:全身红肿伴红斑3天。现病史:3天前曾食炸鱼数条,次日颜面、躯干、四肢即出现红斑。诊见颜面红肿,以眼睑、鼻部、面颊部明显,颈部、前胸、肩背及四肢伸侧亦有地图状大片红斑,境界清晰,触之灼热,压之褪色,自觉瘙痒,无糜烂及渗出。伴有便秘溲赤,口渴饮冷。脉细数有力,舌质红、苔薄微黄。

［西医诊断］过敏性皮炎

［中医诊断］风毒肿

［辨证］毒入营血,气血两燔

［治法］治以清胃解毒,凉血化斑

［处方］方选"皮炎汤"加减

生地30克　丹皮10克　赤芍10克　生石膏30克(先煎)　黄芩10克　竹叶6克　连翘10克　生甘草10克　生大黄6克

水煎服。3剂后红斑消退。

［按语］急性红斑性疾病,如常见的系统性红斑狼疮、接触性皮炎、药物性皮炎等,多由热郁阳明,逼迫营血,伤阴灼液,外发肌肤而成,发病多较急。此类红斑多属热、属实,故又可称为阳斑。这与温热病中的吐衄发斑是同源异流,均系血热为患。故阳斑之治,亦不可耗血动血,急当用清胃解毒、凉血化斑之法,慎勿提透。根据温病学说中卫、气、营、血的传变规律及治疗原则,近代名医朱仁康仿犀角地黄汤及化斑汤之意,曾拟"皮炎汤"一方,用生地,丹皮、赤芍清营凉血;知母、生石膏、生甘草相伍,清泻阳明实热;因阳斑初起,气分多有余邪未尽,故加银

花、连翘、竹叶清热解毒，以期透营泻热，转气而解。

7. 猫眼疮（多形红斑）

赵某，女，22岁，1979年12月24日初诊。现病史：3年来每值秋冬季节，颜面、双手背即出现红斑，约月余后消失。斑之大小如钱币，色暗红，边缘轻度隆起，中央凹陷，有水疱，无痒痛感。脉弦细，舌苔薄白。

［西医诊断］多形红斑

［中医诊断］猫眼疮

［辨证］风寒外袭，荣卫不和

［治法］散风清热，活血消斑

［处方］方选升麻消毒饮化裁

升麻10克　白芷10克　羌活10克　防风10克　当归10克　红花10克　赤芍10克　生甘草10克　连翘10克

水煎服。7剂后病愈，至今未发。

［按语］对于风热之邪所致的猫眼疮（多形红斑），因内有血热，郁于肌肤，初起常有外感表证，不久，手、足背可出现黄豆或蚕豆状暗红色斑疹，边缘隆起，中心略凹陷并有小水疱、状如彩虹，故名为猫眼疮。治宜散风清热、活血消斑，方用《医宗金鉴》中的升麻消毒饮化裁，常见功效。

8. 紫斑（过敏性紫癜）

周某，男，15岁，1950年4月26日初诊。现病史：1周前高热，2天后于双小腿出现瘀点。初起鲜红，渐成紫色，压之不退，互不融合，略高于皮面。查血小板计数及出、凝血时间均属正常范围。舌红绛，苔薄白，脉象滑数。

［西医诊断］过敏性紫癜

［中医诊断］紫斑

［辨证］风热入营，血溢成斑

［治法］治以祛风清热、凉血化斑

［处方］生地30克　荆芥炭6克　赤芍10克　蝉衣6克　大青叶10克　银花10克　白茅根20克　生甘草10克　丹皮10克

水煎服。7剂后病愈。

［按语］因血分蕴热、迫血妄行、血溢成斑者，其临床特点是发病较

急,初起红斑,可渐转紫红斑、紫斑,如过敏性紫癜、血小板减少性紫癜、坏血病等。治宜清热凉血,解毒化斑。方选《伤寒六书》分中的消斑青黛饮一方,多能奏效。此外,亦有脾失统摄而发为紫斑者,其临床特点是发病缓慢,反复不已,常伴有脾胃气虚等症状。治当补脾益气,引血归经。方选归脾汤。若由寒邪外束,致使寒凝血瘀而成紫斑者,多发于肢端、耳边等处。除上述冻疮、寒疮之外,尚可见于血栓闭塞性脉管炎、坏死性血管炎、皮端红痛症、雷诺病等多种疾患,治宜温经散寒、活血化瘀,可选用《伤寒论》中的当归四逆汤化裁。

9. 黧黑癍(黄褐斑)

杜某,女,28岁,1951年5月28日初诊。现病史:5年前因脑怒之后,经常胸胁胀痛,性情急躁,月经不调。颜面渐生黑褐色斑片。舌苔薄白,脉弦微滑。

皮科情况:斑片呈蝴蝶形,对称分布于两侧鼻翼、面颊,境界清晰,边缘不整,压之不褪色,无痒痛感。

[西医诊断]黄褐斑

[中医诊断]黧黑癍

[辨证]肝郁气滞,血瘀成斑

[治法]治以舒肝理气,活血消斑

[处方]方选逍遥散化裁

醋柴胡12克　全当归10g　赤芍10g　泽兰10g　茯苓10g　桃仁10g　制香附6g　薄荷6g(后下)　白芷6g

水煎服。20剂后,症状明显改善。又于前方稍事加减,再进21剂,基本痊愈。

[按语]发于头面部的黑斑,常呈棕黑色,以鼻为中心,呈蝶形或地图形,对称分布于面颊、口唇或前额。多由肝郁气滞,郁热灼阴,血弱失华而致。治宜疏肝解郁,活血化瘀,可选用逍遥散化裁。亦有发于前额、耳后、颈侧、前臂等处的黑变病。《医宗金鉴·外科心法》云:"此证一名黧黑斑,初起色如尘垢,日久黑似煤形,枯暗不泽,大小不一。小者如栗粒赤豆,大者似莲子、芡实,或长或斜或圆,与肤相平。"此类黑斑多因命门火衰、虚阳上浮使然,诊必参以舌脉及兼证,治宜温肾壮阳、引火

归源。一可选用右归丸或桂附八桂丸化裁。若因肾水不足,虚火上炎所致者,可选用六味地黄丸、知柏地黄丸以滋阴补肾。因脾不运化,不能化生精微而致气血亏虚,肌肤失养者,可选用《外科证治全书》中的加味归脾汤治疗。发于新生儿腰背、臀部的蓝黑色斑片,可大如手掌,境界明显,边缘整齐,压之褪色。多因形体未充,气血阻滞而成。每随其年龄增长,气血渐旺,可自行消失,故无需治疗。亦有出生后不久,发于一侧眼睑、颧颊,并可累及同侧白睛者,黑斑可呈蓝黑或黑灰色,发展缓慢,无自觉症状。多因先天禀赋不足而瘀血内停,可选用《医林改错》中的通窍活血汤。

10. 白驳风(白癜风)

孙某,男,25岁。1956年6月3日初诊。现病史:患者2月前脐部右侧皮肤突然部分变乳白色。由蚕豆大扩至鸡蛋大小,境界清晰而边缘不规则,中心有少许芝麻大小色素岛,无痒痛感,无炎症及脱屑。舌淡红,苔薄白,脉弦细。

[西医诊断] 白癜风

[中医诊断] 白驳风

[辨证] 风邪袭腠,气血失和

[治法] 调和气血,疏风化斑

[处方] 熟地60g 何首乌60g 鸡血藤30g 鲁豆衣30g 黑芝麻30g 防风15g 姜黄20g 白鲜皮20g

共研细末,炼蜜为丸,每丸重10克,日服2丸。服2个月后,肤色几如正常。

[按语] 凡皮肤色素脱失,发生局限性白色斑片,境界清晰,表面光滑,不起鳞屑者,称为白斑。《医宗金鉴·外科心法》曰:"此症自面累及颈项,肉色忽然变白,状类斑点,并不痒痛。"此多由风邪袭腠,气血失和所成。常见的白驳风(白癜风)即属此类。治宜养血疏风、调和气血。药用熟地、鸡血藤、黑芝麻、何首乌、当归养血和血;茜草、紫草、姜黄、白鲜皮凉血祛风、行气活血。诸药合用,常收著效。

11. 风毒肿(染发皮炎)

肖某,女,45岁。初诊日期1993年7月8日。主诉:头面皮肤肿胀,伴瘙痒渗水2日。现病史:4天前用染发剂,2天后觉头面皮肤灼热瘙痒,焮红肿胀,叠起水疱,湿烂渗液。舌红苔腻,脉象滑数。

皮科情况:头皮、前额、面颊部皮肤潮红焮肿成片,轮廓鲜明,触之灼热。其上水疱丛生,如芥如豆,密似攒粟。疱壁紧绷,鼓起有力,擦破湿烂,津水黄黏。疱底色赤,扪之湿润,或结黄痂,形如松脂。双睑肿胀,两目开启受限,白睛色赤,热泪如汤,伴小溲黄赤。

[中医诊断]风毒肿

[西医诊断]染发皮炎

[辨证]湿热内蕴,外染毒邪

[治法]清热解毒,除湿消肿

[处方]生石膏30g(先下)　生地30g　丹皮10g　赤芍10g　知母10g　银花10g　连翘10g　竹叶6g　六一散10g(包)　泽泻10g　白茅根15g　黄芩10g

水煎服,7剂。外用:生地榆30g,马齿苋20g,黄柏15g,水煎取汁,冷敷患处。每次5分钟,每日2次,7剂。

复诊时患处消肿过半。原有水疱及湿烂处大多干涸,瘙痒明显减轻。唯头皮、前额处仍有新起水疱,四畔潮红微肿,舌脉同前。知方药中的,余邪尚存,遂将六一散加至15g,白茅根加至20g,外用同前,再进5剂而愈。

[按语]此例因秉性不耐,湿热内蕴,发染毒邪,发于体肤,故水疱丛生,湿烂渗液,津水黄粘,参之以苔腻脉滑,知系湿热毒邪作祟。以六一散易甘草,另加白茅根、泽泻、黄芩等,配以湿敷法,意在加重解毒消肿、除湿清热之力。

12. 石火丹(固定性药疹)

杨某,男,32岁。初诊日期1992年7月7日。主诉:阴茎背侧红肿、渗水1周。现病史:素有头痛失眠,常服止痛片、安眠药片。3周前发现阴茎背侧有硬币大小紫红斑,每于服药后颜色加深,定处不移。1周前因患感冒,加服复方阿司匹林后,患处红肿,中有水疱,自觉排尿灼热,伴发热恶寒,头疼乏力,小溲黄赤,舌尖红甚,脉象弦数。

皮科情况:阴茎背侧龟头与包皮交界处,有5分硬币大小紫红斑片,轮廓鲜明,轻度肿胀,四畔绕以红晕,中心生有水疱,鼓起无力,未破不坚,触之即溃,糜烂津水,基底潮红。

[中医诊断]石火丹

[西医诊断]固定性药疹

[辨证]火毒下注,热盛肉腐

[治法]泄火解毒,清热凉血

[处方]生石膏30g(先下) 生地30g 丹皮10g 赤芍10g 知母10g 银花10g 连翘10g 竹叶6g 生甘草10g 木通6g

水煎服,7剂外用:栀子20g,黄柏30g,生地榆15g,水煎取汁,冷敷患处,每次5～10分钟,每日3次,7剂。

复诊时肿胀渐消,其色变淡,糜烂渗出已止。唯留浅在溃疡,基底仍红,疼痛时作。舌红溲赤及排尿灼热感有减。遂于前方加入栀子10g,六一散12g易生甘草,再进7剂。外治同前。药后患处仅留少许淡紫斑片。其他症状均愈。复进5剂,并嘱之勿再服致敏药物,随访未发。

[按语]本例依据皮损发于阴茎,自觉排尿灼热,伴舌红溲赤,知系火毒下注。方中加木通,有导赤散之意。二诊时病虽有减,但排尿灼热,舌红溲赤如故,知热毒未尽,遂以六一散易生甘草,加栀子,意在使邪自小便而解,故收效甚捷。

13. 日晒疮(日光性皮炎)

病例1:李某,女,25岁。初诊日期:1993年8月5日。主诉:肩背皮肤发红肿胀,叠起水疱2天。现病史:5天前去海滨游泳,前天返回后,日晒部位发红肿胀,水疱丛生,灼热刺痛,触之尤甚。伴低热口干,乏力倦怠,少气懒言,小溲短赤。舌红少津,脉象细数。

皮科情况:肩背、上臂外侧等暴露部位皮肤焮赤漫肿,紧绷光亮,触之灼热干燥,其上燎浆水疱,小若梅李棋子,大若核桃鸡卵。疱液淡黄澄清,疱周绕以红晕。疱壁菲薄,鼓起无力,擦破津水滑滑不止。疱底艳赤,扪之无津。

[中医诊断]日晒疮

[西医诊断]日晒伤

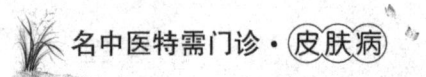

[辨证]热毒灼肤,伤阴耗气

[治法]清热解毒,益气养阴

[处方]生石膏 30g(先下)　生地 30g　丹皮 10g　赤芍 10g　知母 10g　银花 10g　连翘 10g　竹叶 6g　生甘草 10g　太子参 12g　麦冬 10g　五味子 10g

水煎服,5 剂。外用:六一散 30g,枯矾 15g,冰片 2g,研细外用,纱布包扎。

复诊时患处红斑消退,水疱干涸。肩背处残留少许细碎皮屑,形似糠秕,抚之即落。唯觉乏力倦怠、头疼恶心,遂以生脉散、竹叶石膏汤化裁,数剂而愈。

[按语]本例虽因热毒灼伤,体肤焮赤,燎浆水疱,但据其少气懒言,乏力倦怠,舌红少津等可知,此热毒未去,气阴已伤。故仿生脉散之意,加入太子参、麦冬、五味子而收功,可谓标本兼顾。

病例 2:杨某某,女,29 岁。2008 年 8 月 27 日初诊。主诉:面部起红斑 2 个月。现病史:患者平素户外工作。今年入夏以来,发现日晒后就会出现口唇部及颧部皮肤发红,灼热,遮挡症状或可以减轻,咽痛时作,颜面干热。查体:鼻翼两侧见红斑,右侧重,有钱币大,口唇上部水肿红斑如银元大,境界清。苔薄黄,脉滑。

[中医诊断]日晒疮

[西医诊断]日光性皮炎

[辨证]热毒波及血分

[治法]清热凉血解毒

[处方]生地黄 30g　赤芍药 10g　生石膏 30g　知母 10g　大青叶 15g　青蒿 30g　牡丹皮 10g　甘草 10g　金银花 30g　连翘 15g　淡竹叶 6g

14 剂,水煎,日 1 剂。

二诊:诉服上方后,口唇部红斑逐渐消退,干热感觉均好转。唯上周经日晒后又出现两颧部发热,色红,肿胀。舌淡红,苔薄白,脉滑。调方:上方去大青叶,加玄参 10g,地骨皮 10g。再服 7 剂。

三诊:颜面红斑基本消退,鼻翼略红,右耳后少许红色丘疹。舌尖略红,苔薄黄略厚。调方,8月27日方去大青叶,加茅芦根各15g,焦三仙各15g。服7剂以善后。

[按语]本案患者经日晒后出现口唇部皮肤发红灼热,且有咽喉时痛,颜面热,更参其舌脉,辨为热毒入血,清热以清营汤去犀角化裁,重以双花、连翘、竹叶透热转气,解表散邪;复诊时两颧发热明显,可见面红如妆,以阴虚燥热为主,故加入玄参养阴生津、地骨皮清虚热;三诊见鼻尖略红,舌尖红,苔略厚,因肺开窍于鼻,故提示肺卫有热,加入白茅根、芦根清肺卫风热,加入焦三仙去中焦湿滞之邪,标本兼治,随症加减,则可收效显著。

14. 风热疮(重症玫瑰糠疹)

郭××,男,18岁。初诊日期:1992年8月18日。主诉:周身泛发红斑,伴血疱2周。现病史:2周前右腋下出现5分硬币大小近圆形红斑1个,以后于躯干、四肢处泛发成批同样较小皮疹及水疱、血疱等损害。伴壮热口渴,咽喉疼痛,颈周瘰核肿大,便结溲赤。舌绛苔黄,脉数有力。

皮科情况:胸背、腰腹、四肢近端密集指甲大小椭圆形斑片,其色红绛,平摊肤上,边缘微隆,轮廓鲜明,长轴与皮纹一致,表面细碎白屑,状如麸秕。前臂、腿胫、掌跖处散在紫癜如指甲大小,间有血疱、水疱,形若芡实豌豆,孤立散在,四畔艳赤。疱液混浊,疱壁污秽不泽,鼓起有力,擦破滋流血水。口腔黏膜轻度糜烂,少许渗血。

[中医诊断]风热疮

[西医诊断]重症玫瑰糠疹

[辨证]热毒炽盛,燔营灼血

[治法]泄热解毒,清营凉血

[处方]生石膏30g(先下) 生地30g 丹皮10g 赤芍10g 知母10g 银花10g 连翘10g 竹叶6g 生甘草10g 生川军10g(后下) 水牛角粉6g(分冲) 大青叶15g

水煎服,7剂。

复诊时热退便通,疹色转淡,水疱、血疱干涸,唯紫癜尚存,舌脉同前。知病势虽去过半,但恐灰中有火,遂将水牛角粉、生川军剂量减半,调理数剂,渐康复如初。

[按语]本例依据疹色红绛,兼有血疱、紫癜等,参以舌脉,确信为热毒炽盛,燔营灼血,但仍有壮热口渴,咽喉肿痛、舌苔黄干等症,知透热转气之机未失。再加大青叶、水牛角粉以凉血解毒,更添生川军,不仅解毒通便,釜底抽薪,尚可凉血清热,化瘀通络。

15. 面游风(玫瑰痤疮)

王某某,女性,51岁。2008年3月18日初诊。主诉:颜面及鼻部红斑2个月。现病史:患者2个月前无明显原因出现鼻部红斑,逐渐波及两颊,曾于外院诊为玫瑰痤疮,并服用灭滴灵及外用西药膏(具体不清)无明显缓解。刻下见:颜面两颊及鼻部水肿性红斑,高出皮肤,周围皮肤潮红,两颊部红斑上可见散在红色粟粒样丘疹,自觉面部肿胀、灼热,略痒,纳可,小便黄,大便调。舌红苔薄黄,脉滑数。

[中医诊断]面游风,酒渣鼻

[西医诊断]玫瑰痤疮

[辨证]卫气营同病

[治法]疏风清气凉营

[处方]五花饮合白虎汤加味

金银花30g 红花10g 野菊花10g 凌霄花10g 生地黄30g 牡丹皮10g 赤芍10g 生石膏30g(先煎) 知母10g 枇杷叶10g 黄芩10g 桑白皮10g 生甘草10g

7剂,水煎,日1剂。

二诊:颜面鼻部红斑肿胀略有缓解,食纳欠佳,舌红苔黄中略现腻苔,脉滑数。上方去黄芩,加陈皮12g。7剂,水煎,每日1剂。

三诊:症状明显缓解,肿胀基本消退,鼻部及两颊皮肤仍潮红,纳可,二便调,舌红、苔薄白,脉细滑数。3~18日方去红花、黄芩、桑白皮;加鸡冠花10g,玫瑰花10g。7剂,水煎服,每日1剂。后继续以此方加减,再服用2个月颜面红斑基本消失,电话随访至今未发。

[按语]本案患者以鼻部红斑,潮红,粟粒样丘疹为主,肺开窍于鼻,可见此证属肺卫风热,因颜面灼热,瘙痒,可见热邪已部分入营分,此为卫气营同病,治以清气凉营,五花汤为轻清之品,疏风散热,白虎汤

清气分热,另加入丹皮、赤芍等凉营之品,各方均有顾及。二诊舌苔略腻,以防湿邪留滞,加入陈皮祛湿,去黄芩以防碍胃;三诊因皮肤留有潮红,加入鸡冠花、玫瑰花等活血散血,化瘀通络,以不留瘢痕。

参 考 文 献

1. 李博鉴. 辨斑论治[J],广西中医药,1983,6,1:27~28
2. 李博鉴. 辨发论治[J],中医杂志,1986,9:55~58
3. 李博鉴. 辨汗方法小议[J],湖甫中医杂,1989,2:54
4. 李博鉴. 辨甲论治[J],中医杂志,1985,11:58~60
5. 李博鉴. 辨疱论治[J],北京中医杂志,1992,3:15~18
6. 李博鉴. 化瘀苍术散在皮肤病中的应用[J],中医杂志,1989,11:22~23
7. 刘丽涛,李博鉴. 对皮肤病的望诊经验[J],世界中医,2008,3,3:49~50
8. 梁宝慧,赵庆新. 李博鉴主任医师对阴虱的诊治经验[J],光明中医 1996,14(85):24~25
9. 马桂琴. 李博鉴教授论治皮肤病经验[J]. 中国中西医结合皮肤性病学杂志,2009,8,4:225~226
10. 宋坪,李博鉴. 慢性湿疹的中医辨证治疗[J]. 中国全科医学,2004,6,7(12):857~858
11. 李博鉴. 面部黄褐斑证治[J]. 中西医结合杂志,1984,4,7:435~436
12. 李博鉴. 皮肤病辨汗论治[J],北京中医杂志,1989,5:13~17
13. 李博鉴. 皮炎汤在皮肤病中的应用[J]. 中医杂志,1994,35,6:343~344
14. 马桂琴,李博鉴. 透热转气法治疗皮肤病的体会[J]. 中国中医药现代远程教育,2010,5:3~4
15. 李博鉴. 朱仁康老师运用脾胃学说指导皮肤病治疗的经验[J]. 新中医,1982,8:4~5,12
16. 李元文,张丰川,皮肤病[M]. 北京:人民卫生出版社,2006,6
17. 李博鉴. 皮科证治概要[M]. 北京:人民卫生出版社,2001,3
18. 宋坪,李博鉴. 从血论治 诸法合用 朱仁康研究远治疗银屑病经验[J]. 中国中西医结合皮肤性病学杂志,2004,3,1:1~2

(刘昱旻)

王莒生

王莒生教授是北京中医医院院长，国家中医药理局第四批老中医药专家学术经验传承工作指导老师，主任医师，博士研究生导师，享受国务院政府特殊津贴专家。从事临床工作多年，对多种疑难皮肤病、呼吸系统疾病的诊治疗效显著。1978—1983年于北京中医学院分院中医系学习。曾跟师张志礼（已故）、陈美、周乃玉、林杰豪等多位全国名老中医学习中医皮科、内科各种疑难病的治疗。1983—1987年任北京市卫生局中医处副处长；1987—1999年任北京中医医院副院长；1991—2003年任北京市东城区人民代表，2003年当选北京市人大代表。现任北京市中医研究所所长，北京市人大代表，北京市人大常委会教科文卫体专门委员会委员、北京市妇联委员，兼中华中医药学会内科学会常务理事，中医学会医院管理委员会常务理事，北京中医学会副会长，北京中西医结合学会会长等。

作为专家和院长，她多次参与"送医送药送健康"活动，多次深入景山社区为百姓义诊。2003年11月，她不顾多种慢性疾病，随国家人事部专家西部行北京医疗专家团赴青海等贫困边远地区，为百姓送医送药，帮助当地医院会诊查房，受到患者的欢迎。她关于"糖尿病的中医临床研究"、"补肾中药对绝经后妇女骨质疏松症的治疗研究"等讲座，使当地医生了解了该病的治疗方法，拓展了学术思路和视野，并在充分发挥中医中药优势与特色方面深受启发。

先后获得"全国卫生系统抗击非典先进个人"、"北京市先进职工"、"北京市卫生局优秀共产党员"、"北京市消防安全先进个人"及北京市医院管理协会授予的"优秀医院管理工作者"等光荣称号。

在繁忙的管理工作之余，始终不放弃业务，坚持出门诊，坚持院长查房,积极参加教学科研工作,由她主持参与的科研,其中一项获北京市科技进步二等奖、两项获北京市科技进步三等奖。累计发表论文13篇,其中2篇在国际学术大会上宣读,2篇在全国性学术大会上宣读,在国内一级刊物发表论文5篇。主持编写了《临床中药学研究进展》,组织并参加编写了《中医脾胃学说应用研究》等。

擅长治疗干燥综合征、白癜风、湿疹、痤疮、糖尿病皮肤损害、痛风、慢性支气管炎等皮科、内科疾病。

一、医论医话

1. 推崇天人合一、三因制宜

中国传统文化,其核心精神为"致中和",这种中和精神具体体现为:在人与自然关系上,强调天人合一。作为根植于中华民族文化沃土的中医药文化,源远流长,博大精深,就其思想体系而言,除医药学本身的思想理论之外,哲学占有极其重要的地位。《周易》对自然和人类社会纷纭复杂现象的认识和实践,体现着朴素的辨证思维观点,其中突出的表现在整体观上,它在观察、分析、综合万物时着眼于整体,把自然界和人看成是一个不可分割的统一体。"天人"是周易的一个重要内容,而"天人合一"则是它的重要命题。中医的整体观念就是在《周易》"天人合一"整体观的影响下,逐渐形成、发展和完善的。人与自然界是一个不可分割的统一体。人不能离开自然,且受自然界的制约,人体对自然界应有相应的调节和适应能力。《素问·宝命全形论》说:"人以天地之气生,四时之法成";"夫人生于地,悬命于天,天地合气,命之曰人。人能应四时者,天地为之父母,知万物者,谓之天子。天有阴阳,人有十二节。天有寒暑,人有虚实。能经天地阴阳之化者,不失四时。知十二节之理者,圣智不能欺也,能存八动之变,五胜更立,能达虚实之数者独出独人,呿吟至微,秋毫在目。"人生活在天地之间,自然环境之内,是整个物质世界的一部分,所以当自然环境发生变化时,人体也会发生与之相应的变化。人作为自然界的一部分,我们可以说,天地大宇宙,人体小宇宙。"天人合一"观是中医独有的理论,即把人和宇宙合起来统一探索它们的共性,通过研究自然环境的变化来指导中医临床的诊治。

王莒生认为疾病不是孤立存在的，它要受到人的体质禀赋、性情习惯、地域环境、时令气候等多种因素的制约影响。中医很早就提出了"三因制宜"的观念，诊疗疾病必须根据不同的时间、地域和个体的具体情况而采取不同的方法。这体现了具体问题要具体分析的哲学精神。天候地气，即所谓生态环境；世俗人情，即所谓社会环境；七情六欲，即所谓心态环境，都作用和影响人的健康和疾病。《灵枢·逆顺肥瘦》说："人之为道，上合于天，下合于地，中合于人事，必有明法。"因此她非常注重"天人合一、三因制宜"在临床中的应用。

　　上合于天（因时制宜）：人生活在大气中，无时不受天气季节变化的影响，气象要素对人体的影响是不容忽视的。如气血与外环境也必须保持一种协调平衡，这是因为人体是自然环境中的一部分，也是人类在适应自然的过程中进化而成的。天气晴朗，风和日丽，气血的输布和循环通畅；气候炎热，气血升发太过，血热妄行；天寒地冻，气血凝滞收敛。月满时海水西潮，人体的气血旺盛，皮肤充实，抵抗力强；月廓空无或缺损时，海水东潮，人体气血循环量不足，卫气衰，抵抗力弱。人体中气血的活动和质量都受外界气候、日照、月亮、地势的影响。适应能力健全者可以适应较强大的环境变化而维持体内的平衡；适应能力不健全或脆弱者，当外界环境发生较大的变化时，常因不能适应而使机体的平衡遭到破坏，因而发生疾病。中医讲"天人相应"，强调治病"必先岁气，毋伐天和"。明代医家吴琨说："岁气有偏，人病因之，用药必明乎岁气"。所谓"岁气"，即指每年的气候和季节变化。如同样是感冒，因冬是寒邪司令，则用麻黄汤温寒发汗解表，夏是暑湿司令，则用香薷饮清暑化湿解表。

　　王莒生在治疗银屑病的过程中于中医辨证论治的基础上根据发病季节或者加重季节的不同，酌情选用不同药物。银屑病皮损虽以红斑鳞屑为主表现于外，又有血热、血瘀、血燥等证型之分，然其病之于内，受之于外，受多种因素影响，辨证用药时必须从整体考虑，力求天人相应，内外合一，使治疗用药达到最好的效果。如在临床中，银屑病患者多在冬季复发和加重，乃因冬为肾脏主令，肾主闭藏，且"卫气出下焦"，气候寒冷时，阳气潜藏，卫表不足，倘若下焦素虚，阳气不振，或遇疲劳过度,耗伤阳气,则更易感邪;冬令主寒,寒性凝滞,寒则气收,寒邪过盛则乘虚而入,积于肌表,导致气血郁积,运行不畅而发病,可加入桂枝、熟地等药,药物虽轻,疗效倍增。

下合于地(因地制宜):王莒生在治疗各种皮肤病的过程中非常善于根据病人的生活的地域的不同、体质的差异选方用药。根据地理环境特点,来制定适宜的治法和方药。一方水土养一方人。就地域环境而言,东西南北,高下悬殊,寒温迥异。东南湿热,故治宜清化;西北寒燥,故治宜辛润;南人柔弱,药量宜小,北人粗犷,药量宜大。《医学源流论·卷下·五方异治论》说:"人禀天地之气以生,故其气体随地不同。西北之人,气深而厚,凡受风寒,难于透出,宜用疏通重剂;东南之人,气浮而薄,凡遇风寒,易于疏泄,宜用疏通轻剂。"现代中医临床治疗也确实如此。如治疗外感风寒表证,因西北地区气候严寒,人们腠理多致密,故多重用辛温解表药,常选麻黄、桂枝;东南地区气候温热,人们腠理多疏松,故用辛温解表药不可太重,常选荆芥、防风。近代医家张锡纯在《医学衷中参西录·医论·太阳病麻黄汤证·用麻黄汤之变通法》中就曾指出:"如大江以南之人,其地气候温暖,人之生于其地者,其肌肤浅薄,麻黄至一钱即可出汗,故南方所出医书有麻黄不过一钱之语;至黄河南北,用麻黄约可以三钱为率;至东北三省人,因生长于严寒之地,其肌肤颇强厚,须于三钱之外再将麻黄加重,始能得汗。此因地也。"

中合于人事(因人制宜):白癜风是临床常见病,易诊难治,病人多多方求医,久治无效,表现出急躁或者忧郁的情绪,影响疾病的治疗。王莒生在治疗白癜风的过程中善于抓住病人的心理特点,十分重视对病人进行心理疏导,尤其是那些久病或发生于面部的年轻患者,多表现出精神紧张、心情急躁,其总是不厌其烦的为病人讲解,解除病人的心理负担;用药时尤重视调肝,从肝论治,加用柴胡、郁金、香附、玫瑰花、夏枯草等药疏肝解郁,调畅情志,病人则心情愉快,白斑自消。

"有斯人有斯疾也",人的体质有厚薄,禀赋有强弱,年龄有长幼,性别有男女,地位有尊卑,所以疾病的相同是相对的,不同是绝对的,故治疗用药当区别对待。《素问·征四失论》:"不适贫富贵贱之居,坐之厚薄,形之寒温,不适饮食之宜,不别人之勇怯,不知比类,足以自乱,不足以自明,此治之三失也。"临床治疗要有整体的观点,联系的观点,正确处理好局部与整体的关系,不能只见树木,不见森林,头痛医头,脚痛医脚。人的四肢百骸,五脏六腑,借助于经络系统,连接成一个以五脏为中心的密不可分的整体,这就为整体治疗提供了生理依据。

临床上诸如"上病治下"、"下病治上"、"左病治右"、"右病治左"、"内病治外"、"表病治里"等丰富多彩的治法,是最具中医特色的整体治疗观的体现。临床上要见病,也要见人,要病与人兼顾。见病只是局限于病人的主诉和体征,见人就是要见到患病的人的全体,也就是见证,辨析证候,依证而治。

2. 主张从肺论治皮肤病

肺与皮肤病变有着密切联系,无论外感或内伤因素导致肺脏受邪、肺之功能失调,最易发生各种皮肤疾患,如白癜风、湿疹、硬皮病等,应用一般方法效果欠佳。王莒生从事临床工作多年,在皮肤病的治疗中重视肺与皮毛的关系,重视疾病病因,以及诱发加重的外部因素。在临床诊疗中,她注重从肺论治多种皮肤病,主张祛风宣肺散邪、恢复肺之宣发肃降功能,治疗中分别或联合应用补益肺气、清肺化痰、宣降肺气、养阴润肺等方法辨证施治,对多种疑难皮肤病、呼吸系统疾病的诊治疗效显著。

正如《素问·五脏生成》说:"肺之合皮毛,其荣毛也。"若肺气虚弱,布津不能,皮毛滋润无液,则可见毛发脱落之症。若肺热津伤,阴虚血燥,皮毛失养,则憔悴枯槁、肌肤甲错等。肺气失宣,湿热搏结,浸淫皮毛腠理,则生湿疮等病。肺为娇脏,不耐寒热,外邪首当犯肺,致气机壅滞,腠理闭塞,不得宣发疏泄,而见皮肤斑疹、痒痛诸症。故皮肤病的发生与肺的功能失调有密切关系。

如王莒生认为肺脏失调对银屑病的发生发展有推波助澜的作用,正如《严用和医学全书》中所载"肺毒热邪……生疮癣",肺毒热邪也是导致银屑病发生的重要因素;《素问·五脏生成》云:"肺之合皮也,其荣毛也。"皮毛在一身之表,依赖于肺的宣发,输精于皮毛,皮肤才得以温润和滋养,由于肺为娇脏,不耐寒热,易被邪气侵扰,导致肺气失宣,腠理闭塞，营卫气血不能外达皮肤，以致皮肤失养，因此大多数银屑病患者会在感受外邪后出现病情加重或导致本病，这符合银屑病"本于肺、标于皮肤"的病理特征；《外科证治全书》云："白疕（一名疕风）皮肤燥痒，起如疹疥而色白，搔之屑起，渐至肢体枯燥，坼裂血出痛楚，十指间皮厚而莫能搔痒……因岁金太过，至深秋燥金用事，乃得此证。"秋主燥，为肺当令，燥易伤肺，肺气不宣，使肺不能布津于皮肤腠理，以致皮肤失于润泽，干裂脱屑出血，因此银屑病通常会在秋季发病或加重，这体现了肺燥不润、皮肤失养的病理特点。《素问·咳论》云："皮毛先受邪气，邪气以从其合也。"指出外邪侵犯机体首先由皮毛入，进一步则侵犯肺脏，是"从其合"，因"肺合皮毛"。银屑病患者因邪气郁于皮肤，久而累及肺脏，而肺脏受累气血津液难以外荣，皮肤失养，从而形成恶性循环，这也是导致银屑病病势缠绵难愈的原因之一。

治疗时，王莒生强调清肺热、通肠腑，还注重宣肺卫，通阳气。银屑病的主要病机是"热"、"毒"、"瘀"，血热、血燥、血瘀三大证型已成为其中医辨证分型的主体，治疗上以清热解毒为法，酌情予以凉血润燥、活血化瘀之品。并特别重视清肺热、解肺毒，在选方用药上常选用轻灵透达、清解发散之剂，如金银花、连翘、野菊花、浮萍、黄芩等。大肠虽然是传化糟粕之腑，但它的功能状态也常会左右某些疾病的转归。如果大便通畅，体内的糟粕与毒素及时外排，有利于保持皮肤滋润光滑；反之，胃肠积热，大便秘结不通，肠道毒素不能及时排出而被吸收，积聚体内，郁而化热，热郁肌肤，即可诱发或加重皮肤病。因此，治疗银屑病时应注意保持患者大便通畅，必要时可予通便药物治疗，如生大黄等；另外，肺与大肠相表里，肺热可下移大肠，因此清肺热的同时还应清肠毒，槐花是清肠毒佳品，可酌情用之。

《素问·汤液醪醴论》云："平治于权衡，去宛陈。"其宗旨就是要求医者在治疗、制方时应仔细斟酌，分清寒热虚实，视病情的轻重恰当取舍，这对银屑病的治疗具有重要的指导意义。因为治疗银屑病常会使用大量的清热解毒之品，这类药物性味苦寒，而古人云："气血得寒则凝，得温则行。"这样势必会导致阳气郁遏。因此，王莒生特别强调在治疗银屑病时应注意"平治于权衡"，大量使用苦寒之品的同时还应注意宣通阳气，疏通腠理，以利于热毒的外泄。《素问·藏气法时论》云："辛以润之，开腠理，致津液，通肺气。"麻黄、细辛等辛温之品，能温能通，可宣发肺卫之气，既能防止阳气郁遏，又有利于透邪外出另外，肺属金，脾属土，肺为脾之子，培土可以，脾健则肺旺，肺旺则皮毛得养、肤色荣华，有银屑病患者的康复。苦寒之药易伤脾胃，而且病患者长期大量脱屑，营养消耗相对较多，因老师认为银屑病的治疗还应注意顾护脾胃，水谷精微的运化吸收。

近年来有人通过实验进一步论证了肺与皮肤的关系，任秀玲等采用烟熏法复制大鼠肺气虚动物模型，其实验结果证实，当肺损伤时，Fas/FasL不仅在肺组织中的表达呈阳性反应，而且皮肤和大肠中均表达阳性，且与正常对照组有明显差异，在分子水平上进一步证实了肺与皮肤、大肠之间存在着密切联系。可见银屑病从肺论治是有其理论依据的。

3. 内外兼调，方法多样

在治疗皮肤病时，王教授除内服中药汤剂外，还经常使用多种外治法的配合治疗。如外用药物疗法、针灸疗法、火针疗法等。她认为皮肤给药，药物可以直达病所，不仅止痒，还可以滋润皮肤，减轻皮损。经常给患者使用药浴，药浴方中常有透骨草，具有祛风除湿、舒筋活血止痛之功，为治疗疮癣肿毒的常用药；生侧柏叶凉血消肿，《本草从新》谓其"凉血，去血分湿热"，赵炳南老先生就喜用生侧柏叶或楮桃叶适量煮水泡洗，可使皮肤滋润，瘙痒减轻，皮屑脱落；大皂角祛风杀虫止痒，《本草纲目》谓其"治风厉疥癣……涂之则散肿消毒，搜风治疮"；马齿苋、大青叶清热解毒、凉血消肿；白鲜皮祛风除湿；生艾叶温经散寒、除湿止痛；鸡血藤行血补血，以达养血息风、润燥止痒之效。

瘙痒是皮肤科最常见的症状，复杂难治。针灸对于疼痛有较好的疗效，而古人又有"热微为痒，热盛为痛"之说，故王莒生尝试以针灸缓解瘙痒。如治疗病程长，阴血亏耗，瘙痒明显的患者，以养血润燥、息风止痒，常选双侧曲池、合谷、血海、三阴交等穴。曲池为手阳明大肠经之合穴，有行气血、通经络、搜风祛湿等功效；合谷为手阳明大肠经之原穴，轻清走表，升而能散，二者相配，有散风泄热、宣通气血、通经活络之功,既可以散外风,又可以息内风。三阴交为肝、脾、肾三经之交会穴,补脾之中兼顾肝肾,肝藏血,脾统血,肾藏精,精血又能互化,故可培补精血,而且三阴交又是治疗血分疾病的常用穴位,对于有瘙痒症状的皮肤病尤其适用。血海为足太阴脾经穴,为血之会,脾能统血,脾之精血发于此,故能养血活血、理气祛瘀、理血调经,为治疗血病之要穴。血海、三阴交同属脾经,二者相配共奏养血和血、补益脾阴、滋补肝肾之功。以上四穴,两为太阴两为阳明,阴阳表里相配,既能滋阴养血、息风止痒,又可清热搜风、疏泄深入三阴之热邪,以凉血活血、通经活络。

另外,对于关节肿痛、畸形,辨证属于寒湿之邪留注关节者,常利用火针疗法,通过温热刺激腧穴,可增加人体阳气,激发经气,调节脏腑功能,有行气活血、温通经络之功。故王莒生采用国医大师贺普仁老先生"贺氏三通法"之温通法,用火针点刺患侧关节及腧穴(如内外膝眼等),以温通经脉、缓解关节痹痛。

4. 银屑病——推崇内外合邪、综合治疗

银屑病是一种常见的慢性复发性炎症性皮肤病,顽固难愈,复发率高。其皮损特征是红色丘疹,或斑块上覆盖有多层银白色鳞屑,有明显的季节性,多数患者病情秋冬季加重,夏季自然缓解。根据去皮损的不同特征临床上一般将银屑病分为四型:寻常型、脓疱型、关节型、红皮病型。银屑病病因目前仍然不清楚,一般认为和遗传、免疫、感染、精神等因素有关。银屑病相当于中医学的"白疕"、"松皮癣"等范畴。《外科大成》称"白疕,肤如疹疥,色白而痒,搔起白屑,俗称蛇虱"。因对其缺乏特效的治疗药物而成为全世界皮肤科重点防治的疾病之一。中医历代医家对其治疗积累了许多宝贵经验。虽然如此,中药治疗银屑病的疗程较长,也难以杜绝病情的复发,因此如何从新的视角,采用新的辨证治疗方法进一步提高临床疗效,是当前中医治疗银屑病迫切期待解决的问题。

对于其病因,古人大多从风邪及血燥立论,如《外科大成》云:"白疕……由风邪客于皮肤,血燥不能荣养所致",《医宗金鉴》云:"白疕……由风邪客皮肤,亦由血燥难荣外"。近代众医家多认为血热是本病的重要原因,如赵炳南将银屑病辨证分为血热证、血燥证2型;朱仁康则分为血热证、血燥证、风湿证、毒热证4型。

王莒生在多年的临床实践中,对银屑病的诊治积累了丰富的经验。其认为银屑病多因内有血热,外感风湿燥热之邪,内外合邪而发病,与肺、脾、肝、心、大肠等脏腑关系密切。血热则热灼血络,血络受损,血溢脉外,壅于皮肤,则发为红斑;热盛血燥,肌肤失养,则皮肤脱屑、瘙痒。而血热的形成,或因外感风湿热毒之邪,以致肺热炽盛,肺气郁闭,热伤营血;或因肝郁气滞郁而化火;或因思欲太过耗伤心脾;或因饮食不忌过食辛辣腥发之品,以致痰火内生。若病程日久,或燥热之邪久羁,耗伤阴血,血虚津枯难以濡养肌肤,皮肤干燥、瘙痒,皮损浸润明显,日久不去;或久病脾失运化,痰湿内生,皮损反复迁延,增生肥厚,脱屑、瘙痒明显。若血热炽盛或治疗不当,外受毒邪刺激,则火毒内盛充斥肌肤,气血两燔,以致经络阻隔,气血凝滞,通体潮红,发为红皮病型银屑病;若风湿热毒之邪侵袭关节,则关节红肿疼痛,甚则畸形,发为关节型银屑病;若患者素体脾虚湿盛或外感风湿之邪,湿热之邪发于皮肤,则成脓疱型银屑病。

治疗上强调以清热解毒、凉血活血、健脾祛湿、疏肝解郁为法。王莒生治疗主张剂量大、药力专,一方面强调清热解毒,尤其是清肺热、解肺毒,常用金银花、连翘、蒲公英、野菊花、大青叶、地丁等清热解毒之品。另一方面,对于一些病程日久,反复不愈,顽痰、顽湿难去的病例,她常借鉴中医外科治疗阴疽的方法,以"阳和通腠、温补气血"为原则,取阳和汤方之意,加用麻黄、白芥子等药物。另外,银屑病以血热为本,热壅血络,发于皮肤则成红斑,临床上王莒生常用生地、丹皮、赤芍、白茅根、紫草、茜草等药物。对病程迁延、瘙痒明显者,多认为属肝木失养,血虚生风之变,根据前贤"治风先治血,血行风自灭"之说,使用凉血活血之品不仅可以清热凉血消斑,还可养血息风止痒。银屑病静止期、慢性湿疹等皮肤病,皮肤干燥瘙痒,增生肥厚,此实为顽湿聚结,阻滞气机,精微气血不能濡养肌肤的表现,故针对以上表现反复发作、迁延不愈者,无论干湿,无论渗出多少,都以祛湿为要。王莒生十分重视健脾与祛湿的辨证关系,健脾可以祛湿,祛湿又可以健脾。她认为,银屑病患者长期大量脱落皮屑,营养状况不佳,应当重视健脾,以助水谷精微的生成；另外，因脾为肺之母，培土可以生金，脾健则皮毛得养、肤色荣华；此外，治疗银屑病常用大量清热解毒之品，易致腹泻，适当加入健脾止泻收涩之品（如白术、山药、茯苓、乌梅等）可以有效防止腹泻的发生。银屑病有反复发作的特点，对于发于面部者或年轻女子，长此以往会自卑、抑郁，以致肝郁气滞，郁而化火，加重病情，反复不愈，陷入"因病致郁，因郁致病"的恶性循环；长期肝郁，以致肝胃不和，土虚木旺，还会出现反酸、胃痛、胃脘部不适等症状，严重影响患者的生活质量和治疗效果，因此治疗上常用柴胡、郁金等疏肝解郁药物；若胸腹胁肋胀痛可加用川楝子、元胡理气；反酸烧心可加煅牡蛎、乌贼骨制酸，同时关注患者饮食及消化情况。对于关节型银屑病，王莒生常加用威灵仙祛风湿、通经络，土茯苓利湿解毒，通利关节；对于红皮型银屑病加用僵蚕、蝉衣、全虫或全虫方，以搜风通络；睡眠差者加用首乌藤、炒枣仁，认为首乌藤不仅可以养心安神，还可以补益肝肾、镇静、止痒。

银屑病是慢性病，易反复发作，王莒生常告诫患者既不要过于惧怕，又要注意预防、早期治疗，树立终生治疗的理念。对于病后调理，王莒生充分吸收和借鉴现代医学的最新成果及其他各家的经验，她认为银屑病与自身免疫有关，临床上免疫指标多异常，常采用郁仁存老专家治疗化疗后气血亏虚的调免汤（生黄芪 30g，女贞子 30g，鸡血藤 30g）调节免疫，尤其对于久病后气血耗伤者，有较好的益气、养血作用。王莒生治疗银屑病深受赵炳南的影响，对他的经验方推崇备至，如清热凉血的凉血五花汤、凉血五根汤；健脾祛湿、"以皮达皮"的多皮饮；息风通络、除湿解毒，针对顽固性瘙痒的全虫方；活血化瘀的活血散瘀汤、活血逐瘀汤、逐血破瘀汤；除湿清热解毒的土槐饮；调气和营，消风止痛，病后调理的清眩止痛汤等。临证中，她融合赵炳南多个方剂的特点，以凉血活血为主，兼顾清热解毒、散风除湿，使复杂的病情逐渐得以好转。

5. 干燥综合征——探求病机、从肝论治、方法多样、有机结合

干燥综合征又称口、眼干燥和关节炎综合征，是一种常见病、多发病，主要以侵犯泪腺、唾液腺为主的一种全身性自身免疫病，多发于 40～60 岁女性。其主要发病机制是外分泌腺中大量淋巴细胞浸润和血清中多种自身抗体存在，导致多脏器损害。临床以口、眼干燥为主要表现，还可伴有腺体外症状，如关节炎、肌痛、皮疹以及内脏损伤症状，严重影响人们的日常生活。该病早期不易被重视，且病程长。中医学无相似的病名，但其复杂的临床表现在许多古典医籍中有类似描述。无论原发抑或继发，因其往往伴发许多脏腑病变，因此，很难明确属于哪一病证。有人认为，本病宜归属中医学"燥证"范畴；有人认为，因其可累及周身故称为"周痹"；关节疼痛则属于"痹证"；有脏腑损害者如肾、肝等受损，称之为"脏腑痹"。近年全国中医痹病专业委员会所著的《痹病论治学》称本病为"燥痹"。因其证候复杂，变化多端，临床诊治颇为棘手，现代医学治疗效果也不明显。王莒生在长期临床工作中，应用中医药治疗该病积累了一定的经验，在缓解症状、延缓病程方面取得了显著效果。

中医学认为，"燥胜则干"，"诸涩枯涸，干劲皴揭，皆属于燥"。据此王莒生认为，本病起病于"燥"，其常见病因有：①先天不足：或素体阴虚，津液亏少；或素体阳虚，不能化水，津液不得上承，均可导致阴津亏虚，清窍失养而发为本病。②后天因素：或为情志所伤，劳倦过度；或为久病失养，精血内夺；或为年高之人天癸将竭；或为误治、失治，如误用汗、吐、下法；或过服辛温升散之剂；或亡血失精等皆可导致阴津不足，正气耗损而发为本病。③六淫外邪，消灼津液而发为本病。

王莒生认为，先天不足为发病的先决条件，后天因素导致痰瘀阻络、脏腑失调是发病的关键。所谓"正气存内，邪不可干；邪之所凑，其气必虚。"本病发病由表及里，由浅入深，临床辨证当辨其表里虚实。早期感受外邪致病者，多属表实，起病急，病程短。而先天禀赋不足，年老体弱，失治误治，久病入里者，耗伤肺、肾、肝、脾、胃之阴液，致阴虚津亏者，属里属虚，起病缓慢，病程较长。本病病情缠绵，早期若病情未得到控制，迁延日久，必损及五脏六腑，病情由表入里、由实转虚，影响脏腑功能，津液不布，致痰瘀闭阻经脉，病情演变为虚实夹杂。因此，王莒生认为，探求病机、辨清表里虚实是治病的基础。只有弄清楚病机，辨清表里虚实，才能有的放矢，对症下药。

此外，王莒生还特别重视肝脏功能失调与本病的关系。本病以女性多见。妇人以血为本，经、孕、产、乳均以血为用。气为血之帅，血为气之母，故血病及气，气病又可及血。肝藏血，主疏泄，七情内伤最易导致肝的功能失常和气血失调而发病。《景岳全书·妇人规》云："妇人之病不易治也……此其情之使然也。"本病尤其多发于40岁以上的女性。此年龄段的女性生理机能开始衰退，正如《内经》所云：女子"六七三阳脉衰于上，面皆焦，发始白；七七任脉虚，太冲脉衰少，天癸竭……无子也"。这本是女性正常的生理衰退变化，但是有一部分女性，由于体质因素，肾虚天癸衰竭的过程加剧或加深，或工作和生活的不同境遇，以及来自外界的刺激等影响，难以适应这一阶段的过渡，使阴阳失去平衡，脏腑气血功能不相协调，出现肝气逆乱、肝气郁结、肝郁火旺等病证，气病及血，阴血暗耗，肝脉气血痹阻，从而发为本病。

  本病病程日久常常表现出肝气郁结、郁而化热、肝阳上亢之证，如心烦易怒、善叹息等，故对于伴有肝经症状者，王莒生常常运用清泻肝火：常用药物如青黛、野菊花、蝉蜕、钩藤、紫贝齿、龙胆草、夏枯草、羚羊角等。平抑肝阳：常用药物如桑叶、钩藤、柴胡、生龙骨、珍珠母、石决明、生牡蛎、紫贝齿、代赭石、羚羊角等。疏肝解郁：常用药物如柴胡、香附、玫瑰花、郁金等。滋补肝肾：常用药物如巴戟天、杜仲、续断、肉苁蓉、补骨脂、菟丝子、沙苑子、冬虫夏草、枸杞子、女贞子、墨旱莲、山药等。

  临证中往往证候复杂，变化多端，只有多种治法综合运用才能取得疗效。王莒生在临床中总结了多种治疗干燥综合征的方法，灵活运用，有机结合。多种治法的综合运用并不是各种治法的叠加，而是要有所侧重，抓住主要矛盾进行治疗，结合病人的实际情况斟酌用药，通过调动人体自我修复能力，使人体的气血阴阳调和，从而达到阴平阳秘的状态。如益气养阴法：贯穿于疾病治疗始终，为本病的基本法则。本病久治不愈，迁延日久，易致气阴两虚之证；或年老体弱、饮食失调日久、素体气阴两虚而感受风寒湿邪，常用药物如黄芪、沙参、麦冬、石斛、玉竹、黄精、党参等。清热解毒法：外邪侵袭，消灼津液，易于化火生热而成热毒内盛之证。因此，清热解毒作为本病的常用治法，多用于疾病早期。常用的清热解毒药如黄芩、紫草、双花、连翘、白花蛇舌草、蒲公英、夏枯草、芦根、茅根、生地、丹皮、赤芍、竹茹、竹叶、栀子等。清肺润燥法：燥邪犯肺是指外感燥邪或感受风热化燥伤阴,以致肺津耗伤。清肺润燥法常与清热解毒法一起用于疾病的早期治疗。常用药物如桑叶、枇杷叶、沙参、麦冬、杏仁等。常用方剂:清燥救肺汤加减。处方:阿胶、生甘草、麻仁、当归、川芎各10g,党参、玉竹各15g,石膏、生地、杏仁、枇杷叶、花粉各20g,桑叶、麦冬、百合、沙参各30g。祛痰化瘀法:本病大多为慢性进行性,疾病既久则病邪由表入里,由轻而重,导致脏腑功能失调,从而产生痰浊与瘀血。痰瘀既成,闭阻经络,诸症可见。因此,祛痰化瘀亦为本病的常用治法。常用药物如当归、郁金、川芎、姜黄、鸡血藤、桃仁、红花、穿山甲、丹参、乳香、没药、元胡等。常用方剂为桃红四物汤加减。处方:山甲珠、川芎各6g,牛膝、甘草、白僵蚕、白芥子、赤芍、益母草、夏枯、秦艽、当归各10g,生地、桃仁、红花、郁金各15g,白芍、鸡血藤、丹参、黄芪各30g。祛风除湿通络法:六淫外邪是本病的外因。风寒湿邪,闭阻经络、关节使气血运行不畅,日久消灼津液,引起本病。因此,对于伴有关节疼痛、肢体不舒者需佐以祛风除湿之药。常用药物如羌活、独活、威灵仙、木瓜、秦艽、防己、桑枝、穿山甲、丝瓜络、全虫、白僵蚕、首乌藤、路路通等,并佐以通阳之品。阳气通达,气机调畅,津液输布,诸症自消。常用药物如桂枝、附子、细辛等。

6. 白癜风——辨证论治、随症加减、遣药引经、结合药理

白癜风是一种常见的后天性原发性的皮肤色素脱失症。其特点是损害为局限性色素脱失斑,表明光滑,无鳞屑。初为圆形,可单发,亦可对称发生,自针头大小到手掌大小,有增大趋势。皮损渐呈不规则形,边缘色重。有时中阳有正常皮肤,或深色斑点,为色素岛。斑内毛发可变白,重者可损及全身大部分皮肤。白癜风属于中医"白驳风"范畴。本病是皮肤科的常见和多发病,虽无自觉症状,却影响美容,对患者的工作和生活影响很大。其病因及发病机制不明,目前研究认为其发生发展常与多种因素有关,如免疫、神经、遗传、外伤、化学品及其他疾病。迄今为止,国内外治疗白癜风尚无确实有效的方法,难以诊治。中医治疗时分型和年龄的不同,表现也不一样。患者的主观症状也多种多样,使辨证论治有一定的困难。

王莒生从事中医临床工作多年,经验丰富,对本病的治疗倡导辨证论治、随症加减,重视经络辨证、遣药引经,结合药理研究、中西合参,临床采用中医辨证论治与专方专药相结合的方法治疗本病,取得了良好的临床效果。

目前,许多医家认为白癜风的主要病因病机为肝肾不足,气血不和;久病入络,病程长者多兼瘀血。王莒生认为:肝肾不足、脾胃虚弱、气血失和是本病发病的根本所在,外感六淫、内伤七情、饮食失调等是其发病的诱因。临床治以滋补肝肾、调和气血、祛风通络为法。自拟经验方:生芪、女贞子、鸡血藤、桑白皮、白芷、白蒺藜、白僵蚕、补骨脂、黑芝麻、何首乌、熟地、生地、茯苓、白术、赤芍、白芍、川芎、当归、麻黄、防风、全蝎等。方中熟地、生地、何首乌、女贞子、补骨脂、黑芝麻等滋补肝肾,填精补髓,以补先天之本。黄芪、白术、茯苓健脾益气,以补后天之本。《诸病源候论》认为"白癜"是"风邪搏于肌肤,血气不和所生",李中梓《医宗必读卷十》记载"治风先治血、血行风自灭",故用当归、白芍、赤芍、川芎、鸡血藤等养血活血以祛风。皮疹色白,发于体表,《素问·阴阳应象大论》记载"肺生皮毛……在色为白",故用白芷、白蒺藜、白僵蚕、桑白皮、麻黄、防风、全蝎等宣肺祛风通络。

随症加减:①若因郁怒惊恐所致,常伴心烦易怒、胸胁胀满、纳呆、舌淡红、苔薄黄、脉弦,可加柴胡、郁金、香附、玫瑰花、夏枯草等药疏肝解郁。②患者性情烦躁、焦虑失眠则可用酸枣仁、合欢皮、首乌藤、远志、生龙骨等养肝安神除烦,助其性情恢复平和。③根据发病季节不同,可酌情选用不同药物:如冬季加重者,可加入麻黄、细辛、桂枝等温经通络药物;夏季加重者,可加入紫草、茜草、银花、连翘等凉血解毒药物。④病久者,加用全蝎、蜈蚣、丝瓜络、通草等通经活络药。⑤瘙痒者,加用白鲜皮、地肤子等祛风除湿止痒药。⑥热象明显,舌红、苔黄、大便干者,可加入银花、连翘、野菊花、生槐花等清热解毒凉血药物。内服中药前两遍煎后口服,第三遍煎后取汁涂擦或外洗患处,既可增加疗效,又可充分利用药物。在饮食宜忌及生活起居方面,王莒生主张饮食宜清淡而富有营养,忌辛辣刺激、海鲜及酒类食物。忌劳累、紧张及情志不畅。她十分重视对病人进行心理疏导,尤其久病或发生于面部的年轻患者,多表现出精神紧张、心情急躁,总是不厌其烦地讲解,解除病人的心理负担。并嘱患者要保证足够的睡眠,避免外伤及机械性刺激。

王莒生十分重视经络辨证,善于依据皮损部位所属经络,加用引经药物,因为药得所引,则可直达病所,起到引经报使的作用。在选用引经药时,多用具有活血化瘀功效的药物,兼顾改善局部微循环。如临床上皮损发于面部、四肢等暴露部位的患者占较大比例,而这些部位以阳经分布为主,故针对阳经使用相应药物可增强疗效。白芷一药,身兼多职,对外其辛之发散可使药直达病所,对内其归阳明经可行调理脾胃之功,故对皮损在阳明经者多以白芷引经;如皮损多发于手臂部者用片姜黄,借助其善行上肢之性,引药直达病灶;如皮损多发于下肢者用牛膝,旨在借其引血下行之性使药下行;白斑以肝经循行部位蔓延,如头发、双目、耳周、颈项、胸胁、乳房、小腹两侧、双髌、腹股沟、外阴等部位者多用柴胡、郁金、香附作为引经药,取其入肝经之性。

现代医学认为白癜风是由于皮肤和毛囊的黑色素细胞内酪氨酸酶系统的功能减退、丧失而引起的一种原发性、局限性或泛发性的色素脱失症。补骨脂中含补骨脂素和异构补骨脂素等呋喃香豆素类物质,能提高皮肤对紫外线的敏感性,抑制表皮中巯基,增加酪氨酸酶活性,刺激黑色素细胞使其恢复功能而再生色素,使皮损不再继续扩大,白斑部位色素加深。另研究发现补骨脂、白芷、防风有光敏作用。还有文献报道,补骨脂、白芷均可通过增加黑色素细胞黏附和(或)迁移对白癜风产生治疗作用。制首乌中含有中等量的大黄素和大黄酚,它可以增强体外黑素细胞的增殖及酪氨酸酶的活性,同时制首乌 C_{21} 甾甙能够清除超氧阴离子自由基和羟自由基,还可以提高小鼠细胞数量及功能,提高补体免疫沉淀抑制率及血清抗体水平,并能改善微循环,提高耐缺氧能力。从细胞水平证实了单味中药制首乌对黑素细胞的增殖和迁移具有明显的促进作用,且呈剂量依赖关系。白蒺藜在白癜风治疗中的应用相当广泛。《本草求真》谓其:"质轻色白,辛、苦、微温……然总宜散肝经风邪。凡因风盛而见目赤肿翳,并通身白斑瘙痒难当者,服此治无不效。"白蒺藜的实验研究多显示,白蒺藜对黑素细胞和酪氨酸酶有高浓度激活、低浓度抑制的双向调节作用。杨柳阁等观察白蒺藜高、中、低三种给药剂量大鼠不灭活血清对酪氨酸酶活性的影响,发现白蒺藜对酪氨酸酶活性的影响与大鼠给药剂量有关,呈低浓度抑制,高浓度激活。临床应用白蒺藜治疗色素脱失性疾病宜用较大剂量。因此,王莒生应用白蒺藜时,用量较大,常用 30g,临床效果显著。她在治疗白癜风的过程中在中医辨证治疗的原则下,并结合现代中药药理研究的理论,选用补骨脂、白芷、防风、制首乌、白蒺藜等药物运用于临床,效果甚佳。

二、医案荟萃

1. 湿疹(一)

患者,男,54 岁。2008 年 12 月 10 日就诊。

主诉:双下肢皮肤皮疹渗出伴瘙痒半年余,多家医院诊为湿疹,经治疗后收效甚微。就诊时见双下肢皮肤出现粟粒状红色丘疹,部分融合成片,糜烂面有分泌物渗出,并伴有剧烈瘙痒,双下肢皮肤颜色深,水肿明显,行走困难,胸闷不舒,晨起咳痰,口中黏腻,大便不爽。舌质红、苔白厚、脉滑数。

[西医诊断] 湿疹

[中医诊断] 湿疮

[辨证] 肺气不降,湿热下注

[治法] 清热肃肺,渗湿止痒

[处方] 葶苈子15g 杏仁15g 桑白皮20g 浮萍10g 防风10g 荆芥穗8g 首乌藤30g 芦根30g 灯心草3g 淡竹叶10g 白茅根30g 猪苓30g 茯苓30g 苍术15g 苦参10g 黄柏10g 牛膝10g 生薏米30g 黄连10g 白鲜皮15g

14 剂,水煎服。服药后皮疹明显减少,渗出消失,续服 14 剂,湿疹痊愈。

[按语] 湿疹中医又称浸淫疮。多为平素脾虚湿盛或身体虚弱,脾为湿困,湿浊外溢肌肤而发病,治疗常以健脾清热祛湿之法,然临床效果常不理想。而肺主皮毛,正如《素问·痿论》曰:"皮毛者,肺之合也。"皮毛受病当然和肺有关,患者平素脾虚湿盛,湿浊蕴肺,日久化热,湿热之邪充斥三焦,上则致肺气不降,下则流注四肢肌肤。"肺为水之上

源",肺之肃降功能正常,则水液才能向下、向内输布到内脏,经内脏利用后,在肾的气化作用下,化为尿液自膀胱而出。今肺气失于肃降,不仅出现胸闷咳痰症状,更使水液代谢失常,流注肌肤发为湿疹。故治疗上宜清热肃肺、祛湿止痒。方中葶苈子、杏仁、桑白皮、浮萍清热降肺气,恢复肺之肃降功能;防风、荆芥穗宣发肺气,使肺气升降正常;芦根、灯心草、淡竹叶、白茅根、猪苓、茯苓淡渗利湿;苍术、黄柏、牛膝、生薏米为四妙散,增加清热利湿之力;首乌藤、苦参、黄连、白藓皮燥湿止痒通络,肺气降、水道通、湿邪去,疹自消。本例辨证重点是患者胸闷咳嗽,由此想到肺失肃降应是本病病机。事实证明,湿疹由肺论治当是治疗捷径。

2. 湿疹(二)

薛某某,男,54岁,新疆人,2008年8月3日初诊。

主诉:全身起疹伴痒1年余,在当地多家医院就诊,中西药多种药物治疗效果不佳来诊。病人诉瘙痒剧烈,夜不能寐,辞去工作,专门来北京看病,十分急躁。

查:躯干四肢密集红色丘疹,散在水疱,结痂,抓痕明显,双下肢尤甚,舌红,苔黄腻,脉弦滑。

[西医诊断]湿疹

[中医诊断]湿疮

[辨证]肝经湿热

[治法]清热利湿,凉血解毒

[处方]首乌藤30g 龙胆草10g 浮萍10g 灯心草4g 淡竹叶10g 白茅根30g 丹皮10g 赤芍10g 茯苓10g 苍术30g 防风15g 芥穗炭3g 苦参10g 生薏米30g 桑白皮15g 牛膝10g 黄连15g 蒲公英30g 炙麻黄6g 全蝎6g

14剂,水煎服,早、晚各1次。

复诊,病人诉皮疹明显减轻,瘙痒大减,可以安然入睡,病人也面露喜色,又用上方加减治疗1个月,病人痊愈,感激万分,欣然回家。

[按语]王莒生观前医之方,十味药左右,用量均为10g左右,也以清热解毒利,却效果不佳。故考虑到病人身体壮实,身居西北高寒多风

地带,腠理致密,邪气久聚,不易祛除,然今之药多为人工种植,药力大减,故非大方重药无以祛其顽疾。充分体现了她在治疗各种皮肤病的过程中非常善于根据病人的生活地域不同、体质的差异选方用药。

总之,"天人合一"观是中医整体观中的重要内容,是中医理论所独有的优势,随着现代医学模式由生物医学模式向生物-心理-社会医学模式的转变,更能体现出它的超前性和优越性,值得进一步整理和研究,以期在临床更为广泛的应用。

3. 银屑病(一)

患者,男,41岁,2009年11月就诊。主诉"反复红斑、脱屑1年余",患者自诉近1年余以来反起红斑、脱屑,伴瘙痒,曾来我院门诊就诊,诊为银屑病,经中药内服治疗有所缓解,但未痊愈,病情有所加重,食纳可,眠可,大便偏干,小便可。

查体:躯干、四肢散在浸润性红斑,有较多银白色鳞屑,余未见明显异常。舌红,苔薄黄,脉滑数。

[西医诊断] 银屑病

[中医诊断] 白疕

[辨证] 血热炽盛

[治法] 清热解毒,祛风止痒,佐以宣肺达表

[处方] 金银花30g 连翘15g 野菊花10g 炒槐花10g 黄芩10g 白茅根30g 丹皮10g 赤芍10g 生地黄10g 茯苓15g 萆薢15g 土茯苓30g 首乌藤30g 鸡血藤30g 细辛6g 麻黄6g 香附30g 钩藤30g 全蝎6g 乌梢蛇10g

水煎1剂,共21剂

3周后患者皮疹明显好转,脱轻,瘙痒仍明显,大便质稀,每日1~2次,小便可,苔薄黄,脉滑数,原方加大健脾之力:金银花,连翘10g,黄连10g,蒲公英30g,黄芩10g,萆薢10g,土茯苓10g,生薏米30g,炒薏苡仁30g,茯苓10g,炒白术10g,山药10g,赤芍10g,漏芦10g,蝎6g,乌梢蛇10g,首乌藤30g,防风10g,浮萍10g。水煎服,日1剂,共21剂。3周后患者皮疹痊愈。

[按语] 银屑病是一种常见的慢性复发性炎症性皮肤病,顽固难

愈,复发率高。其皮损特征是红色丘疹,或斑块上覆盖有多层银白色鳞屑,有明显的季节性,多数患者病情秋冬季加重,夏季自然缓解。根据皮损的不同特征临床上一般将银屑病分为四型:寻常型、脓疱型、关节型、红皮病型。银屑病病因目前仍然不清楚,一般认为和遗传、免疫、感染、精神等因素有关。银屑病相当于中医学的"白疕"、"松皮癣"等范畴。《外科大成》称:"白疕,肤如疹疥,色白而痒,搔起白屑,俗称蛇虱"。

王莒生继承泰斗赵炳南的学术思想,认为血热是本病的发病主要因素。本例患者1年余以来反复起红斑、脱屑,伴瘙痒,应属于银屑病的寻常型。中医辨证属于血热炽盛,故治疗选用丹皮,赤芍10g,生地黄10g,白茅根30g 鸡血藤30g,以凉血活血。又因她强调中医的整体观,擅长从肺论治皮肤病,故她注重清肺热,故应用轻灵透达之剂:金银花、连翘以宣肺达表。并用细辛、麻黄辛温之品既可选发肺卫之气,又可防止阳气郁遏,且有利于透邪外出。肺与大肠相表里,故以槐花清肠毒、钩藤、全蝎、乌梢蛇以祛风止痒。

4. 银屑病(二)

雒某,男,50岁,主诉"头身皮肤反复起红斑、脱屑8年余,加重2年余"。于2009年7月15日收治入院。患者8年前外伤输血后,下肢皮肤出现红斑、脱屑,逐渐加重,经某医院检查诊断为银屑病;予紫外线照射、中成药等治疗,皮疹反复发作。2年前皮损增多,口服阿维A胶囊后可缓解,但停药易复发,并伴有膝、踝关节痛。后经外院检查,诊断为"红皮病型银屑病、关节型银屑病",服用甲氨蝶呤、雷公藤及中药等治疗,皮损可减轻,但停药易复发。入院时症见:全身皮肤弥漫性红斑,脱屑伴瘙痒;左膝关节肿胀、疼痛,部分指关节肿胀;纳可,夜寐欠安,大便干,小便可;舌红、苔少,脉滑数。

查体:头皮、躯干、四肢弥漫性浸润性红斑、淡红斑,有大量银白色鳞屑,皮损面积占全身总皮肤的95%以上;指、趾甲明显粗糙增生肥厚;左膝关节、右踝关节肿胀压痛,部分指关节肿胀,左食指指间关节变形、活动受限。

辅助检查:白细胞计数$7\times10^9/L$,中性粒细胞52%,C-反应蛋白

32.4mg/L,HLA-B27 阴性。

[西医诊断] 红皮病型银屑病,关节型银屑病

[中医诊断] 白疕

[辨证] 血热炽盛,湿热内蕴,血虚风燥

[治法] 凉血活血,清热解毒,散风除湿

予中药内服(凉血活血汤加减)、药浴及针灸治疗。

[处方] 生地黄 15g　牡丹皮 15g　赤芍药 15g　白茅根 30g　地骨皮 30g　当归 10g　金银花 30g　连翘 10g　浮萍 15g　桑白皮 15g　茯苓皮 15g　大腹皮 10g　白蒺藜 10g　苍术 15g　防风、防己各 10g　白鲜皮 30g　地肤子 30g　全蝎 6g　夜交藤 30g　炒酸枣仁 30g

每日 1 剂,水煎,早、晚分服。

药浴中药:透骨草 100g,生侧柏叶 100g,大皂角 100g,鸡血藤 100g,马齿苋 100g,白鲜皮 100g,生艾叶 100g,大青叶 60g 等。每次 1 剂,无纺布包裹,煎汤稀释后泡浴:水温 39～40℃,每周 3 次,每次 30min。

[外用] 芩柏软膏清热除湿,消肿止痛

[针灸] 针刺双侧曲池、合谷、血海、三阴交等穴每周 5 次,每次留针 25min,平补平泻。

对于畸形、活动受限的关节,予火针烧红后迅速点刺肿胀、萎缩、畸形的关节等处,以行气活血、温通经络;每周 3 次。

整个治疗方案中不使用任何西药。

二诊(7 月 29 日):皮疹减轻,瘙痒仍明显,脱屑较多;口干,大便干结;舌红、苔少,脉滑数。内服药在原方基础上加大凉血、解毒、养阴之力:紫草 15g,生地黄 15g,牡丹皮 15g,赤芍药 15g,白茅根 30g,金银花 20g,马齿苋 15g,大青叶 15g,草河车 15g,土茯苓 15g,生槐花 20g,北沙参 10g,麦冬 10g,白鲜皮 15g,防风、防己各 10g,地肤子 15g。药浴、针灸治疗同前。

三诊(8 月 12 日):皮疹进一步减轻,已可见较多淡红色正常皮肤,脱屑、瘙痒明显减轻;大便仍干;舌红绛,苔少,根略黄腻,脉滑数。内服药原方酌加祛风、通腑之品:紫草 15g,白茅根 30g,牡丹皮 15g,赤芍药

15g,生地黄 15g,鸡血藤 15g,丹参 10g,大青叶 30g,草河车 15g,马齿苋 15g,白鲜皮 15g,地肤子 15g,白花蛇舌草 15g,蜂房 5g,白蒺藜 9g,熟大黄 10g。针灸治疗同前,药浴减少至每周 1~2 次。

四诊(8 月 29 日):皮肤颜色淡红,可见较多正常、润泽皮肤,少量脱屑,无明显瘙痒;二便调,夜寐安,食纳可;舌红、苔薄,脉滑。病情好转出院,继续服用前方巩固治疗,并且每周来院药浴治疗 1 次。

[按语]红皮病型银屑病又名银屑病性剥脱性皮炎,是一种较少见的、严重的银屑病。其临床表现为全身皮肤弥漫性红色或暗红色皮疹,炎性浸润明显,大量糠皮样鳞屑,指(趾)甲肥厚、浑浊、变形、脱落,口咽充血,发热、恶寒,浅表淋巴结肿大等。本病病情顽固,经久不愈,即使治愈,亦易复发。究其病因,常因寻常型银屑病在急性进行期中的某些刺激因素,如外用刺激性较强的或不适当的药物等引起,少数也可由银屑病自行演变而成,而患者的文化程度、病程与发病也有一定的关系。本病例病程长,反复不愈,患者先后服用多种药物,包括阿维 A 胶囊、雷公藤、甲氨蝶呤及中药等,治疗的不正规可能是导致其形成红皮病型银屑病的原因。对于红皮病型银屑病的治疗,西医一般用激素、免疫抑制剂、维 A 酸、抗生素及腹膜透析等。王莒生认为这些方法虽疗效显著,但复发率高,副作用大;而中医药疗效确切,副作用少,易为广大患者所接受。

本例中医辨证属血热炽盛、湿热内蕴、血虚风燥,故治以凉血活血、清热解毒、散风除湿。内服药中生地黄、牡丹皮、赤芍药、白茅根、地骨皮、当归凉血活血;金银花、连翘清热解毒;浮萍、桑白皮、防风、防己、白鲜皮、地肤子、白蒺藜疏风止痒;茯苓皮、大腹皮、苍术健脾祛湿;全蝎搜风通络;夜交藤、炒酸枣仁养心安神以助睡眠。

本病例皮损增生肥厚,瘙痒、脱屑明显,故予中药煎汤泡浴以脱脂润肤止痒。药浴方中透骨草有祛风除湿、舒筋活血止痛之功;生侧柏叶凉血消肿,可使皮肤滋润,瘙痒减轻,皮屑脱落;大皂角祛风杀虫止痒;再以马齿苋、大青叶清热解毒、凉血消肿;白鲜皮祛风除湿;生艾叶温经散寒、除湿止痛;鸡血藤行血补血,以达养血息风、润燥止痒之效。

本病例病程长,阴血亏耗,瘙痒明显,为血虚生风之故,故采用针灸治疗以养血润燥、息风止痒,选双侧曲池、合谷、血海、三阴交等穴。另外患者关节肿痛、畸形,此为寒湿之邪留注关节,以致经脉不通、气血阻滞之故。古人谓"通则不痛,痛则不通"。《灵枢·官针》云:"焠刺者,刺燔针则取痹也。"利用火针通过温热刺激腧穴,可增加人体阳气,激发经气,调节脏腑功能,有行气活血、温通经络之功。

从本病例的治疗可以看出,王莒生善于将中医药的各种疗法有机地结合:内服汤剂辨证用药以治本,针灸缓解瘙痒,中药泡浴不仅止痒,还可以滋润皮肤、减轻皮损。而瘙痒减轻又可以有效地缓解患者焦虑、烦躁的情绪,减少搔抓,改善睡眠,进一步促进皮损和瘙痒的缓解,形成良性循环。内服药和外治法等相互配合,终于使得复杂病情逐渐好转。

5. 干燥综合征

张某,女,55岁。口眼干燥5年,近1年来口干、眼干症状加重,于外医院查:Schirmer试验(+),角膜染色(+)。唇腺活检:下唇腺病理示3个灶性淋巴细胞浸润,SSA、SSB(+),抗双链DNA(−),RF(+),诊为原发性干燥综合征。2006年9月20日来门诊就诊,症见每日需使用人工泪液数次,进干食困难,心烦易怒,少动懒言,手足发凉,纳差,眠差,精神差,二便调。舌暗红少苔,裂纹,脉弦细。

[西医诊断]干燥综合征

[辨证]气阴两虚,肝气不舒,瘀血阻络

[治法]益气养阴,疏肝解郁,活血化瘀

[处方]白术6g 麦冬10g 五味子10g 女贞子10g 桂枝10g 茯苓10g 甘草10g 香附10g 夏枯草10g 石斛各10g 玫瑰花25g 玉竹25g 郁金各15g 生地25g 黄芪30g 鸡血藤30g 紫石英30g 紫贝齿30g 生龙骨30g 生牡蛎30g 仙鹤草30g 百合30g 丹参30g 元参30g 白芍30g 每日1剂,水煎内服,日2次。

二诊(2007年1月3日):口眼干燥较前明显减轻,纳可,眠可,精神尚可,二便调。舌暗红少苔,裂纹,脉细。治疗仍以益气养阴、活血化瘀为主。

[处方]麦冬10g 五味子10g 当归10g 黄精10g 通草10g

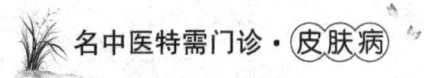

女贞子10g 甘草10g 石斛15g 郁金15g 丝瓜络20g 生地25g 天花粉25g 元参30g 丹参30g 鸡血藤30g 生龙骨30g 生牡蛎30g 黄芪30g 沙参30g 白芍30g

服药后症状较前减轻，长期坚持服用，此后随诊一般状况良好，实验室检查各项免疫指标基本恢复正常。

［按语］干燥综合征又称口-眼干燥和关节炎综合征，主要以侵犯泪腺、唾液腺为主的一种全身性自身免疫病，多发于40～60岁女性。其主要发病机制是外分泌腺中大量淋巴细胞浸润和血清中多种自身抗体存在，导致多脏器损害。临床以口、眼干燥为主要表现，还可伴有腺体外症状，如关节炎、肌痛、皮疹以及内脏损伤症状，严重影响人们的日常生活。该病早期不易被重视，且病程长。

患者为中老年女性，年近6旬，"任脉虚，太冲脉衰少，天癸竭"，气阴两虚，故初诊时症见口眼干燥、少动懒言。患者平素急躁易怒，加之长期遭受病痛折磨，肝气不舒，瘀血阻络，气、血、津、液输布不畅，故见口眼干燥症状加重，兼有心烦、手足发凉等。症。观之舌脉皆属气阴两虚、瘀血阻络之表现。方中以黄芪、女贞子、百合、生地、元参、麦冬、玉竹、石斛、仙鹤草、五味子等相伍，益气养阴；鸡血藤、丹参、郁金、玫瑰花活血化瘀；郁金、玫瑰花、香附疏肝解郁，清泻肝火；白芍柔肝敛阴，桂枝通阳；茯苓、白术健脾；因眠差且心烦易怒，故在养阴的基础上加紫石英、紫贝齿、生龙骨、生牡蛎等潜阳安神之品，以助睡眠。复诊时症大减，纳眠及精神均好转，故前方去健脾之茯苓、白术；去紫石英、紫贝齿略减潜阳之力；加丝瓜络以疏通经络；加当归以加强活血之功，余益气养阴之药基本相同。因紧扣病机，辨证准确，用药得当，故疗效迅速而明显。

6. 干燥综合征（二）

患者，女，43岁，2009年9月16日初诊。

主诉：口干、眼干五年余。患者自述于五年前无明确诱因出现口干眼干，眼有异物感，伴乏力，近一年加重，咀嚼固体食物时觉吞咽困难，需用水送服，并出现龋齿，伴鼻腔干燥、咳嗽、咳白黏痰，皮肤干燥刺痒。曾于某医院查抗核抗体、唇腺活检等明确为干燥综合征，建议口服激素治疗,患者拒绝,遂来诊治。症见:口干、眼干、吞咽困难、鼻腔干燥、皮肤刺痒、时有干咳、大便干燥。有龋齿,舌红绛,有裂纹,无苔,脉细数。

[辨证] 肺阴亏虚,燥热内盛

[治法] 养阴清肺润燥,宣肺通络止咳

[处方] 桑叶 10g　枇杷叶 10g　桑白皮 20g　地骨皮 15g　杏仁 10g　桔梗 10g　生甘草 10g　沙参 20g　麦冬 15g　生地 10g　丹皮 10g　丹参 15g　百合 30g　阿胶 10g　知母 15g　天花粉 20g　蝉衣 10g　僵蚕 15g　全虫 6g

水煎温服,日 1 剂。

复诊(2009 年 9 月 30 日)。服上方 2 周后患者觉眼干、口干、鼻干、乏力及干咳症状明显好转,继以上方服用月余,眼干、口干、皮肤干燥刺痒等症状基本缓解,遂予养阴益气合剂口服,病情稳定。

[按语]《素问·经脉别论》曰:"饮入于胃,游溢精气,上输于脾,脾气散精,上归于肺,通调水道,下输膀胱,水精四布,五经并行。"若津液输布障碍,则外不能濡养肌肤,内不能洒陈于六腑,因而产生一系列干燥症状。故津液的敷布主要依靠肺的宣发肃降和通调水道之职。因此,针对临床中患者所表现出的一系列干燥症状,均可从肺治疗,只有肺之通调水道功能恢复,津液输布方能正常,五脏六腑得以濡养,干燥之症自除。本例在治疗中针对患者阴虚干燥的症状,除了清热滋阴外,重在养阴清肺,恢复肺之宣降。桑叶、枇杷叶、桑白皮、地骨皮、杏仁、桔梗清肺热、养肺阴、宣肺气;沙参、麦冬、生地、丹皮、丹参、百合、阿胶、知母、天花粉滋阴清热、凉血润燥兼以活血散瘀;蝉衣、僵蚕、全虫散风通络,使肺络得通,肺气得降。上药共用,不仅祛除了干燥的表面问题,更重要的是恢复了水液的通路,解决了造成疾病的根本原因。

7. 白癜风(一)

患者,女,31 岁,2007 年 7 月 4 日初诊。

主诉:右耳周、右颈部、右腹及右背部多处白斑半年。经多方医治无效(具体用药不详)。患者平素失眠多梦,腰膝酸软,不耐劳累,心烦易怒,情绪焦躁。

诊见:右耳周、右颈部、右腹及右背部散在数片大小不等的色素脱失斑,最大者直径约13cm,边缘色素增加,界限分明,纳少,小便正常,大便稀,每日1~2次,舌质淡红,苔薄白,脉细弦。查伍氏灯(+)。

[西医诊断] 白癜风

[中医诊断] 白驳风

[辨证] 肝肾不足,脾胃虚弱,气血失和,肌肤失养

[治法] 滋补肝肾,调和气血,祛风通络

[处方] 生黄芪30g 女贞子10g 鸡血藤30g 桑白皮15g 白芷10g 白蒺藜30g 白僵蚕15g 补骨脂10g 黑芝麻10g 茯苓10g 炒白术10g 赤芍10g 川芎10g 防风6g 柴胡10g 香附10g 郁金15g 砂仁5g 焦三仙30g 炒酸枣仁30g

水煎服,每日1剂,连服半月。内服中药前2遍煎完后口服,第三遍煎后取汁用毛巾涂敷患处。

二诊:白斑较前无明显变化,病人情绪较前平稳,饮食转佳,仍失眠,多梦,大便质可,每日1次,上方去砂仁、焦三仙,加首乌藤30g,生龙骨、生牡蛎各30g。

三诊:背部躯干部皮损已缩小,睡眠增加,仍感腰酸、乏力,前方去香附、柴胡,加熟地10g,制首乌15g。

继服1个月后患者睡眠正常,劳则腰困,余无不适。前方减生龙骨、生牡蛎、酸枣仁,加沙苑子10g,枸杞子10g,生地黄10g。

服用30剂后,右腹部、右背部及眼周皮损范围缩小,偶有轻微瘙痒。调整处方如下:

[处方] 生黄芪30g 女贞子10g 鸡血藤30g 桑白皮15g 白芷10g 白蒺藜30g 白僵蚕15g 补骨脂10g 黑芝麻10g 茯苓10g 赤芍10g 白芍10g 川芎10g 当归10g 浙贝母30g 防风6g 麻黄6g 蝉衣10g 全蝎6g 白鲜皮30g

煎敷同前。

服用1个月后眼周、颈部皮损基本消退,一般情况均好。上方去浙贝母30g,防风6g,麻黄6g,蝉衣10g,加入乌梅10g,生山楂10g,桃仁10g,细辛3g,服用1个月后全身皮疹均消退,继服前方14剂,以巩固善后。随访3个月无复发。

[按语] 王莒生认为:肝肾不足、脾胃虚弱、气血失和是白癜风发病的根本所在,外感六淫、内伤七情、饮食失调等是其发病的诱因。临床治以滋补肝肾、调和气血、祛风通络为法。自拟经验方:生芪、女贞子、鸡血藤、桑白皮、白芷、白蒺藜、白僵蚕、补骨脂、黑芝麻、何首乌、熟地、生地、茯苓、白术、赤芍、白芍、川芎、当归、麻黄、防风、全蝎等。同时又注重经络辨证,遣药引经,该患者白斑以右耳周、右颈部、右腹及右背部多处为主,故用柴胡、郁金、香附作为引经药,取其入肝经之性。又根据患者临床症状随症加减,患者睡眠不好,故予生龙骨、生牡蛎、酸枣仁以养肝安神除烦。她还结合药理研究,发现补骨脂、白芷、防风、制首乌、白蒺藜等药物从多种途径有利于对白癜风的治疗,故经常应用于临床中,效果甚佳。

8. 白癜风(二)

患者,男,22岁,学生。主诉:一年前开始出现头部白斑,开始较小,随后逐渐增大。曾于当地应用口服及外用制剂均无效,就诊时前额部白斑3cm×4cm大小,其他无任何不适,舌淡红,苔薄白,脉寸浮。追问病史,患者一年前曾出现反复感冒,此后出现头部白癜风。

[西医诊断] 白癜风

[中医诊断] 白驳风

[辨证] 肺气失宣、风邪外袭、肌肤失养

[治法] 祛风宣养血通络为主

[处方] 白芷10g 桑白皮15g 杏仁10g 蝉衣10g 僵蚕15g 荆芥6g 防风10g 补骨脂10g 黑芝麻10g 黄芩10g 连翘10g 首乌藤30g 海风藤15g 钩藤15g 鸡血藤30g 白术10g 茯苓15g 当归10g 生黄芪30g

水煎服,日1剂,共30剂。

1个月后,患者复诊,头部白斑已有缩小趋势,并有较多色素岛产生。效不更方,上方继服1个月,白斑较前明显缩小。

[按语]《本草纲目》曰:"风寒之邪,皆由皮毛而入。皮毛者,肺之合也,肺主卫气,包罗一身,天之象也。夫寒伤营,营血内涩,不能外通于卫。盖皮毛外闭,则邪热内攻,而肺气膹郁。"本例患者因反复感冒而

致风寒之邪外侵,束于肌表,致肺卫之气郁闭,肺主气属卫,具有宣发卫气,输精于皮毛等生理功能。故《素问·五脏生成》说:"肺之合皮毛,其荣毛也。"今肺卫不固、腠理疏松,风邪客于肌肤,气血经络不通,毛窍失养,色素缺失,故发为白斑。治疗关键在于恢复肺之宣发泽毛功能,故予白芷、桑白皮、杏仁、蝉衣、僵蚕、荆芥、防风宣发肺卫之气,恢复其功用;肺气郁闭,日久化热,故用黄芩、连翘清理肺热;首乌藤、海风藤、钩藤、鸡血藤祛风通络;白术、茯苓、当归、生黄芪益气固表、养血活血,使肌肤得养、气血和调;其中白蒺藜、补骨脂、黑芝麻为王莒生治疗白癜风必用之品。本例取效的关键是抓住反复感冒而发病的诱因,及时清除致病因素,恢复脏腑之生理功能,使疾病得以康复。

9. 硬皮症

患者,女,30岁,2009年10月就诊。

主诉面部、双上肢及大腿内侧皮肤进行性硬化2年,患者诉平日嗜食寒凉冷饮,最多时每日可吃五根冰棍,夏天整夜吹电风扇,2年前觉面部皮肤僵硬,双手冷痛、麻木,之后左前臂及股内侧肿胀、变硬、颜色变深。在某医院经病理检查诊为硬皮病,建议服用泼尼松治疗,因患者不愿应用激素遂来我院中医治疗。

[西医诊断]硬皮病

[中医诊断]皮痹

[辨证]肺脾气虚、络脉瘀阻。

[治法]补肺健脾、活血通络。

[处方]黄芪30g　女贞子10g　党参30g　防风10g　白术15g　炙麻黄10g　细辛6g　黑附片10g　白芍15g　炙甘草10g　熟地15g　鸡血藤30g　当归15g　丹参15g　阿胶10g　络石藤30g　首乌藤30g　乌梢蛇10g　地龙10g

每日1剂。

1个月后复诊,皮肤颜色变浅,僵硬度减轻,手麻好转。上方继服3个月后,皮肤颜色基本正常,皮损处明显变软,症状改善非常明显,现继续中药治疗。

[按语]硬皮病是一种以皮肤及内脏器官发生纤维硬化,最后发生

萎缩为特征的结缔组织病。其特征为初期水肿,继而硬化,后期皮肤发硬,形如制革,萎缩,关节屈伸不利。轻则硬肿成片成条,重则四肢皮肤坚硬缠绵难愈,危及生命。临床上根据病变是否累及内脏将其分为局限性硬皮病及系统性硬化病。硬皮病至今病因不明,可能和遗传、内分泌障碍、免疫功能失调、外伤及感染因素有关。硬皮病属中医"痹证"、"皮痹"的范畴。《黄帝内经·五脏生成》:"风寒湿三气杂至合而为痹也……以秋过此者为皮痹"。中医认为此病的发生是由于气血不足,卫外不固,外受风、寒、湿邪侵袭,阻于皮肤、肌肉之间,以致营卫不和,气血凝滞,经络阻隔,痹塞不通所致。

本例患者长期进食冷饮、吹风扇,感受风寒湿邪日久,终致形成硬皮病,本病中医称为"皮痹"、"肌痹"。《素问·痹论》所云:"风寒湿三气杂至,合而为痹也。"其发病外由风寒湿邪侵袭人体,内由禀赋不足,肺脾气虚、血络瘀阻或脾肾阳虚、气血两虚而致邪毒壅闭经络,痹阻气血。皮痹病久不愈,使肺脏精气渐损,故《素问·痹论》曰:"皮痹不已,复感于邪,内舍于肺。"因而本病治疗以补益肺脾为主,配合散风活血、温阳通络,使皮肤间的风寒湿邪消散,气血经络畅通,恢复其本来面貌及功能。方中黄芪、党参、白术、女贞子、炙甘草补益肺脾;黑附片、细辛、麻黄宣肺温经通阳;熟地、白芍、当归、阿胶和营养血;鸡血藤、丹参养血活血;络石藤、首乌藤、乌梢蛇、地龙祛风通络、软坚散结。上药共同作用,腠理疏通、气血流畅,药力直达病所,从而达到扶正祛邪、经脉畅通之效。

参 考 文 献

1. 李伯华,程海英,郑玉红. 王莒生治疗银屑病思路[J]. 北京中医药,2010,1,29(1):29~31
2. 刘荣奇,周冬梅,王莒生. 王莒生教授从肺论治银屑病经验[J]. 世界中西医结合杂志,2011,6(1):15~16
3. 杨梅玉. 王莒生治疗干燥综合征经验[J]. 北京中医药,2008,7,27(7):506~508

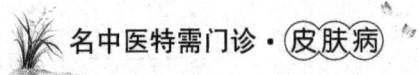

4. 刘志勇.王莒生治疗白癜风的经验[J].北京中医药,2008,12,27(12):930～931
5. 周继朴,王莒生.王莒生教授从肺论治皮肤病经验[J].世界中西医结合杂志,2011,6(3):189～190,241

(王晓旭)

特需门诊 瞿 幸

瞿幸，1982年毕业于北京中医药大学中医系。毕业后从事中医皮肤科临床、教学、科研工作20余年。曾跟随全国著名皮肤科老中医金起凤教授、中西医结合皮肤科专家张志礼教授应诊学习，并曾在北京医科大学第一医院进修西医皮肤学。现任北京中医药大学东直门医院皮肤科主任医师，皮肤科教研室主任、教授、硕士研究生导师、博士研究生副导师，兼任北京中西医结合学会皮肤科专业委员会副主任委员、中华中医药学会皮肤科分会委员、银屑病研究会会员、中华中医药学会中医美容分会常委、中国性学会性传播疾病防治专业委员会委员、世界中医药学会联合会第一届美容专业委员会理事、《中医杂志》特约编审等。

熟练掌握中西医皮肤科诊疗技能，有扎实的中医基础理论知识和中西医皮肤科专业知识，了解国内外皮肤科发展动向，熟练掌握中西医皮肤科诊疗技能，有丰富的临床工作经验，尤其擅长中医药治疗银屑病（俗称牛皮癣）、各类湿疹皮炎、痤疮、结节性红斑、扁平苔癣等，对红斑狼疮、天疱疮等疑难重病运用中医疗法或中西医结合治疗取得显著疗效。

在临床诊疗的同时，重点研究银屑病、湿疹皮炎、脱发、痤疮的中医药辨证治疗，总结研制出有效方药。近年来主要研究银屑病的中医药治疗，承担国家中医药管理局重点科研课题中药治疗银屑病的临床实验研究，为课题负责人。在金起凤老中医宝贵经验的基础上研制出"消银解毒饮"，疗效显著优于对照药"复方青黛胶囊"。同时还从免疫学、细胞生物学、微循环等方面研究了消银解毒饮治疗银屑病的疗效机理。完成国家中医药管理局重点科研课题"消银解毒饮治疗银屑病血热证临床实验研究"并获奖。研制出有效方药"除湿止痒合剂"、"复方苦参

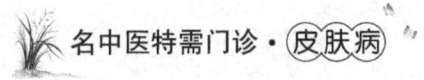

止痒霜"、"消银洗液"等。

担任北京中医药大学本科生、研究生的中医皮肤科学授课和临床带教工作20余年，培养硕士、博士研究生10余名。2005年、2006年2次应邀赴台湾讲学，2008年应邀赴澳大利亚讲学，受到好评。参予撰写专业著作、教材10余部，发表专业论文10余篇。

一、医论医话

1. 整体观念，外病内治，全身调理

根据《外科正宗》"内之证或不及于其外，外之证则必根于其内也"，《外科理例》"治外必本诸内，治内亦即治外"的思想，强调皮肤病"形势虽出于外，而受病之源实在内也"，人体五脏六腑通过经络联络皮肤，五脏与体表的肤色、皮肤、毛发、爪甲关系密切，脏腑的精气充养着体表器官，五脏功能正常与否，体内的病变、气血的盛衰都可以通过体表反映出来。故治疗皮肤病需从整体出发，外病内治，调整机体全身的阴阳气血及脏腑平衡，祛邪扶正，内调则外病自消。而且全身调理是中医治疗皮肤病的优势，在临床中如能运用得当，会取得很好的疗效。如浸淫疮（急性湿疹）体表皮肤发生红斑、水肿、丘疹、小水疱，搔破湿烂，此源于体内湿热，外发肌肤而致，施以清热利湿，体内湿热清除，皮损才能消退。

2. 内外同治，标本兼顾

皮肤病发生于人体外表，外治法在皮肤科尤为重要。外用药可直接作用于皮损，药效直达病所；配合内治法，能快速缓解皮肤病的各种症状；而且外用药可减少其对人体的毒副作用。瞿幸不仅内调脏腑，同时遵循"干对干、湿对湿"的原则，根据不同皮损表现使用相应的外用药，如急性期皮肤病，红肿明显、渗出较多者用清热解毒药湿敷；银屑病发于头皮者选用酊剂以利药物覆盖；荨麻疹瘙痒剧烈者予炉甘石洗剂外涂等，均可有效缓解症状。

3. 继承思想，勇于创新

瞿幸曾跟随全国著名皮肤科老中医金起凤应诊学习，在总结其宝贵经验的基础上研制出"消银解毒饮"，并从免疫学、细胞生物学、微循

环等方面研究了消银解毒饮治疗银屑病的疗效机理,同时研制出"消银洗液"用于外治银屑病。并结合临床经验及现代药理学方法研制出有效方药"除湿止痒合剂"、"复方苦参止痒霜",可有效缓解皮肤瘙痒。

4. 防治结合,重视调护

由于皮肤病的发生有多方面的原因,外界环境、饮食习惯、情志因素等均能影响疾病的进展,平时的生活习惯对其影响甚大,故在药物治疗的同时必须从多个途径防止疾病的发生和发展,日常的调护就非常的关键。瞿幸在治疗皮肤病的同时,根据不同疾病的发病原因与特点,叮嘱患者注意生活方式,如黄褐斑、日光性皮炎受阳光影响,患者应严格防晒,植物日光性皮炎患者同时还应避免食用光敏感性植物;痤疮、神经性皮炎等疾病的患者应注意调畅情志等。

5. 从肝论治皮肤病

中医学认为,肝为五脏之一,属木,为阴中之阳。肝的主要功能是主藏血和主疏泄。肝在体合筋,其华在爪,开窍于目,在液为泪,在志为怒。足厥阴肝经与足少阳胆经相互络属,肝胆互为表里。从上述理论来看,肝似乎与皮肤病关系不大。但在皮肤科临床诊疗中,常见到因肝之功能失调而导致的皮肤病,肝脏体阴而用阳的特点,主藏血、主疏泄等功能与皮肤病的发生有密切关系。瞿幸尤其善于从肝论治皮肤病。

肝体阴而用阳,又为藏血之脏,血为阴,故肝体为阴;肝内寄相火,五行中与春相合,主疏泄,为"风木之脏",容易化火动风。肝火形成的原因有情绪过激,肝气生发太过而化火;或因紧张、焦虑,肝失疏泄,气郁化火;或因肾水不足,水不涵木,阴不制阳而导致肝阳上亢,阳亢则热,热极化火。临床观察,肝火上炎以青年人为多,气郁化火、阳亢化火则以中老年人为主。肝火导致的皮肤病有神经性皮炎、皮肤瘙痒症、丘疹性湿疹、痒疹等,临床表现为皮肤瘙痒剧烈,搔抓无度,血痕累累,可见红色丘疹、斑片,好发于颈部两侧、胁肋部、腰部、外阴等处,常伴有面红、口苦、口干、急躁易怒、心烦失眠,舌质红,苔黄,脉弦滑或弦数。治疗宜清肝泻火,息风止痒。此证属实、属热,实则泻其子,故与清心泻火法同用效果较好。常用方剂有《外科大成》之栀子清肝汤、泻心汤、导赤散等。常用药物如黄芩、黄连、龙胆草、栀子、菊花、淡竹叶、夏枯草、生地、丹皮、赤芍、白蒺藜、钩藤、石决明。中老年人阴常不足,故需重用生地,并加白芍、当归、生龙骨、生牡蛎养血柔肝,育阴潜阳。

肝主疏泄,疏通畅达全身气机,助脾运化,参与机体水液的运化输布。若肝失疏泄,影响脾之运化,湿邪内生,郁而化热,湿热蕴阻于肝经,则出现肝经湿热的证候。肝经湿热常导致的皮肤病有急性、亚急性湿疹、带状疱疹、外阴瘙痒、阴部疱疹等。常见症状为皮肤红斑、丘疹、水疱,严重者见渗出、糜烂、结痂,阴部潮湿发黏,舌质红,苔腻,脉弦滑。湿热引动肝风则瘙痒剧烈。湿热阻滞局部经络,气血瘀滞不通则出现局部疼痛。因湿性重浊下趋,肝经绕阴器,布胁肋,故皮损多发生于四肢手足、外阴、胸胁和腰部。治疗宜清利肝胆湿热。常用方剂如龙胆泻肝汤。若皮损红肿渗出严重,可加马齿苋、茵陈、萆薢、土茯苓、地肤子;剧烈瘙痒,加苦参、白鲜皮止痒;局部疼痛,加川楝子、郁金、元胡、川芎、王不留行活血通络止痛。

肝喜条达,肝气疏泄与人的情志活动密切相关。若肝失疏泄,肝气郁滞,气机不畅,则人郁郁寡欢,心情压抑。反之,人的情志活动异常,超过了机体调节限度,也会导致气机失调,肝气郁结。肝气郁滞进一步发展,又可引起气滞血瘀、冲任失调、肝气犯胃、肝横克脾等多种证候,导致多种疾病的发生。肝郁气滞导致的皮肤科疾病主要有黄褐斑、白癜风、斑秃、痤疮、扁平苔藓、银屑病等,多发于中年人,女性多见,发病前多有情志不遂史。此型痤疮多晚发,与青年人多见的肺胃蕴热型痤疮不同。皮损常发生在面部两侧,以面颊、耳前、下颌部为主。皮损颜色暗红,为深在性的丘疹和小结节,消退后留有暗红色萎缩性斑点。扁平苔藓多起病急,皮损分布广泛,瘙痒剧烈,伴情志抑郁、胸闷胁胀,经前乳房胀痛,妇女月经不调,经血色暗夹块,舌质暗红,苔白,脉弦。治疗以疏肝理气为法,兼以活血化瘀,调经,和胃理脾。常用方剂如柴胡疏肝汤、加味逍遥散;气滞血瘀证选用血府逐瘀汤,脾胃失和可加用平胃散。常用药如柴胡、赤白芍、枳壳、陈皮、香附、川芎、茯苓、白术、当归、桃仁、红花、苍术、厚朴等。若气郁化火加栀子、丹皮;月经不调加鸡血藤、益母草、泽兰。

肝主藏血,具有储藏和调节身体血量的作用。若肝血充足,"淫气于筋",上通于目,则筋能维持正常活动,爪甲坚而红润,目明能视。临床中若见甲营养不良,甲板薄软脆裂、发空、无光泽,除甲癣等其他疾病引起外,可采用养血柔肝法治疗。常用方剂如四物汤、一贯煎、逍遥散等。另外,肝主藏血,肾主藏精。肝血必须依赖肾精的滋养,肾精也需要不断得到肝血所化生之精来填育,故有"精血同源"、"肝肾同源"之说。在生理、病理上肝肾常常是同盛同衰,肾精不足可致肝血亏损,肝血亏损也可致肾精不足。肝肾不足证是在许多皮肤病中都可出现的一种证型,如红斑狼疮、白塞综合征、干燥综合征、鱼鳞病、外阴白色病变、斑秃、全秃、普秃、白发、白癜风、黄褐斑、黑变病等。在这些疾病的某一阶段或某些患者中都可出现肝肾不足证。其临床表现为脱发,皮肤色素脱失或色素沉着,皮肤干燥、萎缩,伴两目干涩、视物不清,耳鸣耳聋,腰膝酸软,肢体麻木拘挛,妇女月经不调、量少或闭经,性功能障碍,舌体瘦,色淡红,苔薄,脉细。治疗以滋补肝肾为法,补肝血,益肾精。常用方剂如六味地黄丸、四物汤、二至丸、五子衍宗丸、左归丸、一贯煎。常用药物如当归、熟地、白芍、川芎、首乌、枸杞子、山萸肉、菟丝子、覆盆子、五味子、女贞子、旱莲草。

6. 荨麻疹-风湿并重

瞿幸认为荨麻疹除风邪致病外,湿邪在其发病上亦起重要作用。对风湿夹杂致病者,治当祛风燥湿,自拟荆防苍朴汤,疗效满意。药物组成:荆芥、防风、浮萍、苍术、厚朴、枳壳、乌梅、黄芩各 10g,茯苓 12g,蝉蜕、生甘草各 6g。加减:如风团色红,伴心中烦热,加丹皮、栀子、白茅根;风团色淡,水肿隆起显著者加桑白皮、大腹皮;瘙痒剧烈,夜寐不宁者加钩藤、珍珠母;夏季去甘草,改六一散 10g;风团反复发生,舌质淡者,症状缓解后加当归、白芍、首乌藤;风团泛发,瘙痒剧烈者予炉甘石洗剂外涂。

7. 湿疹-除湿止痒,多角度论治

湿疹是皮肤科临床常见多发病。在中医文献中根据不同的发病部位及形态特点而有浸淫疮、血风疮、旋耳风、肾囊风、痛疮等多种不同的名称。湿疹的特点是形态多样,对称分布,易于渗出,瘙痒剧烈,缠绵难愈。治疗湿疹,除湿止痒法必须贯彻始终,抓住不放。急性期宜清热凉

血利湿止痒,亚急性、慢性期在除湿止痒的同时,调理气血及脏腑功能。湿因水液代谢障碍而变生,脾失健运,饮入之水谷不能正常地化生津液而变为湿浊,湿浊内生,日久必耗液伤阴,阴伤血燥肌肤失养则皮肤肥厚粗糙、脱屑皲裂。因此治疗慢性皲裂性湿疹亦当润燥养血与除湿之法并用。湿邪黏腻难祛,郁则化热,湿热常交织在一起,流窜肌肤而致病。故清热燥湿止痒之品,如黄芩、苦参、黄柏、白鲜皮、地肤子等是治疗各型湿疹的常用药。不能简单地以西医的急性、亚急性、慢性湿疹与中医辨证分型套用,例如某些特殊部位的湿疹,如耳部、乳房、外阴、手部湿疹,病程慢性,皮损肥厚,属慢性湿疹,但若辨为血燥夹湿型,则疗效往往欠佳。

瞿幸治疗慢性肥厚的皮损,只要颜色较正常肤色红,表面有痂屑,仍当辨为湿热,结合经脉循行,以清肝利湿止痒法治疗为宜。一般来说,湿疹急性发作多责之于心,亚急性、慢性期多责之于脾、肝。治疗时若能辨证求本,疗效必增。其在治疗湿疹时以除湿止痒为治疗大法,同时根据临证又各有侧重,血热湿盛者皮肤鲜红灼热,密集丘疹水疱,瘙痒剧烈,搔破浸水,糜烂结痂,浸淫遍体,舌红苔黄,脉滑数。相当于中医学中的浸淫疮。常见于西医急性泛发性湿疹和自体敏感性湿疹。治以清热凉血,除湿止痒。处方:生石膏30g,知母10g,黄芩15g,生地黄30g,丹皮15g,重楼20g,白茅根30g,大青叶15g,苦参12g,白鲜皮30g,车前子15g,六一散10g。发于夏季,多汗及暴露部位潮红起疹加青蒿、藿香、佩兰;口臭便秘加大黄。肝胆湿热者皮肤表现为局限性潮红或暗红肥厚,表面有结痂脱屑,周围散在丘疹、水疱,瘙痒难忍,夜重。伴口苦,小便黄赤,舌红苔黄腻,脉弦滑。多见耳部、乳房、外阴及下肢、手足湿疹。瞿幸治以清肝利湿止痒。处方:龙胆、黄芩、苦参、六一散、栀子各10g,茵陈、马齿苋各30g,生地黄15g,丹皮12g,地肤子、生薏苡仁各20g。发于下半身去黄芩,加黄柏;瘙痒剧烈加钩藤;舌苔厚腻加苍术。若丘疹痂屑成片,颜色淡红,瘙痒时作,搔抓渗水,缠绵难愈,伴纳谷不香,脘腹胀满,大便溏薄,舌淡红,苔白腻,脉缓。多见于钱币状湿疹、异位性皮炎。此属脾虚湿蕴,治以健脾燥湿止痒。处方为:苍术、白术、厚朴、黄柏、车前子、大腹皮各10g,白鲜皮、茯苓各15g,地肤子

20g,砂仁 4g,炒薏苡仁 30g。皮损色红加丹皮、黄芩；渗液多者加茵陈、苦参；纳呆脘满加陈皮、鸡内金。全身起红色丘疹，瘙痒剧烈，日轻夜重，血痂点点，伴烦躁失眠，舌红，苔淡黄或腻，脉弦滑者为肝风湿热。多见于丘疹性湿疹。治以平肝息风，除湿止痒。处方：生龙骨、生牡蛎、磁石、珍珠母各 30g,白蒺藜 20g,钩藤 15g,苦参 10g,生甘草 6g。瘙痒剧烈、脱屑加全蝎、僵蚕；胸胁胀满加香附、枳壳。皮肤肥厚粗糙，干燥脱屑皲裂，瘙痒颇甚，舌质偏红，苔白，脉细滑者多见于慢性皲裂性湿疹。中医辨证为血燥夹湿，治以养血息风除湿止痒。处方：当归 12g,何首乌、生地黄、丹参、鸡血藤、白鲜皮各 15g,红花、黄柏、苍术各 10g,白蒺藜 20g,全蝎 5g。夜间痒甚、失眠多梦加夜交藤、珍珠母。小腿皮色紫红或紫黑，肿胀瘙痒，上覆痂屑，伴下肢沉重乏力，舌暗红，苔白腻，脉沉，多见于小腿静脉曲张性湿疹。此为湿瘀互阻，治以清利湿热、化瘀通络。处方：地肤子 20g,牛膝、防己各 12g,黄柏、桃仁、红花各 10g,茯苓皮、银花藤、鸡血藤、赤芍各 15g。下肢肿胀甚加冬瓜皮、大腹皮。每剂水煎 2 次，早、晚分服，第 3 煎放凉洗患处，或用纱布垫、小毛巾蘸药液湿敷糜烂处。用药 7 天为 1 个疗程。

治疗湿疹，内治是根本，外治亦不可缺少。外治药物的使用，也需辨疹型，遵循"干对干，湿对湿"的原则，视不同情况选择应用。

8. 黄褐斑-辨证施治，内外兼顾，饮食辅助

黄褐斑是一种常见的面部色素沉着性皮肤病，其病情较顽固，且近几年来发病有增多的趋势。本病相当于中医的"黧黑斑"、"黧黑䵟黵"、"皮䵟"、"面尘"。中医认为其病因病机多为气血虚衰，血气不和，血脉凝涩，不能荣华面部而致，与肝、脾、肾功能及痰饮、风邪有密切关系。故其治疗应依据证候而定，从疏肝、补肾、健脾、养血、活血、滋阴、祛风、化痰等不同方面着手。

瞿幸临床中遇肝气郁结证则疏肝解郁，应用加味逍遥丸、柴胡逍遥散加减；脾虚痰湿证则化痰利湿，常用除湿胃苓汤、二陈汤、半夏白术天麻汤、参苓白术散加减；肝肾阴虚证则滋补肝肾，常用六味地黄丸、知柏地黄丸、左归丸加减；肾阳不足证则温肾壮阳，常用金匮肾气丸、真武汤、五子衍宗丸、金樱子膏加减；冲任失调证则养血调经，常用乌鸡白凤丸、桃红四物汤加减；瘀血阻络证则活血化瘀通络，常用通窍活血汤、血府逐瘀汤加减；血虚风热证则养血散风清热，常用四物汤合桑菊饮加减。

中医文献中明确记载的具有美容作用的中药有：①补肾药：肉苁蓉、菟丝子、枸杞子、山萸肉、金樱子、五味子、肉桂；②滋阴养血药：地黄、玉竹、天冬、麦冬、何首乌、蜂蜜、莲子、当归、柏子仁；③化痰利湿药：苍术、白术、白茯苓、半夏、冬瓜子、瓜蒌、茵陈；④祛风药：白僵蚕、藁本、白芷、白附子、白蒺藜、浮萍；⑤活血药：桃仁、桃花、益母草、茺蔚子；⑥芳香通窍药：麝香；⑦生肌药：珍珠。瞿幸在辨证论治的基础上，对证配合以上药物，利用天然药物的性味归经功效，通过补益脏腑、调理气血、祛除病邪以达悦色祛斑作用。同时可以配合外用祛斑美白面膜及针灸疗法辅助治疗。

在药物治疗的基础上，黄褐斑患者还可通过饮食改善肤色，对于肾阳不足者宜食羊肉、狗肉、猪腰子、子公鸡、虾、鲫鱼汤等，做菜时可放些花椒、桂皮作为调料，忌食生冷瓜果。肝肾不足者宜食元鱼、蚌肉、海参、瘦肉、猪腰子、鸭、子公鸡、枸杞子、核桃仁、奶制品。阴虚内热，潮热盗汗，咽干口渴者宜食牡蛎肉、银耳、鸭梨、苦瓜、黄瓜，忌食煎炸辛辣食品。气血不足者宜常食瘦肉、鸡蛋、大枣、山药、蜂蜜、苹果。肝气郁结者宜常食牡蛎肉、百合、莲子、新鲜蔬菜水果，可少量饮用黄酒或红葡萄酒。新鲜蔬菜水果，特别是西红柿、黄豆芽、橙子、大枣、苹果，常食有祛斑增白作用。祛斑食疗方：①橘皮3份，白瓜子3份，桃花4份，研粉混合，食后以酒送服药末1g。适用于活动少，饮食气血易于停滞者。②黄牛乳25g，生姜汁120g，人参末15g，白茯苓末15g，椒红末0.3g，先将黄牛乳和生姜汁煮熟，再入后三味药末熬成膏，每次1勺，饭前温开水送下。适用于脾胃虚弱，面色萎黄者。③鲜柠檬切成薄片，每片间撒上白糖，密封装瓶1周，每次取1～2片柠檬及汁，泡水代茶饮。

黄褐斑患者应避免日光暴晒，不要滥用化妆品，特别不能用劣质、过期的化妆品。要注意调情志，保持心情舒畅，忌忧郁烦恼。忌烟酒及咖啡、浓茶等刺激性食物。坚持自我保健按摩。彭祖养生按摩法：晨起轻轻摩擦双耳，牵拉耳朵及头发，则面气通流，然后两手掌心相互摩擦，使其发热,双手放于颜面部,从上而下摩浴面部14次,令人面有光泽。

9. 植物日光性皮炎-祛邪扶正,忌口防晒

植物日光性皮炎是由于食入或接触某些含有光感物质的植物,经日光照射后引起面部等暴露部位急性皮肤炎症的光过敏性疾病。近年来因食用灰菜、苋菜、野生油菜、野木耳等植物后引起本病的报道屡见不鲜。因此,对于本病的诊治亦受到重视。

本病好发于春季,多见于青壮年女性,婴儿和儿童也可患病。起病前有大量进食或接触某种蔬菜及日晒史。本病均为急性起病,皮肤损害主要发生在颜面、耳垂、手背等暴露部位,早期自觉面部灼热紧张、痒痛、刺痛、胀痛或虫爬感,随后出现肿胀,坚实光亮,皮肤潮红或紫红,出现瘀点、瘀斑,色紫红甚至发黑,严重者眼睛难以睁开,口唇外翻,甚至出现水疱、血疱、糜烂渗出。溃疡愈合后出现瘢痕,常遗留色素沉着。部分患者伴有发热、头痛、食欲不振、恶心呕吐等全身症状。年老体弱者临床表现更加严重。本病的发病机制目前仍不十分明确,可能是由于皮肤接触或系统地吸收某种植物中所含有的光感物质后,又经日光照射,吸收光能后被激发或发生化学变化形成半抗原,后者与组织中蛋白质结合形成全抗原,刺激机体产生抗体或细胞免疫反应所致。同时可能既存在光变应性反应,又存在光毒反应,即光感物质吸收光能量后释放出能量造成细胞损害,从而出现急性皮肤炎症的表现。

在我国古代,人们常食用多种野菜果腹,因此中医古籍中对此病早有记载。根据本病特点,我们认为其与中医古代文献中的"赤面风"相类似。明代《外科活人定本·赤面风》记载:"此症生于正面之上,红肿而浮起。初觉宜发散……若稍迟变成大毒,眼闭口肿,颧高颐凸,甚可畏也。"解放以后部分医家将此病称为"红花草疮",因其多与服食"红花草"(紫云英)有关,并且指出本病在农村中是一种比较多见的疾病。本病由于禀赋不耐,血热内蕴,进食发物,脾胃失调,湿热内生,复因日晒,光毒暴照,热毒袭肤,突然而发。瞿幸分析本病发病机制,认为本病禀赋不耐、血热内蕴为内因,进食发物、感受光毒为外因,其中大量进食或接触某些植物为诱因,经受日光暴晒、感受光毒为最主要的发病因素。对于光毒致病,中医古典文献中描述不多。清代陈士铎《洞天奥旨》中

写到"日晒疮,乃夏天曝烈之日曝而成者也,必先疼而后破,乃外热所伤,非内热所损也。"形象描述了光毒致病的特点,并且指出本病"外热"为主要原因,内因并不占主导地位,但并未提出"光毒"之名。"光毒"这一概念是在解放以后现代医家根据光线性皮肤病的特点所提出,但对其系统的论述尚不多见。瞿幸认为,"光毒"为毒邪之一,为日光所引起。日为阳,月为阴,中医基础理论中区分阴阳的最初标准即是以日光照射处为阳,背光处为阴,故日光的性质无疑应属阳热。光毒致病过程中患者经受日光暴晒,毒热袭肤,故见肌肤红肿、灼热,邪毒引动体内之湿热外发于肌肤,故见肿胀水疱、糜烂渗出。但同样接受日光照射,若没有进食发物的诱因亦不会发为本病。可以说,进食发物与外感光毒结合为病,是本病发病的主要外部原因。在临床中还可以见到部分与患者共同进食某种植物者并不发病,说明本病的发病还与患者的内在体质因素有关,即是中医所说的"禀赋不耐",为本病发生的重要的内在因素。因此,在本病的发病机制中体质、光敏性植物、日晒这3个因素缺一不可。本病为急重之症,若不及时控制病情,导致过敏反应加重,可能出现继发感染,严重者甚至会危及生命。对于本病的治疗,应首先避免进食或接触同类植物,注意避免日光照射,局部可用蒲公英、生地榆、生石膏、生甘草等煎水冷湿敷。中药内服主要以清热凉血解毒为法,根据患者临床表现,辨证选用犀角地黄汤、白虎汤或化斑解毒汤加减。一般病情较轻者1周可消退,重者可能需要2~3周甚至更长时间,部分患者在来年可能复发。因此,对本病应注意预防,春季避免进食及接触光敏性植物,如荠菜、灰菜、苋菜、苦菜、马齿苋、刺槐花、野生油菜、野木耳等,或少量食用后避免日晒3~5天。

10. 银屑病-全程凉血,随症加减

银屑病是一种慢性的炎症性皮肤病。中医治疗银屑病的优势在于毒副作用小、治愈后复发率低,日益受到广大患者的欢迎和医学界的重视。

银屑病的皮损特点是红色丘疹或大小不等的红色斑块,上覆多层银白色鳞屑。20世纪50年代以前,我国西医称此病为"牛皮癣"。后来发现病名与症状不符,且与中医的牛皮癣(相当于西医的神经性皮炎)是2个根本不相干的皮肤病,故改称银屑病。但有些医生、病人至今仍习惯性地把银屑病称为牛皮癣。本病相当于中医的"白疕",又称"松皮癣"、"干癣"、"蛇虱"、"白壳疮"等。《外科大成·卷四》中有"白疕肤如疹疥,色白而痒,搔起白疕,俗称蛇虱"。《诸病源候论》首先提出了"干癣"的病因病机为风毒邪气致病。《外科大成》提出白疕"由风邪客于皮肤,血燥不能荣养所致。"《外科证治全书》指出:白疕"因岁金太过,至秋深燥金用事,乃得此证。多患于血虚体瘦之人"。强调血燥、血虚是发病的内因。随着人们生活环境、饮食结构以及气候条件的变化,疾病的病因病机也随之发生了变化。目前中医对银屑病病因病机的认识出现了新的学说,如血热、热毒、血瘀、阴虚瘀热等。瞿幸认为银屑病的根本病机是血热,血分蕴热在银屑病发病中贯穿始终。血热的形成与多种因素有关,青壮年阳盛之体,多素体禀有血热,若又外受六淫之邪所侵,郁久则化火化毒。或过食辛辣厚味、鱼腥酒类,或因急躁、心绪烦扰等情志内伤,以及其他因素干扰,均能使气火偏旺,郁久化毒,热毒浸淫营血,血热毒邪外壅肌肤而发为本病。

银屑病分为四型:寻常型、关节型、脓疱型、红皮病型,其中寻常型约占98%。不管哪一型皮损的基本特点都是一样的,即红色的丘疹或红色斑块,上覆多层银白色鳞屑,刮去鳞屑有点状出血现象。发病初起是散在的小红丘疹,此时常被误诊为湿疹、药疹。确诊的方法很简单,用玻片轻轻地刮皮损表面,出现很多白色的鳞屑,再刮有筛状的出血点,称为点状出血,就可以诊断为银屑病。病情发展皮损渐渐扩大如黄豆、蚕豆大小,再发展扩大呈钱币状、地图状的大斑块。头部的鳞屑性红斑可超过前发际,扩展到前额,皮损部位的头发呈束状,称为束状发。患者指甲表面有顶针样小凹点,严重者指甲增厚、混浊、无光泽。中医认为"络脉盛色变",银屑病初发或复发的早期,皮损颜色鲜红,是络脉充盈之象,辨证为血热;血热炽盛,生风化燥,局部皮肤失养则出现层层白屑;血热炽盛,迫血妄行则有点状出血现象。病程迁延,皮损顽固不退,变为暗红色,肥厚粗糙,其上鳞屑附着紧密,为血热煎熬津液,血液黏滞成瘀所致。病程日久,皮损变为淡红色,干燥脱屑,为血热久蕴,耗伤阴血,阴亏血燥,皮肤失养所致。

本病病情常呈发展加重的趋势(进行期),皮损多发于身体阳面,颜色鲜红或紫红,表面鳞屑多,瘙痒重,为典型的血热生风的征象。常因感冒、扁桃体炎诱发,伴有口干,咽红咽痛,心中烦热,尿赤便秘,舌质红,苔黄,脉滑数。治宜清热凉血,解毒祛风。方选犀角地黄汤、清营汤加减:水牛角片30g(或水牛角粉6g冲服),生地15~30g,赤芍12g,牡丹皮12g,紫草15g,大青叶15g,蚤休15g,金银花15g,生槐花10g,生甘草6g。水煎服,日1剂。若皮损瘙痒,加苦参10g,白鲜皮10g,祛风止痒;咽喉肿痛,加板蓝根15g,山豆根6g,玄参15g,清热解毒利咽;感冒咳嗽,加连翘12g,黄芩10g,鱼腥草30g,清解肺热;大便秘结,加土大黄15g,解毒通便。病情严重,新疹多,发展快,皮损面积大者,可用清开灵注射液,与内服外用药配合,加强清热凉血解毒作用。用法:清开灵注射液每次40ml,加入生理盐水或5%葡萄糖注射液400~500ml中静脉点滴,每日1次,连用7~14天。注意:有药物过敏反应,应在有急救条件的医院里输液。若病程迁延,皮损发展缓慢,亦难消退(静止期),颜色转为暗红色,呈大小不等的斑块,浸润肥厚,鳞屑较厚,附着紧密,瘙痒不甚,舌质暗红可见瘀斑,脉弦滑,属血热日久,煎熬成瘀之证。治宜凉血活血,解毒消斑。自拟紫藤化瘀汤:紫草15g,大青叶15g,赤芍12g,丹参15g,当归10g,鸡血藤15g,莪术10g,鬼箭羽10g,半枝莲30g,白花蛇舌草30g。若皮损瘙痒剧烈,加白蒺藜12g,全蝎3~5g或乌蛇10g,息风止痒;急躁易怒、夜寐不安、失眠多梦,加生龙骨30g,生牡蛎30g,或珍珠母30g,平肝潜阳,镇静安神;女性患者月经色暗红,夹有血块,或经期皮损加重,加香附12g,益母草15g,泽兰12g,理气活血调经。皮损广泛,斑片肥厚颜色暗红者,可用丹参注射液,与内服外用药配合,加强活血化瘀作用。用法:注射用丹参(冻干)每次400mg,加入生理盐水或5%葡萄糖注射液500ml中,静脉滴注,每日1次,连用7~14天。若皮损持续数年不退,颜色淡红,常呈地图状、环状,表面鳞屑细碎干燥,冬季甚至干裂出血,自觉干痒或干痛,常伴口咽干燥,舌质淡红少津,苔薄白而干,脉弦细。属血热未清,阴血耗伤之证。治宜凉血滋阴,养血息风。方选四物汤合增液汤加减:生地黄、熟地黄各15g,当归12g,赤芍、白芍各12g,川芎10g,玄参15g,麦门冬12g,桃仁10g,

白蒺藜12g。夜寐不安,加夜交藤15g、炒酸枣仁10g,养血安神;大便干燥,加生何首乌12g,火麻仁10g,郁李仁10g。如果患者发病前有感受潮湿的诱因,则皮损多发于身体的阴面,如胸腹部、四肢屈侧、腋窝、股内侧等皱褶阴潮部位,或皮损发于下肢;红色斑片,其上的鳞屑发黏,堆积呈蛎壳状;常伴瘙痒、口苦、大便黏滞不爽,舌苔黄腻,脉滑,属血热夹湿,蕴阻肌肤之证。治宜清热凉血,利湿化湿。方选犀角地黄汤合萆薢渗湿汤加减:水牛角片30g(或水牛角粉6g冲服),生地黄15～30g,牡丹皮12g,赤芍12g,萆薢5g,黄柏10g,苍术10g,土茯苓30g,生薏苡仁30g。若红斑表面潮湿,加马齿苋30g,车前草、车前子各15g,解毒利湿敛疮;皮损瘙痒剧烈,加白鲜皮10g,苦参10g,地肤子15g,祛风除湿止痒;胃脘胀满,舌苔厚腻,加平胃散,炒莱菔子12g,枳壳12g,理气燥湿;暑热潮湿季节发病,加藿香10g,淡竹叶10g,六一散10g,清暑利湿。

  治疗银屑病的疗程比较长,一般初发病例需要治疗2个月左右,复发病例需要治疗3～4个月,反复发作者疗程更长。由于疗程长,加之本病易复发,患者需长期服药,因此治疗尽量选用毒副作用小的药物。在数月的治疗过程中,患者的证候不是一成不变的,辨证用药也要随时调整。如患者在治疗银屑病期间不慎感冒,出现鼻塞流涕、咽痛、咳嗽等症状,应及时改用银翘散等加减治疗。一个处方连服数月不变,非但疗效不好,还可能出现副作用。银屑病的皮损有多层银白色的鳞屑,干燥瘙痒,此为血热生风化燥所致,可选用苦参、白鲜皮、白蒺藜、夜交藤等祛风止痒药,不要用大量的辛温发散之品。若皮损表现为暗红色斑块,不是单纯的血瘀,是血分热盛,煎熬津液而成瘀,治疗应清热凉血,活血化瘀。皮损迁延日久,颜色变为淡红色,干燥脱屑,是血热蕴久,耗伤阴血而化燥,但血分热邪尚未完全清解,治疗应凉血益阴,养血润燥兼顾。再者,治疗银屑病的方药多寒凉。每次患者复诊时,一定要问饮食、二便、妇女月经情况。如患者服药后胃脘胀痛不适,应适当减少苦寒之品,并嘱患者不要空腹服汤药,可饭后1～2小时服药。女性患者月经前可酌加当归、香附等调经之品。大量的临床研究表明,银屑病若过度治疗,如应用皮质类固醇激素、免疫抑制剂等,虽近期皮损消退快,但停药后病情会反弹加重,远期疗效差。因此,为患者长期健康考虑,尽量不要用这些药。皮损少的患者,只需外用药治疗。虽然中医古籍中有很多治疗牛皮癣的外用药,但有些刺激性很强,不能用来治疗银屑病。特别是进行期的皮损不能用刺激性强的外用药,否则皮损会加重扩大,泛发全身,甚至由寻常型转变成为红皮病型。可选用《医宗金鉴》黄连膏(黄连 9g,当归 15g,黄柏 9g,生地黄 30g,姜黄 9g,麻油 360g,黄蜡 120g)涂搽患处,早、晚各 1 次。静止期皮损肥厚,外治宜先药浴再涂药。药浴有祛除皮损表面鳞屑,软化皮损,流通气血,开启毛孔的作用,药浴后马上涂搽药膏,能促进药物吸收。药浴常用药:土大黄、苦参、秦皮、土槿皮、紫花地丁、野菊花等。煎汤,调温后泡浴,每次 20 分钟,每日 1 次,浴后涂搽黄连膏,或《医宗金鉴》润肌膏。阴亏血燥证,可选用《医宗金鉴》润肌膏(当归 15g,紫草 30g,香油 120g,奶酥油 60g,黄蜡 15g)涂搽,早、晚各 1 次。血热湿热证,可选用青黛膏(青黛 25g,石膏粉 50g,滑石粉 50g,黄柏粉 25g,凡士林 600g)涂搽患处,早、晚各 1 次。

  银屑病的诱发因素很多,有些是很难完全避免的。遗传因素、感冒、精神紧张、意外刺激、辛辣发物、皮肤外伤、染发等都可诱发加重银屑病。因此"能根治银屑病"的宣传是虚假的不可信的。但是银屑病完全可以治愈,皮肤完全可以恢复正常。有些患者治愈后注意自我调养,可以十几年,甚至二三十年不复发。减少复发要做到以下几点:一要不感冒,加强锻炼,增强自身抗病能力;二要心情好,积极乐观,心态平和,避免过度紧张劳累;三要吃得对,忌食辛辣发物,戒烟戒酒;四要睡得着,按时作息,不要熬夜;五要排得畅,多喝白开水,每天定时排大便,使体内代谢废物、热毒湿浊之邪及时排出体外。

11. 脱发-多脏论治,清热利湿活血

  头发是人体健美的重要标志之一。中医认为毛发的生长与脏腑经络气血的盛衰有密切的关系。《素问·上古天真论》曰:"女子七岁肾气盛,齿更发长……丈夫八岁肾气实,发长齿更"。《诸病源候论》云:"诸经血气盛,则眉髭须发美泽"。在生理状态下,青壮年人精血旺盛,毛发生长而有光泽,年老体弱者精血虚衰,毛发干枯而脱落。临床很多疾病可以引起脱发,主要有斑秃,包括普秃、全秃,中医称为油风;男性型脱

发、女性弥漫性脱发、早秃，中医称为蛀发癣、发蛀脱发；以及药物引起的生长期脱发，产后、重病后、手术后发生的脱发等。

现代社会工作高效率、生活高节奏，人的情志活动、精神状态易超过正常限度，引发疾病。瞿幸在临床遇到很多脱发患者发病前有精神紧张、情志因素刺激等病史，因此，在脱发的早期，疏肝散风法是一种常用的治疗方法。情志抑郁、急躁易怒、过度紧张、意外刺激等精神因素可影响肝之疏泄功能，导致人体气机紊乱，气血运行不畅，头皮局部血虚，风邪乘虚而入，引起脱发。症见头发突然成片脱落，发根松动，局部头皮发麻发痒，伴烦躁或郁闷，胸胁胀满，善太息，夜寐不安，舌边尖红，苔薄白，脉弦。治宜疏肝散风、调理气血，可选用柴胡疏肝散、逍遥散。常用药：柴胡、枳壳、赤白芍、川芎、香附、当归、羌活、荆芥、菊花等。肝失疏泄，肝气郁结，还可伴肝郁化火、肝阳上亢、气血瘀滞、肝木乘脾土等多种症候，临床应随证加减。如局部头皮发红，周围毛发松动，为肝火上冲，灼伤毛窍，可加黄芩、丹皮、龙胆草；若局部头皮发麻、刺痛，为头皮气血运行不畅，气血瘀滞，可加当归、红花、牛膝；若伴头晕头胀失眠，为肝阳上亢，可加灵磁石、生龙牡等。

一些湿盛体质的患者，因饮食不节，过食肥甘厚味，体内蕴湿生热，湿热上蒸巅顶，侵蚀毛根，阻滞毛窍，影响毛发生长而导致脱发。症见头发油腻光亮，脱发多，新发生长缓慢，头顶毛发日渐细软稀少，两鬓角及前发际上推。伴口臭、大便秘结或黏滞不爽，舌苔黄腻，脉弦滑。治疗可选用平胃散加味。常用药：苍术、厚朴、陈皮、苦参、泽泻、茵陈、生山楂、蚕砂、菖蒲等，大便秘结加生白术、生首乌。除湿通窍法主要用于治疗伴有皮脂溢出的男性型脱发、女性弥漫性脱发（旧称脂溢性脱发）。湿热蕴久，阻滞脉络，损伤脾胃，导致气血生化和运行障碍，头顶毛窍失于濡养，毛囊萎缩，新发难生。因此，患者经治疗后若湿热症状减轻，可酌加活血化瘀、健脾益气药物，如川芎、牛膝、桃仁、红花、生黄芪等。男性型脱发常有家族遗传史，辨证多属阴虚湿热证，治疗可酌加滋阴药物，如枸杞子、女贞子、旱莲草等。

青壮年人，血分蕴热，外受风邪，外风与内热相搏，上犯巅顶；或情志不遂，五志过极化热化火，热盛生风，上犯巅顶，热伤阴血，灼伤毛窍，则毛发失养而脱落。清代《冯氏锦囊秘录》曰："发乃血之余，枯者血不足也。忽然脱落，头皮多痒，须眉并落者，乃血热生风，风摇木动之象也"。临床常见患者头发突然大片脱落，头皮微红痒痛；或头发干细少泽，散在脱落，头屑多而细碎干燥，头皮瘙痒。伴心烦急躁，失眠多梦，舌质红苔薄黄，脉细数。治疗可选用凉血四物汤、凉血消风散。常用药：生地黄、赤芍、当归、川芎、黄芩、地骨皮、蔓荆子、侧柏叶等。凉血祛风止脱法常用于脱发早期，头发松动易脱落时。血热风燥易耗伤阴血，煎熬血液成瘀。若患者经过治疗血热风动证候减轻，头皮恢复正常，脱发停止，而新发生长缓慢，应加用养血益阴、活血化瘀等药物，以改善毛囊营养状况，促进毛发生长。

"发为血之余"，隋代《诸病源候论》曰："血盛则荣于须发，故须发美。若气血衰弱，经络虚竭，不能荣润，故须发秃落"。素体虚弱，或病后产后，血虚不能荣养毛发，而致头发大量脱落，枯黄无光泽，伴面色萎黄、心悸、头晕、失眠、健忘，舌质淡，苔白，脉细弱。治疗可选用当归补血汤、四物汤、二至丸、神应养真丹。常用药：黄芪、当归、生熟地黄、首乌、女贞子、旱莲草、菟丝子、天麻、羌活等。养血生发是中医治疗脱发的传统常用疗法，用于血虚不能荣养毛发之证。其他证型的脱发患者，只要没有明显的湿热瘀等有形之邪，均可加用养血生发药物，给毛发以充足的营养，促进头发生长。

跌打损伤、情志内伤、以及久病入络均可使瘀血阻络，清代《医林改错》曰："伤寒、瘟病后头发脱落，各医书皆言伤血，不知皮里肉外血瘀，阻塞血络，新血不能养发，故发脱落。无病脱发，亦是血瘀"。临床症见头部圆形脱发，或头顶秃发，病程较长，伴情志抑郁、头痛、夜寐不实，妇女月经不调，舌质暗，有瘀斑，脉沉涩。治疗以活血化瘀，通窍生发为法，常选用通窍活血汤、桃红四物汤。常用麝香（可用菖蒲代）、桃仁、红花、赤芍、当归、川芎、丹参、大枣、郁金、鸡血藤等。有研究表明：斑秃患者血液流变性异常，微循环瘀滞，经丹参注射液治疗后，血液流变参数明显改善，且疗效优于单纯外用药。

《素问》曰："肾者，主蛰，封藏之本，精之处也，其华在发"，"肾气衰，发堕齿槁"。肾气不足，肾精亏虚，则毛发不能正常生长。症见头发大片脱落,甚至全秃、普秃;毛发稀少细软,生长发育迟缓;或老年体弱,毛发干枯少泽脱落,伴腰膝酸软、牙齿松动、耳鸣,舌质淡红苔白,脉沉细。治疗以补肾益精血为法,常选用七宝美髯丹、左归丸、二至丸。常用药:首乌、茯苓、牛膝、当归、枸杞子、菟丝子、潼蒺藜、补骨脂、女贞子、墨旱莲等。肾藏精,肝藏血,精血互生,肝肾同源。毛发的润养来源于血,其生机根源于肾。故临床治疗时常配合应用滋补肝肾、养血生发药物。益肾生发是中医治疗脱发的传统常用疗法。不少人认为脱发就是肾虚引起的,很多生发的保健品也都宣传有补肾的功效。但补肾的中药大多性温,不适合有内热、湿热的人服用。肾虚脱发一般病程长,脱发严重。很多初期为风湿热、肝郁等其他证型的脱发,日久可伤及精血肾气。治疗时可在相应疗法中加用益肾养血生发药物。肾虚常伴脾气不足,老人肾气不足常伴阴血亏虚,临床贵在准确辨证,随证加减用药。

脾主运化,为后天之本。脾的运化功能正常,毛发得到充足的水谷精微的滋养,就能生长旺盛。若脾失健运,气血津液生化不足,则毛发失养,枯槁脱落。多见于久病脾胃功能虚弱,或思虑过度伤脾者。症见:斑状脱发反复发作,或头顶头发稀少、干枯、细软,伴纳呆、腹胀、大便溏泄、完谷不化,舌淡胖、舌边齿痕,脉濡。治疗以健脾益气,养血生发为法,常选用补中益气汤、归脾汤。常用药:党参、黄芪、白术、陈皮、当归、茯苓、远志、升麻、柴胡等。

中医认为肺主皮毛是指肺有"主一身之气,朝百脉,主宣发"等功能,通过这些功能将体内气血津液等营养物质输布到体表,以滋养皮肤毛发。若肺失宣发,不能输精于皮毛,则会出现皮肤憔悴枯槁,毛发干枯易脱落等症状。宣肺生发常用桑叶、枇杷叶、白芷、蔓荆子、浮萍等。临床上很少单独用宣肺生发药物来治疗脱发,常与养血、祛风、疏肝、化瘀、益肾等法配合应用。如《医方集解》桑麻丸,以嫩桑叶末、黑芝麻、白蜜为丸,宣肺养血生发,治疗毛发脱落和白发。

二、医案荟萃

1. 斑秃(一)

患者,女,30岁。主诉:脱发2个月。2个月前情志失调,洗发后头皮发痒，继而脱发，现几乎脱光，伴失眠。曾用养血生发药物治疗未效。检查：头发脱落90%以上，稀疏残留的头发松动易拔落，舌质红，苔黄，脉弦细。

［西医诊断］全秃

［中医诊断］油风

［辨证］肝郁化火，肝火风热上犯

［治法］清肝疏风，镇静安神

［处方］黄芩10g　菊花10g　荆芥10g　赤白芍各10g　当归10g　川芎10g　酸枣仁10g　灵磁石30g　夜交藤15g　生甘草6g

水煎服，日1剂。局部涂搽辛花酊，每日2次；局部封闭治疗，每周1次。

治疗1个月见效，头皮痒感消失，原残存的头发全部脱落，新发开始生长。停局部治疗，内服方去黄芩、荆芥、灵磁石，加枸杞子、女贞子、丹参等。共服药50余剂，全头新发生长，恢复正常。

［按语］斑秃为一种突然发生的局限性斑片状脱发，可发生于身体任何部位，头发全部脱落称全秃，全身毛发均脱落称普秃。病原尚不完全清楚，可能与遗传、情绪、应激、内分泌失调、自身免疫等因素有关。相当于中医的"油风"，俗称"鬼剃头"。其发病多与紧张、恐惧、劳累、失眠等有关。情志不遂，五志化火，血热生风，风火相合化燥伤阴，致使毛发失于阴血濡养而突然脱落。情志内伤，气机逆乱，气滞血瘀，或跌扑损伤，瘀血阻络，均致血流不畅，不能上荣清窍，毛发失荣而脱落。久病及产后气血两虚或肝肾不足，精血亏虚，发无精血滋养，毛根空虚而发落成片，甚至全身毛发脱落。此例患者正值青壮年，情志不遂，五志过极化热化火，热盛生风，上犯巅顶，热伤阴血，灼伤毛窍，则毛发失养而脱落。治以清肝疏风，镇静安神。方用黄芩、菊花、荆芥疏风清热，赤白芍、当归、川芎理气凉血活血，酸枣仁、灵磁石、夜交藤安神，调理阴阳。邪去后，加滋阴养血之品以助新发生长。

2. 斑秃（二）

患者，男，20岁。主诉：脱发1年半。有家族遗传史，头皮出油多，瘙痒脱屑，伴便秘。检查：头顶部发较稀，两鬓角上推，头发油腻，头屑多。拔发试验:7~8根/次,舌质红苔淡黄,脉弦细。

[西医诊断]男性型脱发

[中医诊断]蛀发癣

[辨证]阴虚湿热

[治法]清热除湿,滋阴通窍

[处方]羌活10g　黄芩10g　苦参10g　陈皮10g　茵陈15g　生首乌10g　川芎10g　侧柏叶10g　菖蒲10g　草决明10g　枸杞子10g　女贞子10g

水煎服,每日1剂,早、晚交替涂搽辛花酊、头皮酊。

加减治疗2月,脱发减少,头皮出油及脱屑减轻,拔发试验:0~1根/次。改服中成药芩栀苦参丸合乌地生发丸。再服2个月,头发已不显稀疏。

[按语]雄激素源性脱发,又称男性型脱发,以20~30岁男性青壮年为主,女性少见,多有家族史。脱发多从前额、鬓角开始,头发逐渐变纤细、稀疏、前发际向后退缩,逐渐向头顶部发展;或从头顶开始散在脱发,逐渐头顶、前发际毛发脱落。可有不同程度瘙痒,病程较缓慢。相当于中医的"蛀发癣",本病初期多以血热风燥、脾胃湿热为主,后期可出现阴血耗伤,肝肾不足之证。本例患者有家族遗传史,头顶部发较稀,两鬓角上推,头皮出油多,瘙痒脱屑,应为先天肾阴不足,湿热阻窍。首乌、枸杞子、女贞子滋养肾阴,黄芩、茵陈、侧柏叶清热利湿消脂,苦参燥湿止痒,羌活引药上行,菖蒲通窍,诸药合用,共奏清热除湿、滋阴通窍之功。

3. 斑秃(三)

患者,男,1岁8个月。出生时头发正常,6个月后头发、眉毛均脱落,无新生生长。曾在当地医科大学化验IgA降低,平时多汗。检查:头发、眉毛全部脱落,舌质淡苔白。

[西医诊断]普秃

[中医诊断]油风

[辨证]肾精亏虚,卫气不足

[治法]益气固表,益肾生发

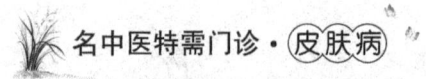

[处方]生黄芪3g 炒白术3g 防风2g 女贞子3g 旱莲草3g 菟丝子3g 枸杞子3g 大枣3g

水煎服,每日1剂。交替外涂辛花酊、补骨脂酊,每日1次。

治疗3个月后,头发眉毛全部长出,体质健壮。

[按语]中医治疗脱发有两个显著特点,一是辨证论治,方药因人而异;二是整体观念,全身调理。在脱发的早期,辨证多属实证或虚实夹杂之证,治疗应以祛邪、调理气血为主;脱发日久,辨证多属虚证,或虚中夹瘀之证,治疗以补肾养血、健脾益气、活血化瘀为主。准确的辨证用药,是中医药治疗脱发取得满意疗效的关键。该例患者年幼,应为先天不足,重点治宜填补肾精,予女贞子、旱莲草、菟丝子、枸杞子,同时予生黄芪、炒白术、防风、大枣益气固表,配合外用药水,方可奏效。

4. 银屑病(一)

患者,女,24岁。患银屑病3年,近2周因上夜班感冒,皮损复发加重,瘙痒,伴咽痛、口干。检查:头面、躯干、四肢广泛分布豆粒至硬币大小红丘疹、红斑,上覆白色鳞屑,咽红,舌淡红苔黄腻,脉弦滑。

[西医诊断]银屑病

[中医诊断]白疕

[辨证]血热毒盛

[治法]凉血解毒

[处方]生地30g 丹皮12g 赤芍12g 水牛角片30g(先煎) 生槐花12g 紫草15g 金银花15g 草河车15g 板蓝根15g 苦参10g 土茯苓30g 白花蛇舌草30g 生甘草6g

水煎服,每日1剂。外用消银洗液,复方黄连膏、5%水杨酸软膏。

加减用药2个月,皮损消退95%以上。

[按语]银屑病是一种由多基因遗传决定的、多环境因素刺激诱导的免疫异常性慢性炎症性增生性皮肤病。其特征包括表皮角质形成细胞增生过度和异常分化、淋巴细胞浸润、真皮血管改变。为一终身性疾病,慢性反复发作,加重和缓解交替出现。中医古籍中早有记载,《诸病源候论》曰:"白壳疮者即癣也,皆因毛孔受风湿之邪所生,久则有虫。"《证治准绳·疡医》云:"白壳疮,遍身起如风舟之状,其色白不痛,瘙

痒……"《医宗金鉴·外科心法要诀》曰："白疕，此证俗名蛇虱，生于皮肤，形如疹疥，色白而痒，搔起白皮。由风邪客于皮肤，血燥不能荣养所致。"本病的特点是在红斑上有多层的银白色鳞屑，刮去鳞屑可见露水珠样出血点，病程长，反复发作。好发于青壮年，男性多发于女性，大多数冬季发病或加重。中医认为白疕多因营血亏损，血热内蕴，生风生燥，肌肤失养而成。此例患者因感冒诱发，病情呈发展加重的趋势（进行期），头面、躯干、四肢广泛分布豆粒至硬币大小红丘疹、红斑，表面鳞屑多，瘙痒重，咽红，舌淡红苔黄腻，脉弦滑，为血热毒盛的征象。舌淡红苔黄腻，脉弦滑。水牛角、生地、丹皮、赤芍、紫草、生槐花，清热凉血；草河车、白花蛇舌草、土茯苓、苦参、生甘草清热解毒祛湿；同时配伍金银花、板蓝根解表利咽。辨证准确，皮损消退。

5. 银屑病（二）

患者，男，28岁。患银屑病10年，近2年加重，瘙痒。到处求医，曾服乙双吗啉及多种中药，效果不显，口不渴。检查：头部、前胸多发硬币大小红斑，上覆白屑，四肢皮损散在，咽红，舌红，苔黄厚腻，脉弦滑。

[西医诊断] 银屑病

[中医诊断] 白疕

[辨证] 血热湿热

[治法] 清热利湿凉血

[处方] 板蓝根15g 山豆根6g 金银花10g 赤芍12g 草河车20g 苦参10g 白鲜皮10g 萆薢10g 黄柏10g 苍术10g 土茯苓15g 生薏仁20g 藿香10g

水煎服，每日1剂。外用消银洗液，复方黄连膏、苦蛇酊。

服药14剂，自述疗效甚好，皮肤变平色淡，皮屑细薄，咽不红。原方加减治疗1个月，皮损继续消退，带药回家。

[按语] 白疕病程较长，顽固难愈，易复发，该患者银屑病病程10年，素体内有蕴热，或由外感六淫、情志不遂、辛辣厚味等致火热、湿热内生，诸邪相搏，内入营血，外发肌肤，故头部、前胸多发硬币大小红斑，上覆白屑，四肢皮损散在，瘙痒，伴咽红。舌红，苔黄厚腻，脉弦滑。四诊合参，辨为血热湿热证，治宜清热凉血，利湿化湿。方中板蓝根、山豆

根、金银花、赤芍、草河车清热凉血利咽,草薢、黄柏、苍术、土茯苓、生薏苡仁、藿香清利湿热。皮损瘙痒,加白鲜皮、苦参,祛风除湿止痒。外用消银洗液,复方黄连膏、苦蛇酊,内外同治,标本兼顾,则易收良效。

6. 银屑病(三)

患者,男,53岁。全身起皮疹5年余,皮损持续不退,瘙痒。检查:背、腰、臀部、四肢多发暗红色浸润性斑块,上覆白色鳞屑,皮损硬厚。舌暗红,苔黄腻,脉弦。

[西医诊断] 银屑病

[中医诊断] 白疕

[辨证] 血热血瘀

[治法] 凉血活血化瘀

[处方] 紫草15g 大青叶15g 鸡血藤30g 水牛角片30g(先煎) 赤芍15g 丹参30g 川芎10g 白花蛇舌草30g 鬼箭羽15g 白鲜皮15g 土茯苓30g 莪术10g

水煎服,每日1剂。外用5%水杨酸软膏。

服药14剂,皮损浸润减轻,变软变薄,色暗红。原方加减治疗3个月,皮损大部消退,改服地黄消银丸。

[按语] 寻常型银屑病根据病情发展可分为三期:①进行期:旧皮损无消退,新皮损不断出现,皮损浸润炎症明显,周围可有红晕,鳞屑较厚,针刺、搔抓、手术等损伤可导致受损部位出现典型的银屑病皮损,称为同形反应;②静止期:皮损稳定,基本无新皮损出现,原皮疹色暗红,鳞屑减少,既不扩大,也不消退;③退行期:皮损缩小或变平,炎症基本消退,遗留色素减退或色素沉着斑。此例患者病程迁延,皮损顽固不退,变为暗红色,肥厚粗糙,发展缓慢,亦难消退,属于寻常型银屑病静止期,背、腰、臀部、四肢多发暗红色浸润性斑块,持续不退,上覆白色鳞屑,皮损硬厚,伴瘙痒。舌暗红,苔黄腻,脉弦。属血热日久,煎熬成瘀之证。方以水牛角片、紫草、大青叶、赤芍凉血消斑;鸡血藤、丹参、川芎、莪术、鬼箭羽活血化瘀;白鲜皮、土茯苓、白花蛇舌草燥湿止痒,诸药合用,共奏凉血活血,解毒消斑之效。同时外用5%水杨酸软膏以利角质溶解,软化皮损。待治疗3个月后,病情稳定,改服地黄消银丸巩固。

7. 银屑病（四）

患者，男，47岁。全身皮疹、脱屑、瘙痒2年，伴口干。检查：头部、躯干、四肢多发淡暗红色斑片，指甲至硬币大小，白屑干燥不厚，点状出血（＋），舌红苔薄黄，脉弦。

[西医诊断] 银屑病

[中医诊断] 白疕

[辨证] 血热阴伤

[治法] 清热凉血，滋阴生津

[处方] 生地30g 丹皮12g 赤芍12g 紫草15g 玄参15g 天花粉15g 麦冬12g 草河车15g 大青叶15g 黄芩9g 白鲜皮9g 生甘草6g

水煎服，每日1剂。外用复方苦参止痒霜、苦蛇酊。

2周调整处方1次，治疗3个月，皮损消退痊愈。

[按语] 该例患者头部、躯干、四肢多发淡暗红色斑片，干燥脱屑，伴口干，为血热久蕴，耗伤阴血，阴亏血燥，皮肤失养所致。舌红苔薄黄，脉弦，此为血分热邪尚未完全清解，治疗应凉血益阴，养血润燥兼顾。生地、丹皮、赤芍清热凉血；紫草、大青叶活血消斑；玄参、草河车、黄芩、生甘草清热解毒；天花粉、麦冬、玄参滋阴生津。皮损干燥，故外用复方苦参止痒霜，头皮皮损以苦蛇酊外擦。不同部位、不同皮损表现选用不同外用药剂型，更好地配合内治，标本兼顾。

8. 血管性水肿

患者，女，54岁，2005年5月20日初诊。患者于3天前无明显诱因出现面部肿胀，未予重视，外出后出现手背疼痛，口唇发麻，面部肿胀加重，眼睑肿胀，无法视物，当日下午于外院就诊，诊为"血管性水肿"，予静点地塞米松10mg/天，面部肿胀有所好转，但面部、手背起红斑、水疱，鼻尖部破溃渗液。患者发病前曾自采"野菜"数种并多次进食。专科检查：面颈部、双手背暴露部位可见较大面积紫红瘀斑及少量绿豆大小水疱，鼻尖部见小面积破溃渗液，面颊部、双手背肿胀，有压痛；舌红，苔黄腻，脉弦滑。

[西医诊断] 获得性血管性水肿

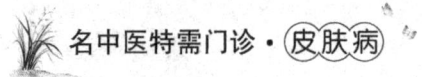

[辨证] 毒热壅盛

[治法] 清热凉血、解毒祛湿

[处方] 生地30g 丹皮15g 赤芍15g 水牛角40g（先煎） 大青叶30g 板蓝根30g 银花15g 生石膏30g（先煎） 知母10g 白茅根15g 淡竹叶15g 连翘15g 车前草15g 生甘草10g

水煎服，每日1剂。

考虑患者证属毒热壅盛，病情急重，继续予静点氢化可的松琥珀酸钠300mg/天，以抗感染、抗过敏；局部外用硼酸水及生地榆煎水冷湿敷。经治疗5天，患者皮损肿胀、疼痛明显减轻，水疱干瘪，破溃部位干燥结痂，遂将氢化可的松琥珀酸钠减量为200mg/天，继续静点3天后改为口服泼尼松龙40mg/天，并逐渐减量，每3～5天减5～10mg直至停用。2周后皮疹消退，局部遗留色素沉着斑。

[按语] 血管性水肿又称巨大荨麻疹，是一种发生于皮下疏松组织或黏膜的局限性水肿，可分为获得性和遗传性两种类型。获得性血管性水肿类似荨麻疹，可由药物、食物、吸入物或物理刺激等因素引起。遗传性血管性水肿为常染色体显性遗传。该患者曾自采"野菜"数种并多次进食，诊断为获得性血管性水肿。该病好发于组织疏松部位，如眼睑、口唇、舌、外生殖器、手足等。皮损为局限性肿胀，边界不清，呈肤色或淡红色，表面光亮，触之有弹性感，多发，偶见单发。痒感不明显，偶有轻度肿胀不适。此患者初期手背疼痛，口唇发麻，面部肿胀加重，眼睑肿胀，无法视物，病情较急，故予激素静点，症状有所缓解。查面颈部、双手背暴露部位可见较大面积紫红瘀斑及少量绿豆大小水疱，鼻尖部见小面积破溃渗液，面颊部、双手背肿胀，有压痛；舌红，苔黄腻，脉弦滑。此为血分热毒炽盛且兼有湿热，燔灼肌肤，因病情急重，故中西医治疗并施，继续予静点氢化可的松琥珀酸钠300mg/天，同时以中药清热凉血、解毒祛湿。方中水牛角、生地、丹皮、赤芍、白茅根、大青叶清热凉血；生石膏、板蓝根、银花、连翘、淡竹叶、生甘草清热解毒；皮损有渗出，故加知母、车前草清热祛湿。局部外用硼酸水及生地榆煎水冷湿敷，以利热毒外出。5天后，症状减轻，故激素减量，继续治疗，随患者逐渐好转，激素减量至停用，以减少其副作用。中医介入治疗，既缩短

疗程,又减少激素总用量,可谓两全其美。

9. 黄褐斑、白癜风

患者,男,58岁。面颈部黄褐斑20余年,曾患甲型肝炎、戊型肝炎。1个多月来,因精神紧张,心绞痛发作,面部出现白斑,失眠。体检:右侧下颌部有一片1cm×0.6cm大小色素脱失斑,面颊、颈部大片黄褐色斑片,舌质略暗有瘀斑,苔白,脉弦。

[西医诊断] 黄褐斑、白癜风

[中医诊断] 黧黑斑、白癜风

[辨证] 肝气郁滞,气滞血瘀

[治法] 疏肝理气,活血化瘀

[处方] 柴胡10g 赤芍10g 白芍10g 川芎10g 香附12g 郁金10g 丹参15g(主方)

并根据兼症在主方基础上选用酸枣仁、石菖蒲、远志、灵磁石、女贞子、枸杞子、白芷、补骨脂、茯苓、茯神等药。共服药81剂,白斑完全消失,黄褐斑颜色变浅,逐渐消散,心绞痛亦未发作。

[按语] 该患者曾患甲型肝炎、戊型肝炎,存在发生黄褐斑的危险因素,近1个多月来,因精神紧张,心绞痛发作,此与患者白癜风的发生有关。患者虽然两病同发,但均因情志不舒,肝气郁滞,血行不畅,瘀于肌肤,故可以异病同治,方中柴胡、赤芍、白芍、川芎、香附、郁金、丹参疏肝理气,活血化瘀,同时配伍酸枣仁、石菖蒲、远志宁心安神,调节阴阳。治疗过程中,根据患者不同兼症,灵活加减,白斑完全消失,黄褐斑颜色变浅,逐渐消散。

10. 湿疹

患者,女,46岁。患湿疹多年,复发1个月,乳头部皮损瘙痒剧烈,烦躁不安,失眠。体检:双侧乳头及乳晕红肿,有渗出、结痂,四肢散在钱币状红斑,上有密集的丘疱疹,及结痂、脱屑,舌质红,苔黄,脉弦滑。

[西医诊断] 湿疹

[中医诊断] 湿疮

[辨证] 肝经湿热

[治法] 清利肝胆湿热

[处方] 龙胆草 10g　黄芩 10g　柴胡 10g　栀子 10g　马齿苋 30g　白鲜皮 10g　地肤子 15g　珍珠母 30g（先煎）　茯苓 15g　车前草 10g　生地 20g　生甘草 6g

水煎服，每日 1 剂，并局部湿敷。

用药 7 剂，瘙痒明显减轻，双乳部及上肢皮损已无渗出，红肿消退，呈褐色斑片，轻微脱屑增厚，夜能入寐，舌脉同前。原方去生地、珍珠母，加苍白术。再服 7 剂而愈。

[按语] 湿疹是由多种内外因素引起的真皮浅层及表皮炎症，一般认为与变态反应有关，临床上急性期皮损以丘疱疹为主，有渗出倾向，慢性期以苔藓样变为主，易反复发作。在中医文献中根据不同的发病部位及形态特点而有"浸淫疮"、"血风疮"、"旋耳风"、"肾囊风"、"痛疮"等多种不同的名称。其特点是形态多样，对称分布，易于渗出，瘙痒剧烈，缠绵难愈。湿疮的发生，多因禀赋不耐，风、湿、热邪阻滞肌肤。急性期以湿热为主，常夹有风邪；亚急性期多脾虚湿蕴，郁而化热；慢性期，湿热未清，血虚风燥。治疗湿疹，除湿止痒法必须贯彻始终，抓住不放。患者双侧乳头及乳晕红肿，有渗出、结痂，四肢散在钱币状红斑，上有密集的丘疱疹，及结痂、脱屑，瘙痒剧烈，舌质红，苔黄，脉弦滑，此为肝经湿热，宜龙胆泻肝汤加减，龙胆草、黄芩、柴胡、栀子、茯苓、车前子清泻肝经湿热；白鲜皮、地肤子祛湿止痒；患者皮损瘙痒严重，失眠，加入珍珠母清肝定惊安神。用药后瘙痒明显减轻，双乳部及上肢皮损已无渗出，红肿消退，呈褐色斑片，轻微脱屑增厚，故效不更方，患者夜能入寐所以去生地、珍珠母，配苍白术加强健脾燥湿之力，诸药合用，其效甚佳。

11. 神经性皮炎

患者，男，50 岁。颈部起皮疹，瘙痒，反复发作 10 余年，夜间瘙痒剧烈，失眠，平时工作紧张，经常外用激素软膏。体检：颈部两侧及颈后数片红色苔藓化斑片，舌质红，苔薄白，脉弦滑。

[西医诊断] 神经性皮炎

[中医诊断] 牛皮癣

[辨证] 肝经郁火

[治法]清肝泻火

[处方]黄芩10g 栀子10g 柴胡10g 赤芍10g 白芍10g 丹皮12g 生地20g 钩藤10g(后下) 白蒺藜15g 苦参10g 生龙骨30g(先煎)生牡蛎30g(先煎) 珍珠母30g(先煎)

水煎服,每日1剂。并予无极膏,嘱欲搔抓时用。

服药7剂,瘙痒明显减轻,皮损色淡变平,已不再需要外用药止痒。原方去苦参,加当归、川芎、夜交藤,共服药21剂,皮损消退,病愈。

[按语]神经性皮炎,即慢性单纯性苔藓,是一种常见的慢性皮肤神经功能障碍性皮肤病。病因尚不清楚,可能与神经精神因素、胃肠道功能障碍、内分泌因素、饮食、局部刺激等诸多因素有关。病程中形成的瘙痒-搔抓-瘙痒的恶性循环是造成本病发展并导致皮肤苔藓样变的主要原因。好发于颈项、上眼睑、双肘伸侧、腰骶部等,常对称分布。初起为粟粒大小圆形或多角形的扁平丘疹,淡红色或皮色,密集融合成片,搔抓后皮损肥厚,形成苔藓样斑片,伴有血痂,阵发性剧痒,夜间、情绪波动时瘙痒加重。本病相当于中医的"牛皮癣",又称"摄领疮"、"顽癣",《诸病源候论·摄领疮候》记载:"摄领疮,如癣之类,生于颈上痒痛,衣领拂着即剧,云是衣领揩所作,故名摄领疮也。"中医认为其病因为火热内盛、风湿热邪怫郁肌肤、血虚生风等。该例患者工作紧张,经常外用激素软膏,肝气不舒,肝郁化火,火热生风,外发肌肤,故颈部两侧及颈后数片红色苔藓化斑片,反复发作难愈,舌质红,苔薄白,脉弦滑。予黄芩、栀子、柴胡、钩藤清肝泻热;赤芍、白芍、丹皮、生地凉血柔肝;瘙痒明显,加苦参、白蒺藜燥湿祛风止痒;失眠,加生龙骨、生牡蛎、珍珠母重镇安神,外用无极膏,减少患者因瘙痒而搔抓皮损造成的刺激。二诊时,瘙痒减轻,去苦参,加当归、川芎增强养血活血之力。

12. 多形红斑型药疹

方某,男,25岁。全身皮肤起红色皮疹。起疹前因咽痛曾自服增效联磺片,皮疹剧烈瘙痒,服用息斯敏无效,伴身热,口干,烦躁,便干。检查:体温37.6℃,躯干四肢对称分布圆形水肿性红斑,中心颜色紫红,舌质红,苔白,脉滑数。诊断:多形红斑型药疹。中医辨证:西药化学制剂多数热性,药毒内侵,化热化火,充斥气血,外发肌肤,则身热、全身皮肤出现红斑;热盛生风,风动走窜于肌肤之间则剧烈瘙痒。

[西医诊断]多形红斑型药疹

[中医诊断]药毒

[辨证]毒热壅盛

[治法]清热解毒,凉血消斑

[处方]知母10g 生地30g 丹皮15g 水牛角粉30g(先煎) 赤芍15g 白茅根30g 白鲜皮15g 生石膏45g(先煎) 黄芩10g 栀子10g 生甘草10g

水煎服,每日1剂。外用炉甘石洗剂。

用药5天,体温正常,皮损红肿减轻,颜色变淡变暗,瘙痒明显缓解,加丹参15g,继服7剂痊愈。

[按语]药疹亦称药物性皮炎,是药物通过各种途径进入人体后引起的皮肤、黏膜的炎症反应,严重者尚可累及机体其他系统。该病的发生与个体及药物因素有关。临床表现多种:固定型药疹、荨麻疹型药疹、麻疹型或猩红热型药疹、湿疹型药疹、紫癜型药疹、多形红斑型药疹、大疱性表皮松解型药疹、剥脱性皮炎型药疹、痤疮型药疹、光感性药疹。相当于中医的"药毒",又称"中药毒",《诸病源候论·蛊毒病诸候·解诸药毒候》曰:"凡药物云有毒及有大毒者,皆能变乱,于人为害,亦能杀人……"其病因为禀赋不耐,药毒内侵。发病前有用药史,与用药剂量无关,存在一定潜伏期,突然发病,自觉灼热瘙痒,重者伴有发热、倦怠等全身症状。皮损形态多样,颜色鲜艳,分布为全身性、对称性,亦可限于局部。该患者起疹曾服用过增效联磺片,发病突然,体温37.6℃,躯干四肢对称分布圆形水肿性红斑,中心颜色紫红,剧烈瘙痒,服用息斯敏无效,符合多形红斑型药疹的诊断。此型药疹对称发生于全身,以四肢为多,为豌豆至蚕豆大圆形或椭圆形水肿性红斑或丘疹,边缘潮红,中央色深暗,常有水疱。多伴发热、关节痛等全身症状。严重者,口腔、外阴黏膜也出现水疱、糜烂,疼痛剧烈。药毒侵袭,入里化火,血热妄行,益于肌表,故全身出现红斑水肿,身热;热盛生风,风动走窜于肌肤之间则剧烈瘙痒。予水牛角粉、生石膏、知母、黄芩、栀子、生甘草清热解毒,生地、丹皮、赤芍、白茅根凉血消斑,白鲜皮祛风解毒止

痒,共奏清热解毒,凉血消斑之功,其效甚速。

13. 夏季皮炎

靳某,女,70岁。就诊于长夏季节,躯干部起皮疹1周,瘙痒剧烈,伴口渴、心烦。检查:胸、背、腰、腹广泛密集分布红色丘疹、斑丘疹,有点状糜烂结痂,舌质红,苔白腻,脉滑数。

[西医诊断]夏季皮炎

[辨证]暑湿内蕴

[治法]清暑泄热,利湿止痒

[处方]淡竹叶10g　生地30g　麦冬12g　生石膏30g(先煎)　丹皮12g　赤芍12g　栀子10g　白鲜皮15g　藿香10g　大青叶10g　滑石10g　生甘草6g

水煎服,每日1剂。外用炉甘石洗剂。

用药5天,皮损消退,瘙痒缓解。

[按语]夏季皮炎是夏季常见的皮肤病,由夏季的持续高温、闷热引起,和湿度关系较大,特别是高于30℃的环境下易发病。常对称累及四肢伸侧和躯干部,尤以双侧胫前多见。初起皮损表现为红斑,继之出现密集成片的针头至粟粒大小的丘疹和丘疱疹,搔抓后可出现抓痕、血痂、皮肤肥厚及色素沉着,无糜烂、渗出。自觉瘙痒和轻度灼热感。病情与气温和湿度密切相关,气温高、湿度大且持续时间长则病情加重,而气温下降时则明显好转并可逐渐自愈。中医认为此病发于长夏,外界正值暑湿季节,邪气内袭,黏腻缠绵,郁于肌肤,内不得清解,外不得疏泄,暑湿蕴于肌肤则发为红疹,搔抓后出现点状糜烂结痂,予生石膏、淡竹叶、栀子、滑石清热泻火,生地、丹皮、赤芍、大青叶清热凉血消斑;发于长夏季节,故配伍藿香解暑化湿;白鲜皮、麦冬以缓患者瘙痒、口渴之症。

14. 系统性红斑狼疮急性期皮肤损害

赵某某,女,26岁。因上臂及头部皮疹1年余,面部红斑伴发烧关节痛半年,头痛恶心呕吐渐重1周而收住本院。入院时低热乏力,关节窜痛难耐,活动受限,头痛剧烈,时有恶心呕吐,纳差,心悸,多梦易惊,面部皮疹痒痛。查体:体温37.5℃,脉搏100次/分;血压14/10kPa,精神抑郁，时而烦躁。全身浅表淋巴结均肿大，颜面鼻翼两旁、双颊及双耳轮紫红夹有暗红色水肿性斑，鼻唇翼沟附近分布7、8个1cm×2cm皮下结节，触痛明显，双上臂外侧散在数十个1cm×3cm皮下痛性结节，前胸数个相同结节，多为褐色。舌尖红、瘀斑，苔黄腻，脉细数。化验：红细胞$3.6×10^{12}/L$，白细胞$3.1×10^{9}/L$；血沉58mm/小时。肝功能、心肌酶谱较正常高出1倍，抗核抗体（ANA）1∶320，病理诊断为红斑狼疮。脑电图示广泛轻度异常。脑CT示：右基底节弥漫略低密度影。

［西医诊断］系统性红斑狼疮

［中医诊断］红蝴蝶疮

［辨证］血热毒盛，湿瘀互结

［治法］凉血解毒，活血利湿，兼以益气

［处方］连翘15g　黄芩15g　丹参20g　白花蛇舌草30g　丹皮15g　赤芍10g　白芍10g　玫瑰花10g　茯苓20g　秦艽15g　鸡血藤30g　生黄芪30　车前子（包）10g

3剂，水煎服，每日1剂。

3天后热退，头痛呕吐止。诸症减轻，继服1周，关节痛消失，活动自如，精神转佳，皮肤红斑色暗，结节痛减。住院半月，除活动后心悸外，其余症状均缓解，面部红斑及部分结节消退，上臂及前胸结节变软渐小，无新结节，全身浅表淋巴结除右股尚存1个1cm×2cm外，余均消退，舌红少津，腻苔已化薄。故前方加用益气养阴之品以扶正。住院3周，上臂、前胸处皮下结节基本消退，面部仅剩1个近消退结节。1个月后皮损痊愈，症状消失，各项化验（包括ANA）均正常，4个月后追访未复发。

［按语］红斑狼疮可分为以下几种亚型：盘状红斑狼疮、深在性红斑狼疮、亚急性皮肤型红斑狼疮、系统性红斑狼疮、新生儿红斑狼疮、药物性红斑狼疮。除特殊类型如新生儿红斑狼疮外，脏器受累及严重程度呈现由盘状红斑狼疮到系统性红斑狼疮的病谱变化，可仅累及皮肤黏膜，也可累及全身多个脏器。病因尚未完全明了，目前认为与遗传因素、性激素、环境因素有关。系统性红斑狼疮是红斑狼疮中最严重的类

型,多见于育龄期妇女。早期常有关节痛、发热和面部蝶形红斑等表现,有时也表现为贫血、血小板减少或肾炎。相当于中医的"红蝴蝶疮",根据病程中的不同阶段分别属于"阴阳毒"、"温毒发斑"、"瘟病发斑"以及日晒疮、痹症、水肿、心悸等范畴。究其病因,多由先天禀赋不足,肝肾亏损,加上阳光暴晒、药毒内侵、六淫侵袭,导致热毒入里,阴阳失调,脉络瘀阻,内伤于脏腑,外伤于肌肤而发病。热毒蕴结肌肤,上泛头面,则发生皮肤损害;热毒内传脏腑,瘀阻于肌肉、关节,则发生脏器、关节损害。根据该患者的临床表现及化验结果,诊断为系统性红斑狼疮急性期,中医认为病程活动期,属血热毒盛,湿瘀互结。予凉血解毒,活血利湿为主,因其低热乏力、纳差,同时兼以益气。血中热毒得清,故热退,继服中药,诸证均缓。病程后期,余毒未清,气阴两伤,故前方加用益气养阴之品,扶正祛邪并施。

参 考 文 献

1. 瞿幸. 从风湿论治荨麻疹的体会[J]. 北京中医药大学学报,1994,17(6):60
2. 瞿幸. 中医辨证治疗湿疹85例[J]. 中医杂志,1995,36(10):615～616
3. 瞿幸. 黄褐斑的中医药治疗[J]. 中医民间疗法,2001,9(2):4～5
4. 张云璧,瞿幸,屈双擎. 植物日光性皮炎中医证治浅谈[J]. 北京中医,2007,26(3):159～160
5. 瞿幸. 中医药治疗银屑病经验谈[J]. 中国民间疗法,2008,12:3～4
6. 瞿幸. 中医辨证治疗脱发八法[J]. 中华中医药杂志,2006,21(11):665～667
7. 孙凤琴,瞿幸,孙玫. 凉血解毒除湿散瘀法治疗系统性红斑狼疮急性期皮肤损害的体会[J]. 中医杂志,1995,36(8):484～485
8. 瞿幸,屈双擎. 寻常型银屑病的中医辨证治疗[J]. 中国临床医生,2009,37(8):570～572
9. 瞿幸. 中医皮肤性病学[M]. 北京:中国中医药出版社,2009

(赵羚妤)

刘瓦利

刘瓦利,女,主任医师,博士生导师。1977年考入北京中医药大学中医系,1982年毕业,获医学学士学位。同年考入中国中医研究院广安门医院中西医结合皮肤科专业研究生,1985年毕业,获医学硕士学位,毕业后在广安门医院皮肤科从事临床工作。1988年晋升为主治医师,1993年晋升为副主任医师,2001年晋升为主任医师。1991年作为全国著名老中医皮肤科专家张作舟主任的学术经验继承人,经3年跟师学习,整理了张作舟大量的临床医疗经验,于1994年10月顺利出师。1995—1996年赴英国"中国医药诊疗中心"工作,运用中医中药治疗各种皮肤病以及内科、妇科等疾病,取得了较好的疗效。在学习和从事中医临床的20余年中,经多位名医的教导及个人的努力钻研,具有扎实的中西医基础知识,通过长期的皮肤科临床实践,能够灵活运用中医理论辨证施治,积累了丰富的经验,擅长治疗银屑病、脂溢性皮肤病、变态反应性皮肤病、病毒性皮肤病和自身免疫性皮肤病等。

一、医论医话

1. 重视辨证与辨病相结合

刘瓦利在20余年的临证工作中体会到,辨证是中医治病的先决条件,而利用西医诊断又是治疗疾病的前提。对于每一位就诊的病人,认真分析患者错综复杂的病情,既要重视辨别患者得的是什么病,又要分析其当前的主要表现是什么证,应善于把皮肤病的辨证和辨病有机地结合起来,力求西医诊断明确,中医辨证抓住要害,由此遣方用药,有的放矢,才能达到治疗效果。辨病是辨认疾病的一般性质,展示其普遍矛盾,属一级诊断。而辨证则是进一步分清疾病在某一阶段的特殊性质,提示其主要矛盾,为二级诊断。临证之际,只有把这两级诊断结合起来,才能判定某病属某证,从而为立法、选方、用药提供依据。在辨证方面,通过中医的望、闻、问、切等四诊收集的有关疾病的各种症状和体征,加以必要的理化检查,通过分析、鉴别来综合和概括病人所患皮肤病,做出正确的诊断,从而确立正确的治疗方案。

2. 强调整体观念

中医对皮肤病的治疗,强调整体观念,重视整体与局部相结合。因皮肤病有其特殊性,既有全身症状和舌脉变化,又有其明显的皮损表现,所以皮肤病辨证还涉及到皮损辨证,瘙痒辨证及经络辨证。在治疗方面,许多皮肤病是表现于外而源于内,即通过内服药物,以调整脏腑、气血、经络的病理变化,从而使皮肤损害恢复正常。对于其临床症状,需审证求因,辨证分型,既可同病异治,又可异病同治。

3. 衷中参西,结合现代药理研究

刘瓦利善用活血化瘀法,不仅强调中医治疗皮肤病治血的重要性,而且结合现代药理研究,以科学的结论证明中药的效果。大量的现代研究表明活血化瘀药可以改善微循环,防止血栓形成,调节代谢、修复组织,还可以调节免疫反应,通过调整抑制性 T 淋巴细胞与辅助性 T 淋巴细胞之间的相对活性,起到抑制过高的免疫反应,如桃仁、红花等可以抑制变态反应和自身免疫反应;还可以通过抑制自身抗体的产生和炎症介质的释放,抑制变态反应和自身免疫反应引起的炎症,如丹皮、赤芍等;还有些活血化瘀药被认为具有免疫调节作用,用于治疗属于Ⅲ型变态反应的血管炎及有血瘀表现的皮肤病,可获良效,如桃仁、益母草、丹参、赤芍、丹皮、三棱、莪术等有抑制体液免疫的作用,或能抑制抗体产生、或能抑制被动皮肤过敏反应。有些活血化瘀药本身就具有抗菌、抗病毒作用,如丹参、益母草等。故可在辨证论治的基础上选用有相应药理学作用的中药治疗变态反应性皮肤病、痤疮等。

4. 内外同治,标本兼顾

因中药外治法以中医学整体观念和辨证论治理论为指导,运用各种方法将药物直接作用于人体表面,通过皮肤透入、经络传导,发挥其疏通经络、调和气血、解毒化瘀、扶正祛邪等作用,改善皮肤局部症状,使之恢复正常,起到以外治内,扶正祛邪,治愈疾病的作用。所以刘瓦利在治疗皮肤病方面,坚持内外同治,往往收到良好的效果。

5. 善用"活血化瘀"治疗皮肤病

刘瓦利在多年从事皮肤科临床实践中,运用活血化瘀法,治疗一些顽疾性皮肤病,每获良效。其归纳中医学对血瘀证的认识,有以下四说:清代唐容川《血证论》所提及的"离经之血为血瘀"之说;《金匮要略》所提及的"内结为血瘀"之说;明代王肯堂在《证治准绳》中,从"百病由污血者多"的观点出发,提及"污秽之血为血瘀"之说,清代王清任在《医林改错》中提及的"久病入络为血瘀"等四说。其认为皮肤科血瘀证的诊断主要依靠局部和全身的临床表现,如皮肤粗糙、肥厚、肌肤甲错、囊肿、结节,痛有定处、久病不愈、暗紫舌等。

血瘀证在皮肤科临床中比较常见,原因主要有:①皮肤疾病大多反复发作,久病入于络脉。②皮肤病从症状表现来看,大多自觉痒、痛,为气血壅滞,阻塞不通所致。皮损表现多为红斑、丘疹、结节等有形之邪,继而出现粗糙、肥厚、鳞屑增多、皮疹紫暗等,有形之邪多由于痰瘀互结,粗糙、肥厚等多由于经络阻隔,气血不荣。③皮肤病大多与精神因素密切相关,肝藏血,心主血脉,肝、心这两个与精神情绪活动密切相关的脏器功能失调,必然影响血液运行,导致血瘀证。

活血化瘀疗法主要有以下几方面的作用:①通行血脉,使气血往来流利;②改善局部血运,濡养肌肤,所谓旧血不去,新血不生;③消癥化积,软坚散结。对于一些疑难沉疴痼疾用活血化瘀法治疗有效,也可反推为血瘀证。因此,活血化瘀法在皮肤科疾病的治疗中有着广泛的用途,在临床中对于一些难治和顽固性皮肤病有着较好的疗效。

活血化瘀、补益肝肾法治疗系统性红斑狼疮。系统性红斑狼疮(SLE)是一种自身免疫性结缔组织病,好发于中青年,以女性患者为多,主要表现为面、颈、耳、手、胸、背部红斑、丘疹性皮损,日晒后加重,常伴发热、关节痛、脱发、口腔溃疡及心、脑、肾等多器官的系统性损害。在中医古籍中尚未查到 SLE 病名的确切记载。根据临床表现可分属"痹证"、"阴阳毒"、"日晒疮"、"温毒发斑"等病的范畴。《素问·评热病论》曰:"邪之所凑,其气必虚",正气虚衰是本病发生的基本条件。或由于先天禀赋不足，或因七情内伤，劳累过度，以致正气虚衰。《金匮要略·百合狐惑阴阳毒病证治》曰："阳毒之为病，面赤斑斑如锦纹，咽喉痛……阴毒之为病，面目青，身痛如被杖，咽喉痛……"日光暴晒，热毒入里燔灼阴血，瘀阻经脉，伤于脏腑，正不胜邪而发病。毒热侵袭是本病的外在因素。正气不足，以肝肾亏虚、气血失调为发病的根本；风毒痹阻、血热瘀络为其发病原因。针对患者的病因病机，治疗上应当活血化瘀、补益肝肾为大法。本病的急性活动期往往表现为毒热炽盛，此时应该急则治其标，以清营解毒，凉血护阴。在应用足量的皮质类固醇激素和免疫抑制剂同时，配合中药治疗；病情缓解期则以毒热耗液伤阴为主，尤其是大剂量激素或长期使用免疫抑制剂，使患者气阴两伤而出现阴虚内热时，也往往出现出血瘀证。张锡纯曰："阴虚之甚者，其身血脉津液，皆就枯涸"。病程日久，阴损及阳，出现气阴两伤证候，表现为气短乏力等症，因虚致瘀导致瘀阻脉络而出现关节疼痛及甲周红斑等，治疗当以益气养阴，健脾益肾，活血通络为大法。活血化瘀通络法是红斑狼疮治疗中的重要法则之一。本病患者常出现乏力气短、脱发、关节疼痛、雷诺现象及甲周红斑，说明其在正气不足的基础上存在络脉血瘀，临证根据患者的具体情况采用黄芪、太子参、白术等益气健脾，在此基础上配合当归、赤芍、白芍、生地、熟地、川芎、玄参、麦冬等滋阴养血通络，用桃仁、红花、牛膝、鸡血藤、桂枝等化瘀通络，温经行血。临床治疗中明显改善了患者的症状和生活质量，延长了患者的缓解期和生存期，使患者在很长时间里病情平稳。

活血化瘀，清热除湿通络法治疗结节性红斑。结节性红斑表现为对称发作于双下肢伸侧的鲜红色皮下结节，压痛明显。好发于中青年。本病病因尚不十分清楚，主要与细菌、病毒和结核杆菌等的感染有关。中医学文献记载的"瓜藤缠"与本病相类似，《疡科准绳·瓜藤缠》记载："足股生核数枚，肿痛久之，溃烂不已"。中医学认为本病发病原因为湿热毒邪，流注走窜，瘀阻经络所致，湿热毒邪流窜，阻隔经络，气血运行不畅而见发热、关节痛，皮损灼热疼痛，治疗宜清热除湿，化瘀通络；若患者素体脾虚湿盛，阳气不足，以至风寒湿邪乘虚而入，留注经络，则可见结节反复发作，关节疼痛，遇寒加重，舌淡苔白腻等，治疗宜健脾燥湿,温经通络。患者在发病时,无论是感受湿热毒邪,还是寒湿之邪,都会使经络阻隔,导致气血运行不畅。因此,活血化瘀通络是治疗结节性红斑的主要法则。临床常用苍术散加入元胡、生地、丹皮、赤芍、当归尾、鸡血藤、红花、桂枝、丝瓜络、地龙等活血化瘀通络;木瓜、泽泻、白茅根等清热除湿药物。若患者发病时间较长,往往出现正虚邪恋之症,因此祛邪不忘扶正,辅以参芪术草之品扶助正气,气旺则气血流畅。临证之时,药随法变,往往效如桴鼓。

活血化瘀、凉血解毒法治疗寻常型银屑病。银屑病是一种常见、易复发的慢性炎症性皮肤病,临床表现为红斑基础上覆以层层白色鳞屑,顽固难治。主要与遗传、感染及免疫等因素有关,属于中医学"白疕"、"松皮癣"等范畴。中医学认为,发于外者,必本之于内,银屑病患者多为素体热盛之青壮年,外感六淫,或进食辛辣酒醪,或七情内伤等,使血热内蕴,郁久化毒,以至血热毒邪外壅肌肤而发病,因此,血热毒蕴是银屑病的根本病机,《医林改错》曰:"血受热则煎熬成块"。可见血热可以导致血瘀。血热易生风化燥,日久则耗伤阴津,阴血亏少则血液运行不畅,瘀血内生。因此,清热解毒凉血和活血化瘀法贯穿于银屑病治疗的各个阶段。在寻常型银屑病的治疗中,根据患者不同时期的临床症候,即血热、血燥及血瘀证的不同,治疗分别以清热凉血活血、滋阴润燥活血和活血化瘀等法则。进行期患者皮疹多以丘疹、斑丘疹为主,新疹不断出现,皮损颜色鲜红,伴咽痛口渴、便干溲黄、舌红苔黄、脉数等阳明气分之热为主的症候,故以清热解毒之品与凉血活血之品并用,常用土茯苓、草河车、白花蛇舌草、北豆根、板蓝根等清热解毒,大青叶、生地、丹皮、生槐花、紫草等凉血活血消斑。静止期皮损局限,相互融合成斑块,肥厚浸润,似皮革状或苔藓样变,覆有厚层鳞屑,经久不退,舌质暗红或有瘀斑、瘀点,脉涩或细涩等血瘀症候为主时,采用凉血活血,化瘀通络为法治疗。常用方剂为桃红四物汤,药物以生地、丹皮、赤芍、桃仁、红花、丹参、三棱、莪术等活血化瘀通络。消退期皮疹变薄,颜色转淡,鳞屑干燥,同时伴有五心烦热,舌红少苔,脉细数等阴血亏虚证候,治疗上强调滋阴清热,凉血活血。药用生地、石斛、麦冬、玄参、南北沙参、黄精、白茅根等滋阴清热,以丹参、莪术等活血。总之,活血化瘀法贯穿于银屑病中期和后期治疗,当皮损肥厚浸润,颜色转暗,鳞屑较厚,经久不退,舌质暗红或有瘀斑、瘀点,脉涩或细涩等有明显血瘀证时。以本法辨证治疗银屑病,往往能取得较好的临床疗效。

活血化瘀、清热化痰散结法治疗寻常痤疮。寻常痤疮是毛囊、皮脂腺的慢性炎症性皮肤病,临床上以颜面及胸背部位的丘疹、脓疱或结节、囊肿为特征,易反复发作。好发于青壮年,近年来成人痤疮(>25岁)患者也逐渐增多,本病的发病机制尚未完全清楚,主要与雄性激素、免疫调节、微生物感染以及精神因素等有关。中医学文献对此病早有记载,《素问·生气通天论》有"汗出见湿,乃生痤痱……劳汗当风,寒薄为皶,郁乃痤"的记载。《医宗金鉴·外科心法要诀》载肺风粉刺"由肺经血热而成。每发于面鼻……宜内服枇杷清肺饮,外敷颠倒散,缓缓自收功也"。本病是由内外合邪而成,外受风热、湿热之邪蕴阻肌肤,内由肺、脾功能失调。肺卫不固,易受风热、湿热等外邪侵袭;脾运失调则痰湿内生,与外邪相合,日久酿生湿热;风湿热之邪,壅阻脉道,气血运行不畅则瘀血内生。病情日久,湿热痰瘀互结凝滞肌肤而成粉刺、脓疱或结节、囊肿。治疗以活血化瘀、清热化痰散结为主。用丹参、益母草、生山楂、三棱、莪术、白蒺藜、当归、赤芍等活血化瘀;用海藻、昆布、浙贝、皂刺、夏枯草、花粉、瓜蒌等化痰散结;用蒲公英、地丁、银花、连翘、鱼腥草等清热泻火。根据刘瓦利多年的临床经验观察,寻常痤疮患者大多有皮疹紫暗、月经前加重、月经不调、舌质暗红等血瘀症,因此,本病的治疗始终贯穿活血化瘀法,即使皮疹色红,如果舌质暗红也可以用活血化瘀法,临床效果很好。当然,临床上还须根据患者具体的临床表现,决定活血化瘀、清热、化痰散结等药用的轻重。

活血化瘀、祛风止痒法治疗慢性荨麻疹。慢性荨麻疹是临床常见的慢性过敏性皮肤顽疾,表现为反复发作的局限性风团样损害,骤然发生并迅速消退,愈后不留痕迹,伴有瘙痒。本病发病原因复杂,约3/4的患者不能找到原因,发病机制主要分为变态反应和非变态反应,变态反应多属IgE介导的I型变态反应,可由各种内源性或外源性的复杂因子引起,如药物、食物、物理及化学因素(冷、热、日光、摩擦、压力及装修材料等)、遗传、内科疾病(癌肿、甲亢、风湿病等)。由于致敏因素较多，往往不易查清，即使查清了某些过敏因素，在日常生活中也难以避免。如吸入物中的花粉、尘螨、羊毛、羽毛等。非变态反应主要是由某些生物、理化因素直接作用于肥大细胞与嗜碱粒细胞、使其释放组胺等介质而发病。本病与中医学文献中记载的"风疹块"、"瘾疹"相似，多由于禀赋不足，腠理不密，复感风热、风寒之邪；或因饮食失节，脾胃酿生湿热；或因情志不遂，肝郁化火，灼伤阴血而诱发。素体肺卫气虚、阴血不足是本病的"本"，风寒、风热、脾湿之邪为本病的"标"。急性期治疗以祛风止痒为大法。根据患者的风寒、风热、脾湿以及表虚的轻重，分别治以辛凉解表、辛温解表、运脾去湿和益气固表之法，药用荆防方、麻黄方、五皮饮和玉屏风散加减。风为阳邪，日久耗气伤阴，气虚则运血无力，阴虚则血少，而成瘀血之征，患者往往发展成慢性，常见到患者夜间痒重，神情疲惫，面色不华，舌质暗红，脉细涩等血瘀之象，故在上述基础方上加用桃仁、红花、赤芍、当归等活血化瘀药，并照顾患者阴血不足的"本"，采用银柴胡、乌梅、五味子、甘草等酸甘化阴，益阴敛阳。用当归、丹参、生地、白芍、首乌等养血祛风，所谓"血行风自灭"，往往收到很好的效果。

活血化瘀、行气通络止痛法治疗带状疱疹后遗神经痛。带状疱疹是由水痘-带状疱疹病毒感染而导致的一种急性病毒性皮肤病，可发于身体的任何部位，常沿一侧神经走向分布，中医学称之为"蛇串疮"等。有些病人愈后因为相应部位的神经节受损而导致长期难以恢复的神经痛，尤其年老体弱者多见，给患者带来很大的痛苦。《素问·皮部论》说："凡十二经络脉者，皮之部也"，即皮肤是十二经脉功能活动反应于体表的部位，因毒邪侵犯肌肤导致络脉气血运行不畅，"不通则痛，通则不痛"，治疗应以活血化瘀，行气通络止痛为法则。常用元胡、桃仁、红花、乳香、没药、当归、丹参等活血化瘀，用全虫、乌蛇等搜风通络止痛。在临证治疗带状疱疹后遗神经痛时，根据患者病症的不同辅以不同的扶正祛邪药物，根据发病部位不同而采用不同的引经药。如年老体弱患者，考虑到"因虚致瘀"、"寒凝血瘀"等病机的不同，而分别采用补气、温经等法则，或用党参、黄芪、太子参、枳壳、白术等补中益气，经脉气血旺盛则络脉亦充盈流畅；或用细辛、桂枝等温通经络，气血得温则往来流畅；发于头面部采用白芷、升麻等，发于四肢用桂枝、姜黄，腰腹部的用柴胡、川楝子等。每每取得良好的疗效。患者除了服中药治疗外，还应该积极的配合针灸、理疗等方法，这样可以大大缩短病程，减轻患者的疼痛。患者在急性期应该积极治疗，单用中药清热利湿解毒效果很好，防止因病情迁延而进一步加重神经的损伤，导致后期顽固难愈的神经痛而增加痛苦。

活血破瘀、解毒化痰散结法治疗扁平疣。扁平疣是一类好发于青少年，由人乳头瘤病毒（HPV）引起的慢性病毒性皮肤病，好发于颜面、手背等处，表现为褐色或皮色，圆形、椭圆形的扁平丘疹，搔抓后可以自体接种，一般无自觉症状，或有微痒，少数患者可有免疫功能缺陷。对于数量少者，可以采用冷冻、电灼、激光等疗法，数量较多时，一般采用内服中药进行治疗，效果很好。本病为有形之痰邪结聚肌肤，久之则毒邪、痰瘀互结肌肤，治疗当以活血化瘀，解毒化痰散结为法。常用当归、赤芍、桃仁、红花等活血化瘀，配合蜂房、马齿苋、虎杖、败酱草、大青叶等清热解毒，浙贝母、牡蛎、海藻、昆布等化痰软坚散结。对于上述疗法仍顽固难愈者，佐以黄芪益气托毒，并酌用上述中药外用，内外并治，疗效较为满意，有些患者经过1周的治疗皮疹即全部消退。

6. 变态反应性皮肤病—同病异治，异病同治；中西医相辅相成，互为佐证

常见的与变态反应有关的皮肤病有湿疹、荨麻疹、接触性皮炎、药疹、异位性皮炎等，由于本类皮肤病有着共同的发病因素，因而其临床症状既有共同之处，但又有各自的特征。

临证不能仅仅拘泥于西医辨病，还要根据患者症状进行辨证分析，不同的疾病若舌脉相同，皮损相近，表现类似，可以采用同样的治法，同一种疾病的不同时期、不同表现，也要采取不同的治法。

荨麻疹、人工荨麻疹、丘疹性荨麻疹、药疹等，均发病迅速，身起红色丘疹、风团、泛发全身，瘙痒剧烈，常抓破流血者。都可采用疏风清热止痒之法，方用疏风清热饮：荆芥9g、防风9g、牛蒡子9g、白蒺藜9g、蝉衣4.5g、生地15g、丹参9g、赤芍9g、栀子9g、黄芩9g、金银花9g、连翘9g、生甘草6g。根据证候偏颇，各有侧重，风重者加乌蛇9g、白蒺藜

15g；热重者加生石膏 30g；血热者加丹皮 9g 以清营凉血。

对于发病迅速，皮损焮红作痒，滋水浸淫或起水疱，大便干燥，小便黄赤，舌质红苔黄腻，脉滑数的患者，常辨证为湿热内蕴，多见于急性湿疹或慢性湿疹急性发作，异位性皮炎急性发作，丘疹性荨麻疹等。采用除湿清热法，方用龙胆泻肝汤：龙胆草 9g、黄芩 9g、栀子 9g、柴胡 6g、生地 15g、车前子 9g、泽泻 9g、木通 6g、当归 9g、甘草 6g。湿重者加苍术 9g、白鲜皮 15g；热重者加知母 9g、栀子 9g；血热者加生地 30g、赤芍 9g。

湿疹、丘疹性荨麻疹、异位性皮炎患者中皮损淡红，或见水疱，或见风团，可见渗出、结痂，瘙痒不止，舌质红苔腻，脉濡或滑者，多辨证为风湿郁阻，治以祛风胜湿，方用祛风胜湿汤：荆芥 9g、防风 9g、羌活 9g、蝉衣 6g、陈皮 9g、茯苓皮 9g、金银花 9g、甘草 6g。热重者加知母 9g；风重者加乌蛇 9g、地龙 9g。

寒冷性荨麻疹多表现为风团、疹块色白，受冷遇风则诱发或加重，得暖则缓，皮疹瘙痒，日久不愈，伴有恶风畏寒，舌质淡红苔薄白，脉浮紧。治以散寒祛风，方用固卫御风汤：炙黄芪 9g、防风 9g、炒白术 9g、桂枝 9g、赤芍 9g、白芍 9g、生姜 3 片、大枣 7 枚。表实无汗者加麻黄 6g，若兼有水湿内停者可用小青龙汤（麻黄 6g、芍药 9g、桂枝 6g、干姜 9g、半夏 9g、细辛 3g、五味子 9g、炙甘草 6g）。

异位性皮炎、婴儿湿疹表现为身体疱疹、颜色暗淡、渗液清稀，或有淡黄色结痂，或以结痂润浸的斑片为主，脘腹胀满，纳呆便溏。舌质淡苔白腻，脉濡缓或滑者多辨为脾虚湿盛证。宜健脾化湿，方用健脾除湿汤：白术 9g、苍术 9g、陈皮 9g、厚朴 9g、茯苓 9g、猪苓 9g、泽泻 9g、六一散 9g（包）。脾虚明显者加黄芪 9g、党参 9g。

药疹、接触性皮炎、急性荨麻疹等发病急骤，皮疹鲜红、灼热、泛发全身，或皮肤大片潮红脱屑，瘙痒不止，伴有高热恶寒、口渴喜冷饮，便干尿赤，舌质红绛苔黄，脉洪数。此为毒热燔营证，宜凉血清营，方用皮炎汤：生地 30g、丹皮 9g、赤芍 9g、生石膏 30g、知母 9g、金银花 9g、连翘 9g、竹叶 9g、甘草 6g。血热甚者加紫草 9g、槐花 9g；阴伤者加元参 9g、麦冬 9g；瘙痒甚者加苦参 9g、地肤子 9g。

异位性皮炎、慢性湿疹等皮损浸润、肥厚、色泽暗淡、瘙痒不止,皮肤干燥,抓痕累累,面色㿠白,口干思饮,舌淡或红,脉细缓者,多为气阴两伤。治以益气养阴润肤,方用玉屏风散合地黄饮子:黄芪 9g、白术 9g、防风 9g、熟地 12g、当归 9g、白芍 9g、川芎 6g、何首乌 9g、荆芥 6g、白蒺藜 9g、甘草 6g。痒重者加乌蛇 9g、僵蚕 9g。

慢性荨麻疹、异位性皮炎、慢性湿疹等皮损色暗肥厚、色素沉着,时轻时重,反复不愈,面色晦暗,女子月经不调,经期腹痛,舌质暗或有瘀斑,脉细涩者,多为气血瘀滞。宜活血化瘀,方用活血祛风汤:当归尾 9g、赤芍 9g、桃仁 9g、红花 6g、荆芥 6g、蝉衣 6g、白蒺藜 9g、甘草 6g。瘙痒明显者加桂枝 9g、僵蚕 9g。

治疗变态反应性皮肤病在中医辨证论治的基础上用药,收到良好的疗效,同时药理研究证明,这些单味中药也有针对其西医发病机制的作用。变态反应性皮肤病多属于中医风、湿、热、毒等证,实验研究证明疏风、清热、除湿、解毒的中药多具有抗变态反应、消炎脱敏作用。例如黄芩清热解毒,具有抗乙酰胆碱作用和抑制毛细血管通透性;苦参中的苦参总甙治疗湿疹、自敏性皮炎有效,实验证实本药能抑制环核苷磷酸二酯酶(PDE),提高细胞内 CAMP,阻止肥大细胞脱颗粒,释放组胺;甘草有抗感染抗过敏、抑制抗体作用和皮质激素样作用。荆芥、防风、蝉衣、苍耳子、地肤子等,都具有明显的抗过敏作用,其作用机制是能抑制组胺和白三烯等过敏介质的释放。地龙中的有效成分在动物实验中能对抗组胺引起的支气管收缩而起到抗变态反应的作用。健脾除湿药如厚朴、茯苓等可作用于Ⅳ型变态反应的效应期,抑制淋巴因子的游离及其所导致的炎症反应。丹皮提取物可抑制Ⅲ型变态反应,减轻动物血清免疫复合物含量。有些方剂也被证实对变态反应性皮肤病有效,例如麻杏石甘汤经动物实验证实有抑制肥大细胞脱颗粒作用,用于治疗荨麻疹。风热型重用石膏、风寒型重用麻黄,有较好的疗效。小青龙汤能使患者血清 IgE 和组胺明显降低,并使血浆 CAMP 水平升高,故对Ⅰ型变态反应有抑制作用。黄连解毒汤(黄连 9g、黄芩 6g、黄柏 6g、栀子 9g)用于小鼠的接触性皮炎,能抑制Ⅳ型变态反应之诱发期,抑制迟发性变态反应 T 细胞和杀伤 T 细胞。玉屏风散有免疫双向调节作

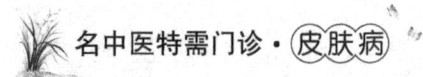

用,免疫功能低下者可使之提高,偏高时亦可使之降低;四物汤能抑制变态反应的二次免疫应答,对Ⅳ型变态反应有抑制作用。

7. 痤疮—谨守病机,多脏论治,心理疏导

刘瓦利从事皮肤科工作 20 余年,擅长从肝、脾、痰瘀、湿热多角度论治痤疮,重视心理疏导,治疗痤疮用药如用兵,临床有较好的疗效。痤疮是皮肤科门诊的常见和多发病,因其病因复杂,病程慢性,治疗难以速效,又因其发病部位多在暴露部位,往往影响患者的心理和生活质量,因此痤疮患者对痤疮的治疗有更高的要求。其擅长治疗痤疮,认为痤疮不仅仅是肺胃的事,治疗痤疮一定要辨证施治,既要考虑皮疹更要考虑整体。

刘瓦利认为痤疮患者的精神情绪多表现出动则急躁,静则忧郁,究其内因,与肝的生理功能及病理机制密切相关。肝主疏泄,性喜条达,肝气郁结,侮脾生湿,湿热蕴结,导致痤疮发生,临床表现为性情急躁,或情志不畅,肝经散布胸胁,故胁痛乳胀,郁久化火,肝火上炎,故面红、目赤、口苦,丘疹红肿灼痛。其治疗这类患者多以疏肝解郁,解毒利湿清热为法,处方选加味逍遥丸加减:当归 10g、赤白芍各 10g、柴胡 6g、茯苓 10g、白术 10g、薄荷 6g、黄芩 10g、丹参 30g、益母草 15g、银花 10g、连翘 10g。

脾为气血生化之源,后天之本,脾虚失运、痰湿瘀结在慢性反复发作的患者中也不少见,临床患者多表现为皮疹色淡红或暗红,脓疱不易破溃,或有结节,小便清长,平素易腹泻,舌质淡有齿痕,脉濡。刘瓦利喜用党参、白术、茯苓、白扁豆健脾运脾,配合清热散结药物,既防止痤疮反复发作又促使皮损较快消散,取得了较好的疗效。

随着生活水平的日益提高,部分喜食肥甘厚味、辛辣助湿生热之品的患者,湿热互结阳明,脾胃积热循经上行,熏蒸于头面而发病。皮损为疼痛性丘疹和脓疱,间或有小结节,皮肤油腻光亮。伴有口臭,便秘溲赤,喜冷食,舌质红,苔黄腻,脉滑数。明代《外科正宗》记载:"肺风、粉刺、酒渣鼻三名同种,总皆血热郁滞不散,所谓有诸内,形于外。"刘瓦利治疗这类皮肤损害擅用黄芩、黄连、黄柏、苦参清热燥湿,枳壳、熟军以行气通便使邪有出路。

刘瓦利认为，痤疮反复发作，或持续多年，皮损以结节、囊肿为主，应从痰瘀论治。肺胃积热，久蕴不散，生湿化痰，阻滞经络，气血运行不畅，与痰互结，壅滞肌肤而发病。皮损为结节及囊肿，色暗，如米粒大小，渐至黄豆大小，触之较硬，反复发作，日久不退，容易形成瘢痕。或伴有腹胀便溏，舌质暗或有瘀斑，苔厚腻，脉弦滑或涩。治宜活血化瘀、消痰散结。以化瘀散结丸加减：当归10g、赤芍10g、桃仁10g、红花6g、昆布10g、海藻10g、丹参30g、莪术9g、夏枯草15g、陈皮10g、半夏9g。

《医学源流论》中对于"用药如用兵"有着很精彩的阐释："若夫虚邪之体，攻不可过，本和平之药，而以峻药补之；衰敝之日，不可穷民力也。实邪之伤，攻不可缓，用峻厉之药，而以常药和之。"刘瓦利治疗痤疮用药如用兵，根据皮损严重程度使用不同的药物。常规部队：银花、连翘、公英、地丁、紫背天葵、丹参、白花蛇舌草，以上药物是治疗痤疮的常用药物。警卫部队：皮脂溢出多加用薏仁、茵陈、黄柏清热利湿；炎性丘疹为主加用牛蒡子、白芷加强清热解毒力量。特种部队：一些药物有特别的任务和作用，如结节为主多加用三棵针、半夏、浙贝；脓疱未溃多加用皂刺、三棵针、败酱草解毒透脓；脓疱已破加用黄芪、白芷托毒外出；若有囊肿，海藻、昆布能软坚散结。刘瓦利认为病轻药重反伤身体，痤疮未愈他症又出；病重药轻会延长病程，错过时机，瘢痕形成，因此要"有是症用是药"，药症相辅如同用兵才能克敌制胜。

痤疮皮疹是机体内在脏腑功能的晴雨表，色淡红或不红，多为气血虚弱、冲任不调所致，其喜用当归、益母草、党参、茯苓以健脾养血。色鲜红多为血热、湿热所致，喜用生地、赤芍、白茅根凉血清热。色暗红多为血瘀所致，喜用丹参、益母草、凌霄花活血化瘀。

望诊在中医学诊断中有重要作用，其善于将痤疮的发病部位同脏腑机能相结合，认为不同的发病年龄好发皮损的部位也不尽相同。青少年处于青春期初始，好发于额头和面颊，皮损以粉刺和丘疹为主，炎症反应多表浅，多责之于肺，用药不宜峻猛，喜用银花、连翘、野菊花、白蒺藜、桑白皮、枇杷叶；青年人好发于下颌及口周，皮损多有结节，或有囊肿，丘疹炎症较深在，此多责之脾胃或冲任，用药不能过轻，喜用牛蒡子、三棵针、黄柏、丹参、益母草、半夏、浙贝等。

痤疮主要见于青少年,频繁严重的痤疮反复发作影响美容,甚至影响就业,相当一部分痤疮患者心理压力大,表现为烦躁、情绪压抑和心理矛盾,具有明显的心理作用机制。皮脂腺分泌受自主神经系统的调控,情绪变化可以加强皮脂腺分泌,导致痤疮缠绵不愈,对各种疗法都不敏感。刘瓦利重视心理疏导,悉心解释本病的特点和演变规律,嘱患者多食清淡、多饮水、加强运动、放松心情,养成良好的清洁习惯及生活习惯,帮助患者树立信心。

8. 寻常型银屑病—解毒化瘀,分期论治

银屑病是一种临床上常见的慢性复发性炎症性皮肤病,因其在红斑上覆有多层银白色鳞屑而得名。刘瓦利认为本病的发病以血热为主,热邪蕴血,郁久化毒,血热毒邪外壅肌肤而发本病;若毒热之邪煎灼阴血,气血运行不畅,则可导致经脉阻塞,气血瘀结;若病久耗伤营血,则可导致阴血亏虚,生风化燥,肌肤失去濡养。本病的治疗应从"血"着眼,关键在于"理血"。在进行期,中医辨证属血热者治疗应注重凉血解毒活血;在静止期和消退期,中医辨证属血瘀或血燥者,治宜活血解毒或养血润燥解毒。中医药从整体观念和辨证论治出发治疗银屑病,用药灵活,疗效较好,副作用少,具有较大的优势。

银屑病病程较长,易于复发,中医将本病称之为"白疕"、"干癣"、"松皮癣"等。本病病因多由七情内伤,气郁不舒,郁久化火,心火亢盛,毒热内伏于营血;或饮食失节,过食腥发动风之品,导致脾胃不和,气机不畅,日久生湿,湿邪蕴久化热,湿热相搏成毒,而复感风热或风寒之邪,内外合邪而发病。若病程日久,则易导致毒热内蕴,伤阴耗津,血瘀阻络,从而使病情加重或反复不愈。究其全程,毒和瘀始终贯穿其中,故"血分蕴毒,瘀阻脉络"可视为其本,是银屑病病理变化的主轴。因此,刘瓦利强调不论皮疹属于何种性质,不论皮疹属于何种病程分期,解毒凉血活血治法均应贯穿于银屑病治疗的各个阶段,是治疗银屑病的根本法则。

银屑病中医辨证分型主要可分为血热、血瘀和血燥三型,近似对应西医病程中的进行期、静止期、消退期。血热型银屑病皮疹以红斑、丘疹为主,发展迅速,新皮疹不断出现,基底色红,刮去鳞屑可见薄膜和点

状出血现象,同形反应阳性,可有不同程度瘙痒,伴心烦口渴,溲赤便燥,手足心热,舌红苔薄黄,脉弦滑数等。刘瓦利认为,此证乃疾病之初发阶段,毒热偏盛,燔灼营血,因此治疗宜清热凉血、解毒祛风,常用方药为土茯苓、草河车、北豆根、紫草、生地、忍冬藤、大青叶、生槐花、白鲜皮、白蒺藜、白英、蛇莓等。血瘀型银屑病皮疹以暗红色斑块为主,鳞屑紧固,皮损肥厚浸润,似皮革状或苔藓样变,病程较长,经久不退,若皮损皲裂,可伴有疼痛,舌质暗红或有瘀点瘀斑,脉涩或细涩。其指出皮损肥厚浸润、颜色暗红、舌质紫暗或有瘀点瘀斑为本型的辨证要点;治疗上宜活血通络、凉血解毒,常用方药为鸡血藤、生地、丹皮、赤芍、紫草、桃仁、红花、丹参、当归、郁金、三棱、莪术等。血燥型银屑病皮疹以斑片状为主,颜色较淡,鳞屑较薄偏干,瘙痒,同时可伴有五心烦热、肢体倦怠、头晕少眠等症状,舌质淡红苔少,脉细数。其认为,银屑病病程迁延日久,反复发作,则易导致阴血耗伤,故强调治疗上应以养血润燥、解毒活血为主,常用方药为生地、玄参、鸡血藤、丹参、大青叶、草河车、白鲜皮、石斛、麦冬、南沙参、北沙参、白茅根等。

二、医案荟萃

1. 慢性荨麻疹

翟某,女,38岁,因周身反复发作水肿性风团2年余,于2003年10月19日就诊。患者于2年前开始反复发作风团,伴有阵发性剧痒,日轻夜重,常因搔抓而影响睡眠。曾辗转于许多医院进行诊治,无明显改善,服脱敏药即能缓解,停药即发。因而求助于中医。患者一般情况好,急躁或遇热时发作,舌质暗红,苔薄白。脉细数。无明显的饮食及药物过敏史,既往体健,无家族史。皮科检查可见水肿性风团,皮肤划痕(+)。

[西医诊断] 慢性荨麻疹

[中医诊断] 瘾疹

[辨证] 风热束表,络脉不和

[治法] 清热祛风固表,活血通络

[处方] 荆芥10g 防风10g 浮萍10g 蝉衣10g 黄芩10g 生

石膏 30g　黄芪 10g　白术 10g　银柴胡 10g　五味子 10g　珍珠母 30g　桃仁 6g　红花 10g　赤芍 10g　甘草 10g

水煎服，每日1剂。

嘱患者忌服鱼虾海鲜及牛羊肉等腥膻发物，内衣着纯棉。患者服用上方14剂后，症状明显减轻，自觉热和烦躁时发作次数减少，每次发作时间也有明显缩短。效不更方，上方继续服用14剂，自述仅每日晨起时发作，半小时即可消退，改上方生石膏30g为桂枝10g，继续服用1个月，患者即告痊愈。

[按语]慢性荨麻疹，是由于皮肤、黏膜小血管反应性扩张及渗透性增加而产生的一种局限性水肿反应，皮损常反复发作超过6周以上。风团时多时少，反复发生，甚至长达数月数年之久，偶可急性发作，表现类似急性荨麻疹。部分患者皮损发作时间有一定的规律性。多数患者不能找到确切原因，常与食物、药物、感染、环境因素、精神因素、内脏和全身性疾病等有关。与中医学中的"瘾疹"相对应，又称"赤白游风"，俗称"风疹块"、"风疙瘩"。《诸病源候论·风瘙身体瘾疹候》中曰："邪气客于皮肤，复逢风寒相折，则起风瘙瘾疹。"本病特点是皮肤上出现瘙痒性风团，发无定处，骤起骤退，消退后不留任何痕迹。中医认为其发生总由禀赋不耐，风邪侵袭，营卫失和所致。该例患者皮疹反复发作，急躁或遇热加重，表明风热搏结肌表，表络不通，气滞血瘀，反又加重症状，方用过敏煎加减，配伍清热祛风、益气固表、活血通络之品，因病位在肌表，故用浮萍、蝉衣等轻清之品，风团瘙痒影响睡眠，故加珍珠母安神，诸药合用，共奏其效。同时注意饮食禁忌，穿着纯棉内衣以减少衣物对皮肤的刺激。

2. 结节性红斑

李某某，女，40岁，于2003年2月23日因四肢起肿核伴疼痛反复发作近2年，近期发作3周余。患者2年前因淋雨后出现发热恶寒，肌肉酸痛，周身不适，继而四肢出现梅核大小硬结，色红且痛，伴有关节疼痛。自服感冒冲剂及解热止痛片，虽热势有减，但皮损逐渐增多，当地医院给予口服地塞米松后症状缓解，停药后复发。现服用地塞米松0.75mg，日2次。现症：自觉四肢冷，动则汗出。午后低热，食纳不香，大便调,小溲短赤。舌质淡暗有齿痕,舌苔白腻,脉象濡涩无力。检查:四肢对称分布十余枚淡红色及暗红色结节,小若梅李,大似红枣,半在皮下,触之疼痛。血沉22mm/h,类风湿因子(-)。

[西医诊断] 结节性红斑

[中医诊断] 瓜藤缠

[辨证] 脾虚湿盛,气滞血瘀

[治法] 健脾除湿,化瘀通络

[处方] 苍术10g　川牛膝10g　生薏苡仁30g　黄芪10g　桂枝10g　羌活10g　元胡10g　枳壳10g　木瓜10g　香附10g　炙甘草10g　鸡血藤10g　当归尾10g　红花10g

水煎服,每日1剂。

服用14付后,患者低热乏力和四肢疼痛症状明显缓解,饮食增加。上方去羌活,加秦艽10g继续服用14剂,四肢仅可见暗红色的色素沉着,嘱咐患者回家后继续服用上述方剂2月以巩固疗效,后随访未见复发。

[按语] 结节性红斑表现为急性、对称发作于双下肢伸侧的鲜红色皮下结节,压痛明显。好发于中青年女性,春秋多见。本病病因不是十分清楚,主要与细菌、病毒和结核杆菌等的感染有关。祖国医学文献记载的"湿毒流注"、"瓜藤缠"与本病相类似,《疡科准绳·瓜藤缠》记载:"足股生核数枚,肿痛久之,溃烂不已"。中医学认为本病发病原因是因湿热毒邪,流注走窜,瘀阻经络所致。湿热毒邪流窜经络,经络阻隔,气血运行不畅可见发热、关节痛,皮损灼热疼痛。治疗宜清热除湿、化瘀通络。若患者素体脾虚湿盛,阳气不足,以致风寒湿邪乘虚而入,留注经络,则可见结节反复发作,关节疼痛,遇寒加重,舌淡苔白腻等,治疗宜健脾燥湿、温经通络。患者在发病时,无论是感受湿热毒邪,还是寒湿之邪,都会经络阻隔,导致气血运行不畅。因此,活血化瘀通络是治疗结节性红斑的主要法则。临床常用苍术散加入元胡、生地、丹皮、赤芍、当归尾、鸡血藤、红花、桂枝、丝瓜络、地龙等活血化瘀通络药及木瓜、泽泻、白茅根等清热除湿药物。若患者发病时间较长时,往往出现正虚邪恋之症,因此祛邪不忘扶正,辅以参芪术草之品扶助正气,气旺

则气血流畅。临证之时,药随法变,往往取得很好疗效。

3. 痤疮(一)

姚某某,女34岁,主因面部泛发性毛囊性丘疹1年,色暗红,部分上顶脓头,部分逐渐融合成小结节,皮脂溢出较多,月经前期加重,月经量少,经前欲哭,控制不住,眠差,不思饮食,大便偏干,小便不黄,舌质淡红,苔薄白,脉弦数。在外院诊断为"痤疮",辨证为痰湿血瘀证,方药以"活血化瘀,消痰散结"为主,反复治疗数月,效不佳,于2003年9月9日来我院就诊。

[西医诊断] 成人痤疮

[中医诊断] 粉刺

[辨证] 肝郁脾虚

[治法] 疏肝解郁,健脾清热

[处方] 柴胡10g　当归10g　赤白芍10g　白术10g　茯苓10g　薄荷6g　黄芩10g　白芷10g　瓜蒌15g　炙甘草10g　丹参30g　益母草15g　茵陈10g　枳壳10g

7剂,水煎服,每日1剂。

二诊:患者服上方7剂后,诸症减轻,继服原方7剂。

三诊:患者服上方14剂后大部分丘疹已平复,留有暗红色凹陷性瘢痕,口鼻周围淡红色油腻性斑片,微痒,月经量较前增多,心情好转,眠欠安,大便不干,舌质红,苔薄白,脉数,证属"血热风燥",治宜清热凉血、消风止痒,方用消风散加减,方药如下:生地20g、丹皮10g、当归10g、赤芍10g、银花20g、连翘10g、生石膏30g、知母10g、蝉衣10g、苦参10g、白蒺藜10g、丹参30g、茅芦根15g、五味子10g、生甘草10g。

四诊:患者服上方14剂后,面部红斑基本消退,仅见暗红色凹陷性瘢痕,纳食可,眠佳,二便调,舌质淡红,苔薄白,脉细。停服中药后嘱其注意饮食,调节情志。后随访半年未见复发。

[按语] "成人痤疮"又称"女性青春期后痤疮"。成人痤疮与青春期痤疮相比,其特点为:病程较长,迁延难愈,皮损多为小丘疹、结节,皮损随月经周期而变化,多同时伴有大便干燥,或便秘,行经腹痛或月经不调,烦躁易怒,口干,舌尖多红,苔白或腻,脉弦或细或滑。中医理论

认为痤疮的生成与肺胃有密切关系。《医宗金鉴·外科心法》谓："此证由肺经血热而成,每发于面鼻,起碎疙瘩,形如黎屑,色赤肿痛,破出白粉汁"。现代医学认为,痤疮的致病因素较多,其中性激素改变被认为是最主要因素,特别是与睾酮升高关系密切,亦与现代医学认为痤疮的发病原因是由于体内雄激素水平升高,导致皮脂腺功能亢进,皮脂分泌率增强,为痤疮丙酸杆菌的大量繁殖提供有利的条件;加之皮脂腺导管角化、毛囊被堵塞,引起局部炎症反应,形成炎症性丘疹、脓疱及结节等。由于成人痤疮患者生活和工作长期处于紧张状态,精神压力大,影响性激素正常调节,引起内分泌失调,导致痤疮反复不愈。因此,成人痤疮与心肝肾的关系更为密切,多由肝郁脾虚,湿热互结,肾阴不足,冲任失调所致,故治疗当疏肝解郁、调理冲任,佐以健脾利湿、凉血解毒,以加味逍遥散为主,临证加减,方可奏效。

4. 痤疮(二)

王某,女,28岁。初诊日期:2004年8月10日。面部多发毛囊性丘疹8年,加重伴有脓疱,少量结节5个月。患者于8年前面部起小丘疹,未予治疗,5个月前,患者面部皮疹逐渐增多,并有深在的结节及脓疱出现,服用美满霉素(50mg,每日2次)治疗1个月好转,停药后又加重,继续服用疗效不明显,遂求中医诊治。症见面部多发毛囊性丘疹伴皮脂溢出,少量结节,脓疱明显,小便黄,大便数日1行,舌质暗红,苔黄腻,脉弦。

[西医诊断] 寻常痤疮

[中医诊断] 粉刺

[辨证] 湿热蕴毒结瘀

[治法] 清热燥湿、化瘀解毒

[处方] 银花10g 连翘10g 黄柏6g 薏米30g 益母草15g 丹参15g 半夏10g 白花蛇舌草15g 三棵针10g 生地15g 熟军10g 皂刺6g

7剂,水煎服,每日1剂。

二诊:仍有新发皮疹,皮脂溢出减少,大便每天1次。上方加枳壳、败酱草,7剂。

三诊:偶见新发,陈旧皮疹部分消退,以上方加减治疗 1 个月而愈,随访至今未发。

[按语] 寻常痤疮,是一种常见的累及毛囊皮脂腺的慢性炎症性疾病。痤疮的发生主要与内分泌因素(雄激素过多)、毛囊皮脂腺导管角化异常、痤疮丙酸杆菌感染、油性皮肤及遗传、饮食、情绪、免疫、胃肠功能障碍、药物、化妆品、不良卫生习惯、职业等有关。中医文献中名为"肺风粉刺"、"酒刺"等,俗称"青春痘"。主要与素体阳热偏盛,风热犯肺、胃肠湿热、肝郁血瘀、冲任失调有关,病情经久不愈,气血瘀滞,经脉不畅;湿邪日久化生为痰,痰瘀互结,阻于肌肤。该患者以结节、脓疱性痤疮为主,小便黄,大便数日 1 行,舌质暗红,苔黄腻,脉弦。四诊合参,属湿热蕴毒结瘀,以清热燥湿、化瘀解毒为法,配伍用皂刺、三棵针解毒透脓,熟军通便,使邪有出路。邪去肌肤脉络气血通畅,故皮疹消退。

5. 亚急性皮肤型红斑狼疮

患者男性,38 岁,出租车司机。因四肢背部红斑反复发作 4 年,出现暗红色结节半月,于 2004 年 5 月 17 日就诊。患者 4 年前无明显诱因四肢出现黄豆至指甲大小红斑,中央逐渐消退,呈环状,直径如乒乓球大小,散在无水疱,2~3 周可消退,但不断有新发皮疹,曾在外院诊为"湿疹",给予某种外用药膏,效果不理想,给予脱敏药,亦无效。半月前无明显诱因背部出现暗红色结节,右耳垂水肿性红斑,微痒有压痛,咽痛,关节不痛。患者一般情况可,饮食二便正常。查体:四肢散在浮肿性红斑,大部分呈环形,右耳垂红肿,背部多发暗红色结节,指甲大小,无鳞屑。组织病理:表皮轻度角化,真皮浅层见有血管扩张及慢性炎症细胞浸润。实验室检查:血常规及尿常规均正常,ANA(+)、SSB(+),C3 正常,ESR 16mm/h,RPR、TPHA 阴性。

[西医诊断] 亚急性皮肤型红斑狼疮

[中医诊断] 红蝴蝶疮

[辨证] 脾胃湿热

[治法] 清热除湿,活血化瘀

[处方] 陈皮 10g　茯苓 10g　苍术 10g　白术 10g　枳壳 10g　厚朴 10g　砂仁 10g　佩兰 10g　桂枝 10g　当归 10g　赤芍 10g　丹参

15g 元胡 10g 甘草 10g

7剂,水煎服,每日1剂。

1周后复诊,患者周身皮疹消退,继服上方7剂,巩固治疗,后随诊未再复发。

[按语] 红斑狼疮(LE)是一种自身免疫性疾病,病因复杂,与遗传、病毒感染、理化因素、内分泌以及药物等因素有关。常分为以下几种亚型:盘状红斑狼疮、深在性红斑狼疮、亚急性皮肤型红斑狼疮、系统性红斑狼疮、新生儿红斑狼疮、药物性红斑狼疮。亚急性皮肤型红斑狼疮(SCLE)约占红斑狼疮的10%～15%,较少累及肾脏和中枢神经系统等,预后相对较好。有两种特征性皮损,分别为环形红斑样和丘疹鳞屑样皮损。环形红斑样皮损好发于面部,也可见于躯干或四肢;皮损初为浸润性红斑,后逐渐向外扩大,中心逐渐愈合,也可相互融合成环形、多环形或不规则形皮损,无或有少许鳞屑,预后遗留色素沉着。本病相当于中医的"红蝴蝶疮",根据病程的不同阶段可分属"痹证"、"阴阳毒"、"日晒疮"、"温毒发斑"等病的范畴。患者由于先天禀赋不足,或因七情内伤,劳累过度,以致正气虚衰,此为本病发生的基本条件。日光暴晒,热毒入里燔灼阴血,瘀阻经脉,伤于脏腑,由此可见,毒热侵袭是本病的外在因素。故本病多因先天禀赋不足,或者后天失其调养,导致阴阳失调,气血失和,正不胜邪而发病。正气不足,以肝肾亏虚、气血失调为根本;风毒痹阻、血热瘀络为其诱发原因。针对患者的病因病机,治疗上应当活血化瘀,补益肝肾为大法。本病的急性活动期往往表现为毒热炽盛,此时应该急则治其标,以清营解毒,凉血护阴。在应用足量的皮质类固醇激素和免疫抑制剂同时,配合中药治疗。临证应根据患者不同的病因病机以及皮损特征治疗上应当施以不同的方法。本例患者为出租车司机,长期在外,风餐露宿,饮食不规律,感受风湿热邪,酿毒蕴积肌肤而发。治疗上根据患者病因及皮损特点,采用清热除湿、活血化瘀法,辨证准确,效如桴鼓。

6. 白塞综合征

张某某,男54岁。口腔溃疡反复发作1月余,双下肢散在红疹3～4天,在当地诊断为口腔溃疡,辨证为心脾积热,给予口服清热泻火中药,并静点抗生素治疗2周,疗效不佳,近3～4天双下肢散在淡红色丘疹,于2004年2月24日来我院就诊。查:患者口腔溃疡呈圆形,粟粒样大小,界限清楚,深浅不一,疼痛影响进食,躯干、双下肢起淡红色丘疹,压痛,周围绕以红晕,阴茎龟头可见两处绿豆大小的溃疡。针刺反应(＋),舌质淡红,苔白腻,脉滑数。

［西医诊断］白塞综合征

［中医诊断］狐惑

［辨证］湿热内蕴

［治法］清热利湿,泻火解毒

［处方］黄芩10g　黄连6g　甘草30g　苍术10g　白术10g　苦参10g　赤芍10g　龙胆草6g　栀子10g　生地20g　陈皮10g　瓜蒌10g　车前子10g(包)

7剂,水煎服,每日1剂。

二诊:1周后复诊,口腔及生殖器溃疡均痊愈,周身毛囊性丘疹,压痛,舌质淡红,苔白,脉滑数,在原方基础上加公英15g、地丁15g,继续服用。

三诊:服上方3周后复诊。周身毛囊性丘疹消退,口腔及生殖器溃疡未复发,咽部不适,面色红润,纳可,寐安,二便调。舌质红,苔白腻,脉滑数。上方加减去龙胆草、栀子等苦寒之品,加用生黄芪、党参、元参、北沙参以益气养阴。

［按语］"狐惑"是因忧思、郁怒,劳累过度,或房事不节等,致肝肾脾不足,湿热相蕴,毒邪窜络,肝脾失于调达、运化,上扰眼口,下注阴器而发。故临床表现错综复杂,易被口腔、皮肤、眼、妇科等各科室当作单独孤立的疾患而误诊,故须掌握特征,细察病位。口腔、皮肤、眼、外阴部位均有皮损,才是特征性的病变表现。现代医学认为:白塞病是一种原因不明的细小血管炎为病理基础的慢性、进行性、复发性、多系统损害的疾患。本病在急性期多表现为湿热蕴结,毒热内攻之证,久病则耗伤阴血。导致肝肾阴虚之证。中医治疗本病应抓住主要矛盾,急则治其标,缓则治其本,故早期以清热利湿,泻火解毒为主,病情稳定后则以益气养阴为主,使正气渐复,气血调和,病邪自退。

7. 银屑病(一)

李某,女性,19岁。患者于3年前在头部、四肢、躯干出现鳞屑性红斑,伴有瘙痒,反复不愈,逐渐加重,曾服中西药物(不详),未见好转,于1991年11月12日来门诊求治。查患者前胸、后背、四肢散在蚕豆至钱币大小斑片,色红略偏暗,上覆以银白色鳞屑,剥之可见筛状出血点。患者情绪焦躁,睡眠欠佳,二便调,舌质红苔薄黄,脉弦细。

[西医诊断] 银屑病

[中医诊断] 白疕

[辨证] 毒热互结,血瘀塞肤

[治法] 解毒活血

[处方] 蒲公英15g　板蓝根15g　蚤休15g　白花蛇舌草15g　三棱10g　莪术10g　龙胆草10g　生甘草6g

7剂,水煎服,每日1剂。

7剂后复诊,皮损逐渐消退,仅留有浅淡色素减退斑。患者情绪转佳,一般情况好,舌质淡红苔薄白,脉弦,继用前方减龙胆草,加丹参15g,14剂。巩固疗效,观察至1992年7月一直未复发。

[按语] 银屑病是一种常见的慢性复发性炎症性皮肤病,典型皮损为鳞屑性红斑,多发生于青壮年,春冬季节易复发或加重,而夏秋季节多缓解。相当于中医的"白疕",又称"松皮癣"、"干癣"、"蛇虱"、"白壳疮"等。《外科大成·卷四》中有"白疕肤如疹疥,色白而痒,搔起白疕,俗称蛇虱。由风邪客于皮肤,血燥不能荣养所致。"的记载。本病多因营血亏损,血热内蕴,生风生燥,肌肤失养而成。该例患者前胸、后背、四肢散在蚕豆至钱币大小斑片,色红略偏暗,上覆以银白色鳞屑,剥之可见筛状出血点,情绪焦躁,睡眠欠佳,二便调,舌质红苔薄黄,脉弦细。辨证为毒热互结,血瘀塞肤,方选公英、板蓝根、蚤休、白花蛇舌草、生甘草清热解毒,三棱、莪术活血化瘀,患者情绪焦躁,肝郁气滞,郁而化火,故加龙胆草清热泻肝,诸药合用,共奏清热解毒活血之功。

8. 银屑病(二)

患者,男,24岁。主诉:全身泛发点滴状鳞屑样丘疹伴瘙痒20天。患者20天前无明显诱因于双上肢出现粟粒大小丘疹,颜色鲜红,上覆少量银白色鳞屑,轻度瘙痒,未予处理。皮疹逐渐向胸背部、双下肢蔓延,瘙痒加重;就诊于当地医院,按"银屑病"治疗,效果不佳,遂来我院皮肤科就诊。皮肤科检查:躯干、四肢泛发性点滴状丘疹,颜色鲜红,部分皮疹融合,上覆多层银白色鳞屑,轻刮鳞屑可见半透明薄膜,再刮之可见点状出血。同时患者伴有口干口苦,小便黄大便干燥等症,舌红苔薄黄腻,脉滑数。

[西医诊断]银屑病(进行期)

[中医诊断]白疕

[辨证]血分蕴热

[治法]清热凉血、解毒祛风

[处方]生地15g　丹皮10g　赤芍10g　土茯苓20g　草河车10g　银花10g　北豆根10g　白花蛇舌草10g　白鲜皮20g　生槐花20g　蝉衣10g　生甘草6g

7剂,水煎服,每日1剂。外用加味五石膏,1日2次。

二诊:服上方7剂后,未出现新皮疹,原有皮疹颜色变淡,瘙痒减轻,鳞屑减少,口干口苦症状好转,大便正常,舌边尖红苔薄黄,脉弦滑。继用上方减去银花,加青黛3g、白蒺藜10g,14剂水煎服,外用药同前。

三诊:全身皮疹大部分消退,皮疹基本不痒,一般情况可,舌淡红苔薄,脉滑。继用上方减青黛、北豆根、蝉衣加忍冬藤10g、丹参10g,14剂而愈。

[按语]寻常型银屑病初期皮损为红色丘疹或斑丘疹,逐渐扩展成为境界清楚的红色斑块,上覆银白色厚层鳞屑,刮出成层鳞屑,尤如轻刮蜡滴(蜡滴现象),刮去银白色鳞屑可见淡红色发光半透明薄膜(薄膜现象),剥去薄膜可见点状出血(Auspitz征)。皮损可发生于全身各处,但以四肢伸侧,特别是肘部、膝部和骶尾部最为常见,常呈对称性。寻常型银屑病根据病情发展可分为三期:1.进行期:旧皮损无消退,新皮损不断出现,皮损浸润炎症明显,周围可有红晕,鳞屑较厚,针刺、搔抓、手术等损伤可导致受损部位出现典型的银屑病皮损,称为同形反应或Kobner现象;2.静止期:皮损稳定,无新皮损出现,炎症较轻;3.退行期:皮损缩小或变平,炎症基本消退,遗留色素减退或色素沉着斑。

本例寻常型银屑病属于初次发病,病程20天,病始皮疹发于双上肢,呈点滴状,基底潮红,上覆银白色鳞屑,而后皮疹逐渐向躯干、下肢蔓延,舌红苔薄黄腻,脉滑数。病程属进行期,中医辨证属血分蕴热证,方用生地、丹皮、赤芍、生槐花清解血分之热,银花、草河车、白花蛇舌草清热解毒,白鲜皮、蝉衣解毒祛风止痒,土茯苓凉血解毒、消肿散结,北豆根清热利咽,甘草调和诸药,诸药合用,共奏清热凉血、解毒祛风之功。

9. 银屑病(三)

患者,男,43岁。主诉:全身泛发红斑鳞屑反复发作13年加重半年。患者13年前无明显诱因于头皮开始起小片红斑,脱屑,瘙痒不甚,皮疹逐渐扩大,蔓延至躯干和四肢。曾在当地多家医院采用中西医结合治疗,病情时轻时重,反复发作。半年前患者皮疹再次加重且逐渐增多,泛发全身,瘙痒明显,遂来我院皮肤科就诊。皮肤科检查:头皮及全身大片暗红色斑块,上覆银白色鳞屑,易于刮落,点状出血不明显。皮疹以躯干和双下肢为多,背部和胫前皮损浸润肥厚,部分呈苔藓样变,近日无新发皮疹。舌质暗红苔薄,脉弦。

[西医诊断]银屑病(静止期)

[中医诊断]白疕

[辨证]血瘀证

[治法]活血通络、凉血解毒

[处方]生地20g 紫草10g 玄参10g 赤芍10g 莪术10g 郁金10g 鸡血藤15g 当归10g 丹参30g 土茯苓20g 草河车10g 白鲜皮10g 生甘草3g

7剂,水煎服,每日1剂,分早、晚2次服。

二诊:服上药后皮疹鳞屑减少变薄,瘙痒减轻,头皮和双上肢皮疹好转,继服上方加三棱10g,14剂水煎服。三诊:服上药后皮疹变薄,尤以双上肢和躯干皮疹消退明显,仍时感轻度瘙痒,继用上方减草河车加蝉衣10g,14剂水煎服。四诊:躯干和双上肢皮疹基本消退,留有色素沉着斑;头皮和双下肢胫前仅留有数块小片皮疹,嘱继用上方14剂。1个月后全身皮疹基本消退。

[按语]银屑病病程较长,易于复发,中医将本病称之为"白疕"、

"干癣"、"松皮癣"等。本病病因多由七情内伤,气郁不舒,郁久化火,心火亢盛,毒热内伏于营血;或饮食失节,过食腥发动风之品,导致脾胃不和,气机不畅,日久生湿,湿邪蕴久化热,湿热相搏成毒,而复感风热或风寒之邪,内外合邪而发病。静止期皮损局限,相互融合成斑块,肥厚浸润,似皮革状或苔藓样变,覆有厚层鳞屑,经久不退。静止期和消退期,中医辨证属血瘀或血燥者,治宜活血解毒或养血润燥解毒。本例寻常型银屑病人,病程较长,病情时轻时重,反复发作,属银屑病静止期。中医辨证为血瘀证,方用生地、紫草、玄参、赤芍凉血解毒散结,当归、丹参、鸡血藤活血和营养血,郁金、莪术行气破血,土茯苓、草河车清热解毒消肿,白鲜皮祛风止痒,甘草调和诸药。二诊加强活血化瘀之力,三诊加蝉衣清热祛风止痒,诸药合用而愈。

参 考 文 献

1. 刘瓦利,吴小红. 活血化瘀法治疗皮肤病的经验与体会[J]. 中国临床医生,2006,34(7):54~56
2. 刘瓦利. 变态反应性皮肤病的中医治疗[J]. 中国临床医生,2002,30(10):51~52
3. 舒涛. 刘瓦利教授治疗痤疮经验集萃[J]. 中国临床医生杂志,2007,35(7):546~547
4. 刘瓦利,贾忠文. 辨病辨证——皮肤病诊治的特色[J]. 首都医药,2004,18:14~16
5. 黄敏. 刘瓦利主任医师治疗寻常型银屑病的辨证用药经验[J]. 山西中医学院学报,2006,7(1):35~36
6. 刘瓦利,方平. 解毒活血汤治疗银屑病51例[J]. 中医杂志,1993.34(9):549~550

(赵羚妤)

王 萍

王萍,女,51岁,本科学历,主任医师,硕士生导师,曾师承于全国著名中西医结合皮肤病专家张志礼教授。任中国中西医结合学会皮肤性病专业委员会副主任委员、中国中西医结合学会皮肤性病专业委员会红斑狼疮学组委员、北京中西医结合学会皮肤性病专业委员会委员兼秘书。

从事中医、中西医结合皮肤病的临床、教学、科研工作20余年,临床经验丰富,擅长用中医、中西医结合方法治疗各种急慢性及疑难性皮肤病,银屑病、红斑狼疮、湿疹、痤疮等疾病为重点研究课题内容。

《凉血活血汤治疗银屑病临床及实验研究》曾获2000年度市科委三等奖。发表论文等10余篇。参加编写论著有《中医症状鉴别诊断》、《张志礼皮肤病案选萃》、《张志礼皮肤病临床经验辑要》、《中西医结合皮肤性病学》、《皮肤病中医特色治疗》、《实用皮肤科学》等。

一、医论医话

1. 重视中土、调理脾胃

中医学认为皮肤病虽发于外,但其绝大多数是因体内阴阳气血的偏盛、偏衰和脏腑之间机能活动的失调所致。同时古人认识到脾胃与皮肤病关系密切,如《诸病源候论》记述:"脾主肌肉,内热则脾气温,脾气温则肌肉生热也;湿热相搏,故头面身体皆生疮"。王萍临床工作中体会到,一些皮肤病与脾胃功能密切相关,如渗出性皮肤病、干燥脱屑性皮肤病、营养缺乏性皮肤病、出血性皮肤病、风邪袭表所致皮肤病等,故调理脾胃对皮肤病的治疗非常重要。

渗出性皮肤病:常见的湿疹、带状疱疹、天疱疮、脂溢性脱发等皮肤病的脾虚湿盛证，临床可见皮肤水疱、糜烂、水肿、渗出或肥厚，缠绵不愈，伴舌体胖大或有齿痕，舌质淡，脉沉缓或滑。《黄帝内经》有云：诸湿肿满，皆属于脾。脾主运化水液。脾虚则运化失司，水湿停滞，发于皮肤而致病。治疗宜健脾燥湿，可用赵炳南创立的健脾除湿汤加减，常用药物有茯苓、白术、陈皮、厚朴、薏苡仁、扁豆等。

干燥脱屑性皮肤病及营养缺乏性皮肤病：临床常见于慢性瘙痒性、角化性及营养缺乏性皮肤病，如慢性湿疹、神经性皮炎、皮肤瘙痒症、银屑病静止期、鱼鳞病、维生素 A 缺乏症等。表现为皮肤干燥、脱屑、角化、皲裂、毛发枯槁脱落等，伴有瘙痒，舌质淡，脉沉细或沉缓。辨证为脾胃虚弱，血虚风燥。脾胃为后天之本，主受纳、腐熟、运化水谷精微，而人体出生后所需要的营养物质，均赖脾胃化生的水谷精微供养，故称脾胃为"气血生化之源"。治疗宜在健脾药物基础上加入养血润肤之当归、生地、熟地、鸡血藤、赤芍、白芍、首乌藤等。常用方剂为当归饮子。

出血性皮肤病：常见病为过敏性紫癜、色素性紫癜性皮肤病等。临床可见皮下出血点、色紫暗，反复不愈伴有面色萎黄，倦怠乏力，舌淡或有齿痕，苔白，脉细弱或沉缓。脾主统血，若脾气虚，统摄无权，血溢脉外，则可出现皮下出血。气虚不摄，血不归经，外溢而致本病。治疗当健脾益气，养血止血。可用归脾汤加减，常用药物有黄芪、白术、党参、茯苓、枳壳、当归、白芍、地榆炭、蒲黄炭等。

风邪袭表所致皮肤病：常见病为慢性荨麻疹，临床特点为风团时隐时现、发无定处、瘙痒等。气是维持人体生命活动的最基本物质。在气的生成过程中，脾胃的运化功能是不可忽视的。《灵枢·本藏》云：卫气者，所以温分肉，充皮肤，肥腠理，司开合者也。若卫表不固，腠理开合失司，风邪乘虚而入，可导致此类疾病的发生。治疗除了疏风解表，还应给予健脾益气固表之剂，临床可以玉屏风散合赵炳南创立的多皮饮加减，常用药物有黄芪、防风、白术、地骨皮、五加皮、桑白皮、干姜皮、大腹皮、白鲜皮、粉丹皮、赤苓皮、冬瓜皮、扁豆皮、川槿皮等。

王萍还认为其他皮肤病如果出现脾胃功能的紊乱，均可采用调理脾胃之法。总之，调理脾胃在皮肤科治疗中非常重要，在临床治疗中不要因一味祛邪而耗伤正气，只有审因辨证，整体调理，才能收到良效。

2. 善调气机，巧用逍遥散

逍遥散由当归、白芍、白术、茯苓、炙甘草、柴胡、生姜、薄荷组成，有疏肝解郁，健脾和营之功。此方出自宋代《太平惠民和剂局方》，用于肝郁血虚，脾失健运而致两胁作痛，寒热往来，头痛目眩，口燥咽干，神疲食少，月经不调，乳房作胀之症。本方气血兼顾，肝脾并治，为和法中调和肝脾法之名方。调和肝脾法，即是治疗肝气郁结，横犯脾胃，或脾虚不运，而致肝失疏泄的肝脾不和证。调和之义如清代名医戴北山所说："寒热并用之谓和，补泻合剂之谓和，表里双解之谓和，平其亢厉之谓和"。《医学心悟》云："有清而和者，有温而和者，有消而和者，有补而和者，有燥而和者，有润而和者，有兼表而和者，有兼攻而和者，和之义则一，而和之法变化无穷焉。"逍遥散中柴胡疏肝解郁；当归、白芍养血柔肝；白术、茯苓健脾去湿，使运化有权，气血有源；甘草益气补中，缓肝之急；薄荷助柴胡散肝郁而生之热；生姜煨过，温胃和中。后世医家在原方基础上加减化裁，广泛应用于临床各科。凡邪在半表半里者，出现肝郁脾虚之证，均可采用，以调其偏胜，扶其不足，使病去人安。

王萍认为肝在志为怒，有疏泄之功，能调畅全身气机，使气血调和。《素问·举痛论》之"百病生于气也"，就是针对情志所伤，影响气机的调畅而言。她认为对于皮肤病亦然，在临床应用逍遥散治疗肝郁不舒、克伐脾土、脾失健运、气血失和而产生的各种皮肤疾患，收到较好的疗效。

如痤疮俗称粉刺，是常见的颜面毛囊皮脂腺慢性炎症。好发于颜面、胸背部，可形成黑头粉刺、丘疹、脓疱、结节、囊肿等损害。女性患者常伴月经不调。现代医学认为痤疮的发病与内分泌因素、皮脂的作用、痤疮棒状杆菌有关。中医认为本病多因饮食不节，过食肥甘厚味，肺胃湿热，加上肝失疏泄，郁而化热，损伤冲任所致。《外科正宗》认为，此乃"血热郁滞不散"而为之。治以疏肝解郁、健脾和营、养血调经之法。王萍在临床常用逍遥散加蒲公英、连翘、丹皮。月经不调者可加红花、益母草；大便干结者加大黄、生地黄。

黄褐斑也称肝斑，常见于妊娠、口服避孕药或由其他不明原因所引起。临床见淡褐色或淡黑色斑，形状不规则，对称分布于额、眉、颊、鼻、上唇等颜面皮肤，一般无自觉症状及全身不适。中医认为本病因肾气不足,肾水不能上承或因肝气郁结,肝失调达,郁久化热,灼伤阴血,使颜面气血失和而发。《医宗金鉴·外科心法要诀》曰:"原于忧思抑郁,血弱不华,火燥结滞而生于面上,妇女多有之。"肝藏血,主疏泄,肝气不舒,则气血不调,致气血虚弱不能上营颜面,治以舒肝理气、调和气血,配合滋阴补肾之法。王萍临床常用逍遥散合六味地黄丸加减。月经不调者配合益母草、郁金活血调经、行气解郁;肝郁化热者加菊花、陈皮、泽兰舒肝清热、活血化斑。

神经性皮炎又名慢性单纯性苔藓,是一种常见的慢性皮肤病,以皮肤苔藓样变及剧烈瘙痒为特征。本病与神经精神因素有明显关系,多数病人有头晕、失眠、烦躁易怒、焦虑不安等神经衰弱的症状。发病机制可能是由于大脑皮层的抑制和兴奋功能失调所引起。另外,胃肠道功能障碍,内分泌异常及感染性病灶的致敏都可能成为发病因素。中医认为本病多因情志不遂,郁闷不舒,心火上炎,以致气血运行失调,凝滞于皮肤,日久耗血伤阴,血虚化燥生风;也有因脾蕴湿热,复感风邪,蕴阻肌肤而发病。治以舒肝理气、养阴清热、息风止痒之法。临床常用逍遥散加丹皮、栀子、龙胆草、生地黄、首乌藤、白鲜皮。

3. 重视养阴

"存得一分津液,便有一分生机。"王萍尤其重视养阴在皮科疾病治疗中的应用。在系统性红斑狼疮,王萍根据多年来对系统性红斑狼疮的中医辨证治疗经验,发现证属"阴虚内热证"、"气阴两伤证"者较为常见,约占半数以上。应用具有养阴益气解毒功用之中药对上述两证有较好的疗效。而"阴虚内热型"的诊断标准为:主证:①神疲乏力或少气懒言;②不规则发热或持续低热(或手足心热或五心烦热或骨蒸潮热);③自汗或盗汗;④咽干口燥;⑤面浮红或午后颧红;⑥斑疹色红;次证:①烦渴欲饮;②肌肉或关节酸痛;③失眠;④纳呆;⑤心悸;⑥月经量少或闭经;⑦大便干结和或小便短少。必备证候:舌质红或舌质淡红;苔薄或少苔或剥苔,脉细数。中医认为系统性红斑狼疮多由先天禀赋不耐和或因七情内伤,劳累过度,导致正气不足,复受日光暴晒或外感六淫邪气则机体阴阳失衡、气血失调而发病。虚是其之本质,贯穿于疾病的始终。另外,毒、热、瘀在本病的发病和病理转机中起重要的作用。

本病的急性活动期往往表现为毒热炽盛证,其本质是虚中夹实、标实本虚;继之毒热耗液伤阴,出现阴虚内热证,表现为低热缠绵、五心烦热、脱发、咽干等症;病程日久,阴损及阳,出现气阴两伤证候,表现为神疲乏力、自汗、盗汗、心悸、气短等症,重则可出现阴阳气血俱虚的证候。

另外,大剂量或长期使用皮质类固醇和免疫抑制剂也可耗气伤阴,加重气阴两伤的症状。王萍在多年的临床实践中也发现,阴虚内热证和气阴两伤证多出现于经过较大剂量的皮质类固醇治疗且时间较长的亚急性期或相对缓解期;或出现于部分实施撤减皮质类固醇计划困难者。此时予以养阴益气解毒法配合皮质类固醇治疗往往取得良效,既可明显缓解上述症状,又可实现皮质类固醇顺利递减。药物多用养阴益气解毒方加减治疗。组成:北沙参、太子参、黄芪、女贞子、青蒿、鸡血藤、秦艽和白花蛇舌草等。阴虚内热重者,加用生石膏、生地、天花粉、石斛等;气虚明显者,重用黄芪、黄精等。功用:养阴清热、益气解毒。王萍强调系统性红斑狼疮依养阴益气解毒法制定的方药治疗阴虚内热证和气阴两伤证,能明显改善诸多临床症状,提高患者的生活质量;能减少皮质类固醇用量,从而降低皮质类固醇的副作用;能明显改善主要的实验室检查指标,特别是免疫指标。因此,养阴益气解毒法是治疗系统性红斑狼疮上述两个证型的重要法则,值得进一步深入研究。

在治疗毛发红糠疹的病案中,王萍深入探讨了其中肌肤失养型的研究,此型可见于皮损限局者及毒热炽盛型治疗后期。表现为鳞屑性斑块,毛囊角化性丘疹,掌跖角化过度、皲裂,伴乏力、纳差。舌质淡,苔薄白,脉沉缓。治则宜健脾益气、养血润肤。方药:健脾润肤汤加减。王萍的经验为毛发红糠疹急性发作期的患者,临床表现为红皮病、脱屑较多,证属毒热炽盛、蒸灼肌肤型,故治疗初期宜清热解毒、凉血护阴。随着红皮病的好转,多转化为肌肤失养证,此期宜健脾益气、养血润肤。

在特应性皮炎的治疗中,王萍也不忘养阴益气,养血润肤的重要性。特应性皮炎属于中医学"四弯风"、"顽湿"范畴。本病多因禀赋不耐,脾失健运,或因饮食不当,如进食腥发动风之品,助湿化热,湿热内生;外感风、湿、热诸邪相搏于皮肤,内外合邪而发病。病情反复发作,久病耗伤营血津液,不足以濡养皮毛肌表,生风化燥,皮损加重,愈加瘙痒干燥,呈现苔藓样变等改变,病程迁延难愈。此时,应用健脾润肤汤治疗,益气养阴。药用:云苓10g,苍术10g,白术10g,当归10g,生地10g,丹参10g,鸡血藤10g,赤芍10g,白芍10g,陈皮10g。瘙痒较著者,加苦参、白蒺藜、白鲜皮、地肤子;心烦而夜不能眠者,加首乌藤、生栀子;搔之屑起,脱屑较多者,系血燥阴液亏虚,肌肤失养,加熟地、天冬、麦冬;口渴口燥,加花粉,生地;肥厚浸润较著者,加秦艽、威灵仙;饮食不化、胃脘胀满者,加全瓜蒌、枳壳、厚朴;气虚而面色白、大便溏稀者,加党参、黄芪。健脾润肤汤具有健脾燥湿、养血润肤的作用,通过健脾渗湿、益气养血润肤,内湿得化,气血精津得以化生布散,肌肤得以滋养(减少皮肤水分丧失),从而减轻干燥、瘙痒等症状;腠理致密,卫外得固(皮肤屏障功能恢复),则外邪不易侵袭,且病症不易复发。方中白术补脾益胃,燥湿和中止汗;茯苓渗湿利水,健脾和胃,宁心安神,强精益髓;苍术健脾燥湿,祛风散寒;以上三药相配健脾益气燥湿。生地黄清热凉血,养阴生津;丹参活血调经,祛瘀止痛,凉血消痈,除烦安神;鸡血藤行血补血,调经,舒筋活络;赤芍清热凉血,散瘀止痛;白芍养血敛阴,柔肝止痛,平抑肝阳;五药相配以养血活血。

王萍将掌跖脓疱病分为发作期与缓解期进行论治。发作期治宜清热凉血解毒除湿;缓解期治宜养阴益气,养血活血,清解余毒。基本方用黄芪、沙参、生地、当归、鸡血藤、丹参、赤芍、银花、蒲公英、薏米。王平主张在病程的缓解期毒热渐消,应注意热久伤阴、血热成瘀、阻于经脉、脾虚存湿等问题,根据各自偏重,分别加入凉血护阴、养血活血、健脾祛湿之药物,延长缓解期,防止复发。

4. 重视中西医互参

长期以来,西医学始终以消除致病因子为治疗目的,因此病因治疗一直是西医学治病的主要观点;中医学在治疗疾病的过程中,强调人的能动性,主张正气存内,邪不可干的人本思想。两者在人类健康发展史上均做出了巨大的贡献。随着社会的发展和人类健康的需求,中医和西医均暴露了一些各自的缺陷。因此,中西医结合医学越来越受到医学界的关注。现代医学与祖国医学的结合,在皮肤科诊疗上正在收到越来越好的临床疗效。王萍认为中西医结合治疗皮肤病的主要思路包括辨病和辨证治疗相结合；祛邪和扶正治疗相结合；局部和整体治疗相结合；近期治愈和长期调摄相结合。

不同的疾病或同一疾病的不同阶段有可能适宜于采用中西医不同的方法进行治疗，一般来说，有明确病原菌的急性皮肤病或皮肤危急重症适宜于西医药治疗，如脓疱疮，淋病，药疹，新生儿剥脱性皮炎等；以湿痰瘀及气血冲任失调为主要致病因素的慢性皮肤病，如湿疹，黄褐斑，慢性荨麻疹，老年性皮肤瘙痒症等适宜中医药治疗。而诸如红斑狼疮，白癜风等中西医都没有太好办法的疑难皮肤病则力求中西医结合治疗。因病施治有助于少走弯路，减少资源浪费，使中西医结合更有意义。

王萍师承于张志礼，强调要发展中西医结合事业，推动中医中药向前发展，就必须破除"古方不可改动"的僵化思想，师古而不泥于古。在继承传统方药的基础上，要潜心钻研、敢于创新。比如其自创的治疗急性皮炎湿疹的复方中药制剂石蓝草煎剂，就是取龙胆泻肝汤之主药龙胆草、黄芩、生地以清利肝胆湿热，凉血护阴；取白虎汤之生石膏以清气分实热，除烦止渴；又加板蓝根、马齿苋等现代药理研究证实具有抗病毒、抗感染、抗组胺作用的清热解毒之品。全方配伍，共收清热除湿，解毒凉血之效。对这一新药与龙胆泻肝汤等传统方药进行的临床治疗对照研究表明，它在治愈率、有效率等方面均有显著提高，疗效达到国内先进水平。

王萍重视中西医结合首先体现在疾病治疗中，比如在红斑狼疮的治疗。红斑狼疮是一种全身性自身免疫性疾病，可侵犯结缔组织、血管、内脏、皮肤等多种组织、器官。此病是一种多基因遗传的自身免疫性疾病，是一类病谱性疾病，一端为盘状红斑狼疮，另一端为系统性红斑狼疮，其中包括播散性盘状红斑狼疮、亚急性皮肤型红斑狼疮及抗核抗体阴性的红斑狼疮等亚型。这些不同的亚型，在皮损形态、临床症状、血清学改变及病理等方面均有所不同，但可以互相间杂，甚至互相转化。本病病因目前尚不完全清楚，临床表现复杂多样，中西医药均无彻底治愈的方法。中医认为本病的发生，多因先天禀赋不足，后天又失调养，阴精亏损，阳气化生不足，而致体内阴虚火旺，复因七情内伤，急气怒恼、过度疲劳等因素,使阴阳气血失衡,经脉阻隔,气滞血瘀,脾肾两虚。或因日光暴晒,邪热入里,毒热与虚火,燔灼营血,内炽脏腑,外灼肌肤。病程日久,五脏俱虚,阴阳离绝,脉络不通,而致死亡。中医通过辨证施治,调整机体内外环境,扶正祛邪,有较好的疗效,但对急性重症患者,往往缺乏必要的缓解手段。近年来将中西医药有机结合,使缓解率、10年以上生存率大大提高,特别是使生存质量有明显改善。

中医对红斑性狼疮的治疗,在急性期,以清热凉血解毒护阴为主,缓解期根据不同情况以养阴益气、健脾益肾、活血化瘀、解毒通络为主,总的治则有两点,一是着眼于以虚为本,虚中有实,因本病的发生是由先天禀赋不足,后天失其调养,致使人体阴阳不调,气血失和,复因外界不良因素或七情内伤而诱发,病情复杂,临床表现差异很大。如毒热炽盛、气血两燔的毒热症;双阴亏耗,气阴两伤,脾肾不足,气血瘀阻的虚证;脾虚肝郁,经络阻隔的瘀证。尽管临床表现各有特点,但总的病机是"邪之所凑,其气必虚",以虚证占主导地位,这就是本病的"本"。即使是急性发作期,病情突出表现为毒热的标象,但从根本上看还是虚中夹实,标实本虚。缓解期病人更是久病致虚,虚中有虚。因此治疗本病时,首先应确立扶正重于祛邪的指导思想,即使在急性期虽采用清热凉血解毒的治则,也不可忘记护阴的根本,病情缓解后,分型辨证论治,则更要以扶正固本为基本治则。王萍强调脾肾两虚,阴阳不调,气血失和是本病病机的核心。此病虽然五脏六腑均可先后或同时受损,出现错综复杂的临床证候,但脾肾两虚是根本的病机。肾为先天之本,主藏精及命门之火(即肾阴肾阳),宜藏不宜泻,肾主液能滋润五脏六腑;脾为后天之本,主运化,输布饮食物质精微,能升清降浊,为生化之源,具有益气、统血、主肌肉与四肢的生理功能,因此脾肾两虚,阴阳不调,气血失和是本病病机的主要核心。

治疗除相应的辨证处以中药汤剂治疗外、西药治疗也是必不可少的。王萍认为:①肾上腺皮质类固醇药物仍为首选药物,急性期能迅速控制病情发展,对于重症狼疮脑病,采用冲击疗法,一般病情可采用泼尼松 40～60mg/d,待病情稳定后可逐渐减量。但长期使用此类药物,常引起很多合并症和不良反应,近年来采用中西医结合的疗法,取得了较好的疗效。②环磷酰胺:口服50～100mg/d,对于减少激素用量有一定帮助,近年来采用冲击疗法对狼疮肾损害取得较好效果。用0.8～1.0g加入5%葡萄糖中静脉滴注,每1～3个月1次,但毒副反应大,应慎用。③硫唑嘌呤:50～150mg/d,分次口服,有一定疗效,但毒副反应大,特别是易降低白细胞。④阿司匹林:对关节疼痛效果好,有人主张小剂量长期服用,但效果不明显。⑤氯喹:对皮疹消退有效,但停药易反复,长期服用对白细胞有影响,特别是易引起视网膜病变,口服开始剂量0.25g～0.5g/d,病情好转后减量。⑥环孢素,亦可选择使用,但价格昂贵,不良反应多,应慎重使用。此外,对急性活动期患者,还可采用血浆置换疗法,一般患者可采用免疫调节剂,如胸腺肽、左旋咪唑、转移因子、金龙胶囊等均有一定作用。

另外,中西医结合治疗天疱疮及类天疱疮也取得了较好疗效。

天疱疮、类天疱疮同属大疱性皮肤病,为皮科重症。虽然糖皮质激素的治疗极大地改善了天疱疮、类天疱疮的预后,但重症患者往往需要较大的剂量及较长的治疗时间,从而产生一系列糖皮质激素的副作用,甚至死于糖皮质激素的并发症。多年以来王萍一直在探索中西医结合治疗大疱病的方法,试图以较小的糖皮质激素用量结合中医的辨证用药治疗天疱疮、类天疱疮。她强调天疱疮、类天疱疮为自身免疫性大疱病,目前治疗仍首选糖皮质激素,年龄大,合并症多,或症状较轻的患者可先用中药+磺胺或中药+四环素+烟酰胺治疗。少数轻中症尝试非糖皮质激素治疗亦可获效,极少数情况下出现重症类天疱疮单纯中药治疗获效。

在中药治疗方面,王萍认为大疱病为本虚标实证,脾虚为本,湿热、毒热为标。根据中医"急则治其标"的原则,急性期的治疗以清热除湿凉血解毒为主,又"治病必求其本",在整个治疗过程中应不忘健脾益气。病程日久或素体虚弱或使用糖皮质激素时间长可出现脾虚湿盛或气阴两伤证,此时以养阴益气为主,佐以清热解毒除湿。

糖皮质激素的用量角度来讲,疱病患者大多年龄大,平均年龄54.4岁,合并症多,长期大量使用糖皮质激素的副作用不容忽视。王萍使用糖皮质激素治疗的原则是:早期、尽可能少量、规范治疗。初始剂量的确定比较关键,不但要根据皮损所占体表面积,疱病类型(天疱疮较类天疱疮用量稍大,天疱疮中寻常型、落叶型较红斑型用量稍大),还要考虑患者的一般情况、合并症、既往用药情况来确定初始剂量。对具体病人来说疾病的严重程度并非糖皮质激素的绝对指征,尤其在配合中医辨证治疗的情况下,可选择较少的初始剂量的糖皮质激素配合中药即可控制皮损。在初始剂量不足以控制病情时,先不急于糖皮质激素加量,尤其是新生水疱有所减少或明显减少,但原有糜烂面不干涸的情况下,通过调整中药、调整糖皮质激素品种和用药途径、控制感染、加用免疫抑制剂等方法,达到控制病情的目的。这种方法虽控制病情所用时间稍长,但糖皮质激素用量较少,从而避免了大剂量糖皮质激素的副作用。

免疫抑制剂方面用药来说,可与糖皮质激素联合应用,近年来常用甲氨蝶呤(MTX)。王萍的体会是对于皮损广泛,渗出多的重症患者或有糖皮质激素禁忌证者,在较早期即与中小剂量糖皮质激素联合应用,泼尼松量≥60mg 仍不能控制病情的患者考虑为对糖皮质激素不敏感,可联合应用免疫抑制剂。中小剂量的糖皮质激素配合中小剂量的免疫抑制剂可增强疗效,减少糖皮质激素的副作用。

另外,防止糖皮质激素副作用及支持疗法也很重要。在治疗中可出现高血压、糖尿病、消化道出血,真菌、病毒、细菌感染(严重的皮肤感染与肺炎)等糖皮质激素副作用。其中糖皮质激素用量在 50mg 以上的可达到 83.7%。因此应在入院之初,即做皮损分泌物培养,有针对性使用抗生素;定期检查血、尿、便常规,拍胸片;监测血压、血糖;常规用碱性溶液漱口,防止真菌感染;口服胃黏膜保护剂,补钙、补钾。除重症及严重合并症的患者,入院时一般实验室及生化检查大多正常,在经过一段糖皮质激素及多种其他药物治疗后,加上水疱及皮肤糜烂常出现总蛋白和白蛋白降低,电解质紊乱,肝肾功能异常等。补液、补充白蛋白、纠正电解质紊乱,保肝等支持疗法尤为重要,还需针对各种合并症予降压、降糖、抗感染治疗,此时治疗大疱病等同于治疗内科病。

王萍中西医互参还体现在中西医理论的协调呼应上,比如其所研究的关于"血分蕴毒"病机的现代医学基础。

经曰:邪盛谓之毒。当正气充足,邪不足以为害;邪盛时,则化而为"毒","毒"是泛指对机体生理功能有不良影响的物质,包括外来之毒和内生之毒。外来之毒如细菌、病毒等;内生之毒是肌体代谢中的废物堆积,如现代医学中的渗出物、毒性氧自由基、酸中毒、细菌毒素、过度的炎症介质和血管活性介质等。银屑病以红斑、鳞屑、筛状出血为主要临床特征,是"热毒"入血伤络发于外的表现,其病理学基础与局部炎症反映有密切关系。现代研究认为银屑病是一种以T淋巴细胞浸润为主要特征的慢性炎症性皮肤病,银屑病患者外周血和皮损中存在着多种细胞因子的异常。提示T淋巴细胞的活化及细胞因子的过度产生可能是银屑病"热毒"的主要病机。国内外研究表明,银屑病外周血及皮损来源的T细胞均可通过多种途径在体外诱导正常表皮细胞的过度增殖。尽管银屑病是一以表皮过度增殖为特征的慢性增殖性疾病,而T细胞浸润才是促发表皮过度增殖的始动因素,功能异常的T细胞可引起继发性的表皮角质形成细胞(KC)过度增殖。血管内皮生长因子(vEGF)主要由表皮Ke分泌,在受到刺激后能通过自分泌或旁分泌的形式释放细胞因子,促进vEGF表达。而vEGF是内皮细胞特异的有丝分裂原,可直接作用于内皮细胞上的特异性受体KDR和FLT-1使胞内发生一系列改变,促使血管通透性增加及血管内皮细胞增生、迁移,最终导致新生血管形成,这一过程是银屑病血管异常发生发展的直接原因。在免疫发病机制模式中,抗原/超抗原理论认为细菌、病毒和真菌如马拉色菌感染后,抗原递呈细胞与$CD4^+$辅助T细胞相互作用,导致细胞因子释放,或细菌/病毒超抗原选择性激活T细胞,释放细胞因子,刺激角质形成细胞增殖和表达细胞间黏附分子及内皮细胞表达黏附分子。T淋巴细胞通过与内皮细胞表达的黏附分子结合而从血液进入皮肤。角质形成细胞经活化T细胞产生的细胞因子刺激,合成自身的细胞因子,然后以自分泌和/或旁分泌方式使这一过程周而复始。因此认为,异常活化的T淋巴细胞及其产生细胞因子的作用是银屑病发病的中心环节,而角质形成细胞与血管内皮细胞的变化只是继发于细胞免疫机制异常的一种改变。真皮血管系统尤其是真皮乳头微血管的异常增生是银屑病最早发生的病理过程,真皮乳头毛细血管丛静脉枝过度迂回、扩张，通透性增加，内皮细胞增殖并有新血管形成，新形成的真皮毛细血管持续存在于银屑病的皮损及其周围外观正常的皮肤。微血管生成异常与银屑病的发生、持续存在及复发有密切关系，在银屑病皮损的存在中起到了维持的作用。微血管组化染色的定量图像分析证实银屑病皮损的浅部微细血管内皮比非皮损部增加4倍。激光多普勒流量仪显示，银屑病进行期斑块边缘临床正常的皮肤血流增加，但免疫组化尚未见表皮的增生和真皮的白细胞聚集。血管生成可增加增生中皮肤的营养，并对T淋巴细胞的逸出和移行具重要性。银屑病临床主要表现为红斑、鳞屑、筛状出血，中医学诊治主要以"局部皮损辨证"为主，结合整体辨证。皮损鲜红、红斑增多、皮疹不断出现者，符合血热证；皮损色淡、鳞屑较多者，符合血燥证；皮损肥厚、颜色暗红、经久不退者，符合血瘀证。综上所述，王萍强调T淋巴细胞活化及其产生的细胞因子作为"毒"的来源，通过引起继发性的角质形成细胞过度增殖、内皮细胞增殖、血管通透性增加而表现为红斑、鳞屑、筛状出血，可能是"血分蕴毒"的重要病理基础。

另一方面，王萍重视中西医结合还体现在特别关注于中药的药理研究上。

在痤疮的治疗中，王萍围绕张志礼的验方金菊香煎剂进行药理相关探究和文献检索，阐述了煎剂中的黄芩对革兰阴性、阳性球菌有较强的抑制作用；黄芩、大黄、野菊花、地骨皮、金银花、香附均有抗感染、抗过敏的作用；益母草、熟大黄有改善循环、活血的作用。通过对金菊香煎剂进行的抑菌实验证明，此药对痤疮丙酸杆菌在增菌肉汤培养基中，在25%～100%浓度时，未见菌落生长，而对照平板中均有细菌生长。说明此药有明显的抑制痤疮丙酸杆菌作用。

在系统性红斑狼疮的治疗中，王萍详细探讨阐述了单位药物的药理作用，比如：①雷公藤：雷公藤及其同属植物昆明山海棠，具有抗感染及调节免疫功能的作用，是治疗本病有前景的中草药。用量：雷公藤（生药）可每日服20～40g（根据体重）水煎服，雷公藤多甙片每日服60mg，分3次口服；昆明山海棠片，每日1.5g，分3次口服。②黄芪：有增强机体免疫功能作用，日量30～90g煎服，疗程2～12个月。③丹参:可改善皮损及雷诺征。④三藤糖浆(雷公藤、鸡血藤、红藤),有报道治疗180例SLE,有效率95.4%。⑤复方秦SLE62例,有效率80.65%。

在治疗血瘀证的基本方中,王萍强调现代药理研究显示,活血化瘀中药具有扩张血管、改善微循环、改善血液动力学、减少毛细血管通透性、调整血液理化特性和免疫的功能,并能调节皮肤组织细胞的代谢等多方面的作用。比如桃仁可降低急性炎症时毛细血管的通透性,减少炎性渗出液,改善局部血液循环,促进炎症的吸收,减轻炎症性反应等作用;红花具有改善微循环、抗凝血及抑制血小板聚集、镇痛及抗感染作用;丹参具有扩张毛细血管、增加毛细血管数量和微循环张力、减低毛细血管脆性、改善血液流变学异常等作用;鸡血藤能扩张外周血管,增加器官血流量,显著降低实验性抗血黏滞症动物的血液黏度,抑制血小板凝聚,双向调节免疫系统以及抗感染、抗氧化作用;莪术能够抑制银屑病角质形成细胞增殖、促进角质形成细胞正常分化、纠正银屑病角化不全;鬼箭羽可改善血液黏度、调节免疫及抗过敏;白花蛇舌草具有抗菌消炎、抗肿瘤和增强免疫功能的作用。

外治银屑病的常用膏剂芩柏膏也称普连膏,是赵炳南自行研制的治疗银屑病的有效外用药。该药由黄芩、黄柏组成,具有清热除湿、消肿止痛、养血活血、凉血解毒之功效。王萍详细查阅药物的相关实验研究,其中黄芩清热燥湿、泻火解毒、止血、安胎,具有降低银屑病病人中性粒细胞对白三烯的趋化作用及阻滞成纤维细胞周期发挥抑制增殖的作用;黄柏清热燥湿、泻火解毒、退虚热,具有抑制成纤维细胞的增殖,并能影响成纤维细胞内游离钙离子浓度的变化,降低成纤维细胞内膜电位,使线粒体钙离子外流进而干预银屑病发病,其药理作用包括可抑制DNA和蛋白质的合成,使细胞周期停止、抑制增殖、抗感染和抗癌。几种药物作用相结合,使得共同达到此药缩小皮损面积,止痒润肤的功效。

5. 推崇外治疗法

外用药物疗法在皮肤病的治疗中占有重要地位。《外科精义》说:"夫疮肿之生于外者,热毒之气蕴结于内也。盖肿于外,有生头者,有漫肿者,有皮厚者,有皮薄者,有毒气深者,有毒气浅者,有宜用温药贴堵者,有宜用凉药贴烙者,有可以干换其药者,有可以湿换其药者,深浅不同用药有异,是以不可不辨也。"说明外用药也要讲究用药方法和剂型,针对不同情况辨证施治。一定要根据皮损的部位、范围、性质及患者皮肤的耐受情况等合理选择有针对性的药物和剂型,并向病人说明用药方法和禁忌。外用药同样需要不断创新来应付病情的千变万化。比如在20世纪70年代初将冰片加入炉甘石洗剂、黄连膏、普连膏等药物中,加强了这些药物止痒、消炎、消肿的功效。70年代后期配制的中西合璧颇具特色的雄黄解毒散洗剂、颠倒散洗剂,既发挥了散剂杀虫、止痒、解毒的功效,又克服了粉剂不易附着,作用浅表短暂、对皮肤刺激性大的弊病。临床上广泛用于痤疮、带状疱疹、皮肤瘙痒症等皮肤病,取得了满意的疗效。外用药的调配也可在中医辨证的指导下灵活进行。

中医皮肤科在古代是包含在中医外科中的,因此,积极发掘中医外治法应用于皮肤科的治疗,是非常重要的。王萍发扬了赵炳南别具特色的黑布药膏、拔膏棍、熏药、搓药、药线、药捻、引血疗法、药浴、熏洗等外治法用于治疗皮肤病,从而有效地提高了皮肤病外治的疗效。

王萍利用蒸发罨包法外治湿疹取得了良好效果。蒸发罨包是皮肤病外治法之一,属于封闭式冷热交换湿敷范畴。方法:取马齿苋60g,加水2000ml,煎煮20分钟后,滤渣备用,将敷料(8层纱布厚)放入药液中加热煮沸,取出拧挤至不滴水为度,趁热敷于患处,温度45~50℃,防止烫伤。然后迅速盖以扎有小孔的塑料薄膜,绷带缠绕,固定,松紧适度。一般3~4小时更换1次,渗出多时,2小时交换敷料1次。王萍强调:祖国传统医学历来重视外治法,《黄帝内经》、《伤寒论》均有对渍法、敷法、蒸法的论述。《外科精义》曰:"夫渍法者,宣通行表发散邪气,使疮内消也。盖汤水有荡涤之功……此谓疏导腠理,通行血脉,使无凝滞也……"充分阐述了外治法则及原理。蒸发罨包法乃是渍、敷、蒸法的有机结合,独具特色,是对祖国医学的继承和发展。急性湿疹,感染重、渗出多时,适宜此法治疗。亚急性湿疹亦采用蒸发罨包法,特别是适宜年龄偏大,病程较长,畏寒肢冷,血液循环不良者。此法原理在于冷热交替改善了血管舒缩功能,调整了微循环状态,同时加速炎症吸收，打破了皮损僵持状态，变静为动，促进愈合。王萍认为，急性湿疹的外治方法，当首选常规冷湿敷法，因为该法简便易行，疗效满意，临床如遇有治疗棘手的急性湿疹，特别是创面渗出多、感染重、瘙痒剧烈者，或反复发作于小腿伸侧多皮、多骨、多筋部位，局部血液循环不良的亚急性湿疹患者，经常规治疗无效或症状加重者均可选用中药蒸发罨包法，可以收到意想不到的效果。此法不失为治疗湿疹的实用有效方法。

在掌跖脓疱病的治疗中，王萍常嘱患者用内服药第3煎浸泡患处。发作期红斑伴脓疱，外用化毒散膏或加皮质类固醇激素类软膏。缓解期脓疱减少，皮损干燥脱屑，角化皲裂，外用5%水杨酸软膏或5%黑豆馏油软膏加皮质类固醇激素软膏。疗程2个月。可配合内用药物促进病愈。

在特应性皮炎的治疗中，王萍对甘草油外用的治疗进行研究，她认为特应性皮炎患者皮肤干燥、粗糙、细屑，因此阻止皮肤水分丢失、防止肌肤干燥是有效的控制方法之一。甘草油是北京中医医院皮肤科自制的一种传统外用油剂，可清除鳞屑、软化痂皮、清洁皮肤上的药垢，同时甘草油在皮肤表面形成的表浅油膜，作用缓和，可有效地阻止皮肤水分丢失，改善患者的皮肤屏障功能，防止肌肤干燥，对粗糙的皮肤有润泽作用，降低不良因素对皮肤的直接刺激。其主要成分甘草，具有肾上腺皮质激素样作用和抗感染及抗变态反应的作用，具有良好的抗过敏作用；无明显刺激性，可明显缓解患者皮肤瘙痒干燥等症状，以治肌肤之标。北京中医医院皮肤科临床应用甘草油治疗皮肤疾病数十年，未见由于该药所引起的局部皮肤萎缩、色素改变、毛细血管扩张、皮肤潮红等激素样副作用，也未见皮肤对该药有依赖性。

银屑病是全世界皮肤科领域重点研究和防治的疾病之一，目前治疗多以局部用药为主。常用西药糖皮质激素、煤焦油、水杨酸、维A酸、卡泊二醇等，或刺激性大或价格昂贵，故目前缺乏安全经济的外用药。王萍在银屑病外治中药药物选用上，以北京中医医院自制的复方芩柏软膏（含黄芩、黄柏各10g）为代表，研究和观察了一系列中药膏剂的疗效并分析及统计实验数据，总结了中药外治法的优势，并用动物实验数据证明了细化药粉、膏剂用药的有利之处。她指出临床上中药软膏在外用治疗银屑病方面确实具有较好疗效,为今后临床应用及理论研究提供了科学依据和研究思路。目前治疗进行期、血热证银屑病的药膏多采用清热解毒、凉血活血、燥湿止痒之中药,并在临床及实验研究中证实具有良好疗效,这与赵炳南组方用药不谋而合,说明中药的内治法则同样适用组方外用药物。赵炳南认为银屑病主要病因病机为素体热盛,复感毒邪或饮食失节或七情内伤,内外合邪而致血热炽盛,辨证以血分辨证为主,而在分型中,血热证占多数。中药治疗强调以清热解毒凉血活血药内服为主,利用中药的内治理论组方外用药物,是治疗银屑病的主要手段之一。动物实验发现:芩柏膏与细化芩柏膏均可显著抑制小鼠阴道上皮有丝分裂,均可显著促成鼠尾鳞片表皮的颗粒层的形成。而通过临床研究客观证明了传统芩柏膏、细化芩柏膏可以有效改善进行期银屑病血热证的皮损面积及症状,两组在治疗过程中均没有明显的毒副反应。综合中药药理,考虑芩柏膏软膏可能通过抗感染、抑制细胞增殖及改善微循环的作用而针对了银屑病发病的不同环节发生作用。过去一般认为中药防病治病的物质基础来自于生物活性成分或活性化学组分,但是中药产生的药理效应不能完全归功于该药物特有的化学组成,还可能与药物的物理状态密切相关。因为药物的粒径越细,其比表面积越大,越有助于药物有效成分的发挥。由于传统中药加工方法缺少先进的加工手段,使许多药物的生物利用度低,药效难于得到充分的发挥。超细化中药借其颗粒达到微米或纳米水平,其比表面积显著增加,药物有效成分透皮吸收明显增加,从而增加药物的生物利用度,并加快药物的起效时间。另一实验基础研究发现:细化芩柏膏显著抑制小鼠阴道上皮有丝分裂,优于传统芩柏膏,两组之间存在显著差异。进一步证明了临床研究发现细化芩柏膏与芩柏膏相比较,前者可以更快的改善红斑、浸润、瘙痒症状,且不良反应率低于芩柏膏组,考虑可能由于细化后的芩柏膏中药有效成分被更多的释放出来,增加了机体对药物的生物利用度,加快了药物的起效时间,且细化的药粉可减少对皮肤的刺激,使外用药具有更好的疗效,为中医外用药剂型的改革提供了初步的依据。

6. 银屑病——从血论疗，分期治疗

王萍通过总结著名中医皮科专家赵炳南、朱仁康、金起凤、张作舟等多位专家治疗银屑病的辨证特点及用药规律，发现尽管各位老专家的学术渊源不同，但都普遍意识到了"血"的重要性，认为"血"的异常是最主要的辨证对象。凉血、活血、养血等理血剂是治疗银屑病普遍的用药规律。血热证、血燥证、血瘀证这三种基本证型在众多皮科专家的辨证体系中远远领先于其他证型的出现频率，从而提出了银屑病"从血论治"的观点。尤其对银屑病认识到血热病机的突出地位。血热的形成与多种因素有关，银屑病的发病以禀赋和素体为根源，加之季节、地域等多种因素而产生"蕴热"。六淫外袭、七情内伤、饮食不节，或因治疗失当等是发病或病情加重的诱因。"血中蕴热"既是发病之始，又是病情转化的关键。《审订通俗伤寒论》言："火盛者，必有毒"，毒为热盛所致，热聚而成毒。由热生毒、热壅毒盛是银屑病血热证发病的主要病机。分析以上诸多中医皮科专家用药规律，王萍发现在凉血药、活血药、养血药等理血剂使用的基础上，清热解毒药的使用贯穿银屑病治疗的不同证型。目前广泛应用于临床治疗银屑病的有效中成药"复方青黛丸"（青黛、贯众、紫草、蒲公英、马齿苋、乌梅、白鲜皮）以及由施今墨的经验方衍化而成的"皮肤病血毒丸"（茜草、赤芍、地肤子、牡丹皮、大黄、土茯苓、金银花、赤茯苓、白鲜皮、白茅根）均是以清热凉血解毒类药为主。由此可见，针对"毒"的治疗是治疗银屑病的主要方法，提示了"毒"在银屑病发病过程中的重要作用。

血热证的病机主要为血分蕴热，由热生毒，毒损血络。热毒壅络，则发红斑、颜色鲜红；血分炽盛之毒热如不及时清解，热毒灼伤营血，阴血亏虚，生风化燥而成血燥；或热毒入络，气血瘀结而转为血瘀，此时皮损颜色暗红并久不退。通过临床研究发现，银屑病的中医证候分布规律显示银屑病血热证、血燥证和血瘀证三个主要证候的分布与病期密切相关，即进行期以血热证为主，退行期以血燥证为主，静止期以血瘀证为主。治疗分别以凉血解毒、活血解毒、养血解毒为基本治则，经过临床研究形成了以凉血解毒汤（土茯苓、槐花、紫草、草河车、生地、白鲜皮、赤芍等）、活血解毒汤（白花蛇舌草、莪术、鬼箭羽、红花、鸡血藤、桃

仁、丹参等)、养血解毒汤(丹参、当归、生地、麦冬、玄参、鸡血藤、土茯苓等)为主的理血解毒方剂,确立了分血热、血燥、血瘀三型论治银屑病的基本方药。并在临床研究中发现,此三种基本方在的有效率均可达到90%以上。

由于银屑病不同的病期(进行期、静止期、退行期)具有明确的时相性,因此推论银屑病这三种证候之间也存在着时相性,即在发病初期为血热证,以后随着病情的好转或静止而逐渐转为血燥证或血瘀证。银屑病是易复发的慢性皮肤病,通过调查发现三种证候的分布与本病病程的关系较为复杂,与总病程无关,而与本次复发时间(本次病程)密切相关。可见本病每次复发的过程大都是一致的,都是由血热证逐渐转为血燥证或血瘀证,不同的本次复发时间反映着本病复发的过程的不同时期,复发时间越短,越处于进行期(表现为血热证),复发时间越长,越处于静止期或退行期(表现血瘀证或血燥证)。这一证候演变过程在银屑病漫长的疾病过程中周而复始地出现,不同总病程只是反映了不同的复发次数,与三种证候的分布并无直接关联。值得注意的是血热是发病之始,又是病情转化的关键,血分炽盛之毒如不得及时清解,久之或耗伤营血,以致阴血亏虚,虚风化燥而成血燥;或因毒热煎熬阴血日久,气血瘀结,以致经脉阻塞而转为血瘀,此时皮损往往经久不退。这提示为促进本病疗效的进一步提高,临床中应充分重视血热证银屑病的治疗,以缩短疗程。

7. 儿童泛发性脓疱型银屑病(GPP)——清热解毒为主、佐以护阴、不忘固本

泛发性脓疱型银屑病(GPP)是银屑病中病情严重的一型,属难治性皮肤病。本型约占银屑病患者的0.77%,儿童罕见,近10年国内报道不足100例。中药治疗报道更少。GPP好发于儿童男性,既往报道主要采用抗生素、糖皮质激素、细胞毒药物及阿维A类等药物治疗,效果不甚理想,还会发生严重的并发症或毒副反应,对患儿的造血系统、肝肾功能、血脂代谢等都有一定的影响,并且撤药困难,还有报道长期应用阿维A类药物可以引起骨骺及韧带的改变,影响患儿生长发育。就诊患儿一般既往治疗复杂,停药后易复发,伴有高热及白细胞的升高。

王萍近年应用中药治疗本病取得疗效,且积累了丰富的经验。王萍认为治疗不宜操之过急,GPP往往来势凶猛,若与其针锋相对,则两败俱伤,变证蜂起,"让其燃一燃",往往其邪势渐退,病症平复。不主张应用糖皮质激素、免疫抑制剂及维甲酸类,既往应用糖皮质激素较久者,不可骤然停药,应在服用中药的基础上缓慢减量,并注意观察病情变化。对于个别重症,必要时权衡利弊,可少量酌情使用。在急性期以清热解毒凉血为主,佐以护阴,配以消导,在高热阶段配合口服羚羊角粉、清开灵口服液以退热加强清热凉血解毒之力,外用配合淋洗、药膏以安抚为主;佐以健脾和消导药;热退后以清脾扶正为主,佐以解毒。

王萍认为本病初期以毒热为主,病久兼虚。患者急性发病,高热,但热不寒,汗出热势不减,在数日或数周内泛发周身脓疱,病势凶险,《黄帝内经·评热病论》云:"有病温者,汗出辄复热,而病燥疾,不为汗衰。"本病当属温病范畴,而其发病特点则相似于伏气温病,病发于里,在发病之初即现营分之象,其中多数为感受时令之邪而引发的新感引动伏邪,其主要发病机理为:外感温邪,气血两燔。小儿为纯阳之体,具有易虚、易实、易寒、易热等特点,病久耗伤正气,且往往患儿患病后饮食失于调护,五谷不能充养,加之心理负担过重,更导致免疫力下降。王萍应用方剂继承自赵炳南经验并有所发挥,应用生地炭、双花炭能入血分清血分之毒热,又能养阴护心,据赵炳南经验两药配伍可有犀角之功能,紫草配茜草清热凉血、活血解毒,两药合用,凉血活血之功更强,并可化瘀消斑,板蓝根、大青叶清热解毒,丹皮、赤芍清热凉血护阴,土茯苓、生槐花除湿清热解毒,石膏、知母、甘草取其白虎清气分之热,六一散清热利湿,玄参、南北沙参养阴清热,顾护阴液,初诊配以清开灵口服液,热退后改以增液汤并加入茯苓皮以健脾益气利湿。

在治疗过程中,针对儿童的特殊体质,王萍还总结了以下几点经验。①固护脾胃:小儿特点是"肝常有余,脾常不足","易虚易实",脏腑娇嫩,且有的患儿素体脾虚,纳食偏差,在患病之初应用大量西药戕伐胃气,因此往往在初诊即现脾虚之症,脾虚不化水湿,伴见皮肤潮红肿胀,大量脓疱,因此亦加入生白术、茯苓皮、炒薏米、炒扁豆健脾利湿消肿,适当加入焦三仙以消导。②始终注意护阴:吴鞠通《温病条辨》云:"温热,阳邪也,阳盛,伤人之阴也",温邪最易伤津耗液,喻嘉言指出"温病之人邪退而阴气犹存一线者方可得生",故有"留得一分津液,便有一分生机",本病高热劫阴,患者有不同程度的唇红、口干、舌红少苔、脉细数等,故在用药过程中始终加入玄参、南北沙参、石斛、生地等养阴之品,或可重用。③外用药以安抚为主:儿童皮肤稚嫩,吸收迅速,外用药同样可引起不良反应。一来不良刺激可加重病情,引发感染;二则全身应用可不同程度吸收,出现不良反应。因此亦选用温和无刺激无毒药物,以达到安抚及改善不适症状的目的。④重视心理疏导:此型银屑病属皮肤病的重症,患儿在家长的影响下和疾病的折磨下,情绪低落,免疫力下降,要特别注重患儿和家长的心理治疗,培养其战胜疾病的信心,并进行适当的科普宣教,使患儿和家长能达到最大限度的配合。

二、医案荟萃

1. 掌跖脓疱病

患者,女,36岁,初诊日期2003年6月3日。主诉:双手足红斑伴脓疱反复发作6年余。初起皮损较轻,后逐渐加重,红斑面积扩大,脓疱增多。外用激素软膏后症状可缓解,但停用后复发。现症:双手掌及手指、足跖至足跟红斑角化脱屑,在红斑基础上可见簇集性粟粒大小脓疱。舌质红,苔薄黄,脉弦滑。真菌镜检及培养阴性。

[西医诊断]掌跖脓疱病

[辨证]湿热毒盛

[治法]清热解毒除湿

[处方]栀子10g 黄芩10g 蒲公英10g 银花10g 野菊花30g 生地15g 丹皮10g 板蓝根15g 白茅根30g 生薏米15g 苦参10g

水煎服,每日1剂,水煎分2次服。第3煎外洗,每日1~2次,外涂化毒散膏加等量益富清。

2周后复诊,已无新的脓疱,红斑颜色转暗,原方继服。随着症状进一步好转,减银花、白茅根,加入鸡血藤、归尾。外用药调整为5%水杨酸软膏加益富清。随症加减共服药2个月,脓疱消退,掌跖部轻度角化,少许脱屑。随诊半年未见复发。

[按语]掌跖脓疱病是发生于掌跖部位红斑基础上的无菌性脓疱病,皮损常对称分布,红斑基础上可见针尖至粟粒大小的簇集性脓疱。脓疱疹分批出现,慢性经过,周期性发作。目前尚无满意治疗方法。西医的免疫抑制剂、皮质类固醇激素和维甲酸类药物可缓解病情,但副作用大,易复发。中医古籍对本病亦有描述,《医宗金鉴·外科心法要诀·疮》曰:"此证生于指掌之中,形如茱萸,两手相对而生。亦有成簇者,起黄色白脓疱,痒痛无时,破津黄汁水,时好时发,极其疲顽,由风湿客于肌腠而成。"中医有脾主四肢的理论,脾湿内蕴,复感风热毒邪,内外搏结,毒热外发于四肢末端。血热外发为红斑,热毒炽盛则化腐成脓。发作期治以清热凉血解毒除湿为主,虽为无菌性脓疱,仍需加入清热解毒之品,以黄芩、栀子清热燥湿;野菊花、公英、连翘清热解毒,生薏米、生枳壳健脾除湿,白茅根、板蓝根、紫草凉血解毒。缓解期毒热渐消,应注意热久伤阴、血热成瘀、阻于经脉、脾虚存湿等问题,根据各自偏重,分别加入凉血护阴、养血活血、健脾祛湿之药物,延长缓解期,防止复发。

2. 儿童泛发性脓疱性银屑病(一)

患儿,男,10岁,患儿1年前无明显诱因于头部出现鳞屑性斑块,渐及躯干,当地诊为"银屑病",用药(不详)后皮疹完全消退,停药复发。3个月前因发热起脓疱予地塞米松3mg/d无好转,当地某医院诊为"脓疱性银屑病",予阿维A20mg/d,好转后出院。5天前再次出现发热,体温39.2℃,现停服阿维A已3天,2010年5月21日刻诊:周身红斑脓疱,纳寐差,二便可,舌红苔白略花剥,脉数。皮肤科检查:头颈、躯干、四肢弥漫性水肿性红斑,大量脱屑,于双前臂、臀两侧、双大腿后侧均见密集针尖至粟粒大脓疱。

[西医诊断]儿童泛发性脓疱性银屑病
[中医诊断]白疕
[辨证]热毒炽盛

[治法] 清热凉血解毒

[处方] 南沙参 10g　北沙参 10g　生地炭 10g　双花炭 10g　赤芍 6g　紫草 6g　白茅根 15g　土茯苓 10g　炒槐花 10g　牡丹皮 6g　大青叶 6g　生石膏(先煎)15g　知母 6g　六一散 15g

2 剂,水煎服,每日 1 剂。配合清开灵口服液 10mL/次,3 次/d 口服;外用:白凡士林、甘草油混匀外擦,高锰酸钾液洗脓疱处。

二诊:患儿仍高热不退,体温 39.7℃,四肢末端现脓湖,舌暗苔白,脉弦细数,上方加玉竹、玄参继服 7 付。三诊 2010 年 5 月 28 日:热退,周身红斑部分消退,舌红少苔,脉细,去生地炭、双花炭、土茯苓、槐花、石膏、知母、六一散,加玄参、麦冬、花粉、草河车、炒栀子、车前草等,14剂。四诊 2010 年 6 月 11 日:周身红斑基本消退,仍有瘙痒,上方去紫草、草河车,加车前子、马齿苋。五诊 2010 年 7 月 30 日:周身散见 5～6 个暗红斑点,予清热解毒养阴剂回家调养。于同年 8 月来诊,躯干散见数个淡红甲盖大斑片。

[按语] 泛发性脓疱性银屑病(GPP)是银屑病中病情严重的一型,属难治性皮肤病,儿童罕见。西医主要采用抗生素、糖皮质激素、细胞毒药物及阿维 A 类等药物治疗,效果不甚理想,还会发生严重的并发症或毒副反应,对患儿的造血系统、肝肾功能、血脂代谢等都有一定的影响,并且撤药困难,还有报道长期应用阿维 A 类药物可以引起骨骺及韧带的改变,影响患儿生长发育。就诊患儿一般既往治疗复杂,停药后易复发,伴有高热及白细胞的升高。相当于中医的"白疕",又称"松皮癣"、"干癣"、"蛇虱"、"白壳疮"等。《外科大成·卷四》中有"白疕肤如疹疥,色白而痒,搔起白疕,俗称蛇虱。由风邪客于皮肤,血燥不能荣养所致。"本例患者周身红斑脓疱,舌红苔白略花剥,脉数。此为热毒炽盛入血,方中生地炭、双花炭能入血分,清血分之毒热,又能养阴护心,紫草配茜草清热凉血、活血解毒,两药合用,凉血活血之功更强,并可化瘀消斑,板蓝根、大青叶清热解毒,牡丹皮、赤芍清热凉血护阴,土茯苓、生槐花除湿清热解毒,石膏、知母、甘草取其白虎清气分之热,六一散清热利湿,玄参、南北沙参养阴清热,顾护阴液,初诊配以清开灵口服液,热退后改为增液汤并加入茯苓皮以健脾益气利湿。

3. 儿童泛发性脓疱性银屑病(二)

患儿,男,2岁8个月,患儿出生15天颈部及双侧腹股沟起小脓疱,2天后出现红斑,体温达39℃以上,当地给予抗生素、丙种球蛋白加强支持治疗,病情好转。其后病情反复难以控制。刻诊:高热,全身弥漫潮红肿胀、密集脓疱,双下肢浮肿,浅表淋巴结肿大,舌红,苔白,脉细数。

[西医诊断]儿童泛发性脓疱性银屑病

[中医诊断]白疕

[辨证]热毒壅盛

[治法]清泄热毒

[处方]知母6g 双花炭6g 生地炭10g 生石膏10g(先煎) 蒲公英6g 野菊花6g 板蓝根6g 黄芩3g 生白术3g 茯苓皮6g 牡丹皮3g 赤芍3g

7剂,水煎服,每日1剂。羚羊粉1/4支/次,2次/天,冲服,共2天;清开灵口服液3ml/次,3次/d,共1周。外用:白凡士林外擦,高锰酸钾液淋洗脓疱处。

二诊:脓疱减少,双下肢仍肿胀,体温38~39.6℃,纳差。处方:生白术3g,炒薏苡仁10g,炒扁豆6g,焦三仙15g,双花6g,野菊花6g,槐花6g,草河车6g,白鲜皮6g,生地6g,赤芍6g,牡丹皮3g,茯苓皮6g,炙甘草6g,14剂。

三诊:服药1周后体温减至37.2~37.5℃,2周后体温正常。全身皮肤潮红、脱屑,舌淡红,苔薄白,脉细。上方赤芍6g改为赤芍3g,白芍3g,炙甘草6g改为3g,7剂后皮疹基本消退,上方改为2天1剂巩固,共1周。

四诊:间断低热,体温37.4℃,额、躯干、臀、双下肢起少许针头大小脓疱,腹部明显,继服第三诊处方3天后随访(治疗9个月时)全身大部分皮肤正常。偶有小复发。

[按语]在急性期主以清热解毒凉血为主,佐以护阴,配以消导,在高热阶段配合口服羚羊角粉、清开灵口服液以退热加强清热凉血解毒之力,外用配合淋洗,药膏以安抚为主。该患儿高热,故加入羚羊粉以

清心肝经热与清开灵共达退热之功。因患儿较小,脾胃虚弱,小儿特点是"肝常有余,脾常不足","易虚易实",佐以健脾和消导药;热退后以清脾扶正为主,佐以解毒之法。初诊即加入生白术、茯苓皮健脾利湿消肿,并在复诊中加入消导药。

4. 儿童泛发性脓疱性银屑病(三)

患儿,男,10岁,患儿1年前无明显诱因背部起红斑脱屑并渐出现脓疱,进行性加重扩延伴发热,当地诊为"脓疱性银屑病",经抗炎治疗无效,当地医院先后予"地塞米松、甲泼尼龙、新体卡松、雷公藤多甙、维胺酯胶囊、环孢素A、复方甘草酸苷、丙种球蛋白"等,应用最大量为"甲泼尼龙40mg/次,1次/d,新体卡松10mg/次,3次/d,环孢素A 50mg/次,2次/d",皮疹大部分消退。入院时甲泼尼龙12mg/次,2次/d;新体卡松10mg/次,1次/d;环孢素A 50mg/次,2次/d;复方甘草酸苷50mg/次,2次/d。2009年6月8日刻诊:周身红斑,少量脓疱,伴痒,纳可眠欠安,二便调,舌红花剥苔,脉缓。皮肤科检查:躯干、双下肢大片淡红色浸润性斑片,上覆少量银白色细碎鳞屑,胸背部多发粟粒大脓疱,全身皮肤大多呈萎缩、毛细血管扩张、色素沉着等皮肤异色症样改变。

[西医诊断]儿童泛发性脓疱性银屑病

[中医诊断]白疕

[辨证]热毒阴伤

[治法]清热解毒护阴

[处方]南沙参10g 北沙参10g 石斛6g 玄参10g 生地10g 赤芍10g 金银花10g 蒲公英10g 板蓝根10g 草河车10g 薏苡仁10g 土茯苓10g

水煎服,每日1剂。

西药按原量继服,第2天停环孢素A、复方甘草酸苷,脓疱呈增多趋势,将生地、金银花改为炭剂,加焦山楂、焦谷芽,1周后减甲泼尼龙为24mg、20mg交替晨起顿服,期间加入水牛角、羚羊角、紫草、白茅根、茜草、淡竹叶等清营凉血解毒之品,出院时甲泼尼龙8mg/次,1次/天;泼尼松15mg/次,1次/天;新体卡松10mg/次,3次/天,周身见淡红斑,少量脓疱。后继续在门诊服药并渐减激素用量,初以养阴清热、凉血解毒并兼顾脾胃为原则,以下方为基础方进行加减:南沙参6g,北沙参6g,石斛6g,玄参6g,生地10g,丹参6g,连翘6g,蒲公英5g,紫草10g,茜草10g,白茅根15g,至2009年10月21日停新体卡松,服用中药期间间断服用益气生津、凉血活血等中成药,渐减泼尼松量至2009年12月底停用,于2010年4月停服甲泼尼龙,周身皮疹消退。经随访(治疗13个月时)周身皮肤正常,唯双手拇指甲板萎缩,下偶有少量脓点。

[按语] 王萍认为治疗不宜操之过急,GPP往往来势凶猛,若与其针锋相对,则两败俱伤,变证蜂起,"让其燃一燃",往往其邪势渐退,病症平复。不主张应用糖皮质激素、免疫抑制剂及维甲酸类,既往应用糖皮质激素较久者,不可骤然停药,应在服用中药的基础上缓慢减量,并注意观察病情变化。对于个别重症,必要时权衡利弊,可少量酌情使用。中医认为小儿脏腑娇嫩,形气未充,主张用药轻灵,顾护脾胃,注意养阴。在急性期以清热解毒凉血为主,佐以护阴,配以消导,其效甚速。

5. 寻常型银屑病

患者,女,8岁。感冒后头皮、四肢、躯干起红斑、脱屑,伴轻度瘙痒;纳食可,二便调。现症:头皮、躯干、四肢可见甲盖至钱币大小淡红斑片,上覆银白干燥鳞屑,剥除鳞屑可见薄膜现象及点状出血,指、趾甲未见损害。舌质淡红,舌体略胖,舌苔白,脉细。

[西医诊断] 寻常型银屑病

[中医诊断] 白疕

[辨证] 脾虚血燥

[治法] 健脾解毒,养血润燥

[处方] 白术6g　茯苓6g　生薏苡仁10g　鸡血藤6g　赤芍6g　丹皮6g　白鲜皮10g　板蓝根10g　金银花10g　连翘6g

水煎服,每日1剂。皮损外用芩柏软膏。

2周后皮损色淡暗,变薄,鳞屑减少。前方加用丹参6g,外用药改为2.5%水杨酸软膏。继续治疗2周,皮损大部分消退,留色素减退斑。

［按语］脾胃为后天之本，主受纳、腐熟、运化水谷精微，而人体出生后所需要的营养物质，均赖脾胃化生的水谷精微供养，故称脾胃为"气血生化之源"。本例患者饮食失节，损伤脾胃，气血生化无源，皮肤失其濡养，加之外受风热毒邪，发于肌肤而致本病。脾虚血燥故见银白干燥鳞屑，伴瘙痒。舌质淡红，舌体略胖，舌苔白，脉细亦为脾虚血燥之象。方用白术、茯苓、生薏苡仁健脾，板蓝根、金银花、连翘解毒，鸡血藤、丹参养血活血润燥，白鲜皮散风止痒，赤芍、丹皮凉血消斑。全方共奏健脾解毒、养血润燥之功。银屑病是皮肤科常见疾病，病因不清，易反复发作，给患者身心带来极大痛苦。中医多将银屑病分为血热、血燥、血瘀等证论治，疗效较好。但有些患者，尤其小儿具有"脏腑娇嫩，形气未充"和"脾常不足"等生理、病理特点，不能一味凉血，以免寒凉太过，更损脾胃。

6. 慢性荨麻疹（一）

刘某，女，45岁，全身反复起疹3年。患者3年前无明显诱因，自觉皮肤瘙痒，起大片红疹，数小时后可自然消退，但易反复发作，时起时落，时隐时现，迁延不断，以每日傍晚为著，夜重晨轻。口服多种抗组胺药物及糖皮质激素类药物，可暂时缓解，但很快即复发。瘙痒较著，影响睡眠及工作，自觉乏力，便溏，食纳尚可。诊查：躯干四肢散布多数大小不等的淡红色风团，部分皮损可见抓痕血痂。舌质淡红，苔白腻，舌体胖，有齿痕，脉浮滑。

［西医诊断］荨麻疹

［中医诊断］瘾疹

［辨证］风湿郁表

［治法］健脾除湿，疏风和血

［处方］地骨皮15g 五加皮10g 桑白皮15g 干姜皮6g 大腹皮10g 白鲜皮30g 牡丹皮15g 茯苓皮15g 冬瓜皮15g 扁豆皮10g 川槿皮6g

14剂，水煎服，每日1剂。

二诊：服药14剂，皮肤瘙痒明显减轻，偶尔痒，抓后起小片红色风团。再服14剂，症状继续缓解。又服14剂，症状全消，临床治愈。

［按语］荨麻疹中医称之为"瘾疹"，临床表现为局限性风团，骤然发生，很快消退，愈后不留痕迹，有剧烈瘙痒及烧灼感。急性荨麻疹多因禀赋不受，又食鱼虾等荤腥动风或不新鲜食物；或因饮食失节，胃肠食滞，饮酒过量，复感风寒、风热之邪；或七情内伤，营卫失和，卫外不固，汗出当风，风邪郁于皮毛腠理之间而发病。慢性荨麻疹多因情志不遂，肝郁不舒，郁久化热，伤及阴液，或因有慢性疾病，平素体弱，阴血不足，阴虚内热，血虚生风，或产后受风；或因皮疹反复发作，经久不愈，气血损耗，加之风邪外袭，以致内不得疏泄，外不得透达，郁于皮肤腠理之间，邪正相搏而发病。本病初发多属实证，久病则多为虚证，而风邪是本病的主要外因。"风为百病之长，善行而数变"。风寒相合而为风寒之邪，风热相合而为风热之邪，二者又可互相转化。因此治疗当以祛风为主，并根据挟寒、挟热不同，酌用清热或散寒之法。本病日久则多属虚证，应配以益气养血之法。方中五加皮辛能散风，温能除寒、苦能燥湿；配干姜皮除风湿散寒行气；桑白皮除肺热消肿利水；白鲜皮、丹皮、地骨皮清热凉血；冬瓜皮、茯苓皮、大腹皮、扁豆皮可利水消肿除湿；川槿皮清热杀虫止痒。如新感寒邪可重用干姜皮；热邪较重可重用桑白皮、地骨皮、牡丹皮；湿邪较重可重用冬瓜皮、茯苓皮、大腹皮、扁豆皮；风邪较重可重用五加皮、白鲜皮、防风。

7. 慢性荨麻疹（二）

患者，男，58岁。受凉后，身起红斑、风团，伴瘙痒，时起时消，发无定处。经服开瑞坦、维生素C等有效，但停药即反复。无发热、关节痛、恶心、憋气等。伴倦怠乏力、畏风冷、纳呆、便溏。现症：躯干、四肢散在形状不规则，大小不等之淡红或白色风团及淡红斑片。舌质淡，舌体胖，舌苔白腻，脉细。

［西医诊断］慢性荨麻疹

［中医诊断］瘾疹

［辨证］脾虚湿滞，外受风邪

［治法］健脾固表，散风除湿

［处方］黄芪20g　白术10g　防风10g　干姜皮6g　大腹皮15g　赤苓皮15g　地骨皮15g　粉丹皮15g　桑白皮15g　浮萍10g　白鲜

皮 15g　乌梅 6g

7剂,水煎服,每日1剂。

1周后新发皮损明显减少,继续治疗1周,未再反复。

[按语]气是维持人体生命活动的最基本物质。在气的生成过程中,脾胃的运化功能是不可忽视的。《灵枢·本藏》云:"卫气者,所以温分肉,充皮肤,肥腠理,司开合者也。"若卫表不固,腠理开合失司,风邪乘虚而入,可导致慢性荨麻疹等的发生。本例患者脾胃不足,卫表不固,水湿不化,兼感风邪,发于肌肤而致本病。脾胃虚弱,故见纳呆、便溏、乏力;卫表不固,故见畏风冷;外受风邪,故见皮损发无定处,瘙痒无休;舌质淡、舌体胖、舌苔白腻、脉细亦为脾虚之象。方中黄芪、白术健脾益气固表,干姜皮、大腹皮、赤苓皮健脾除湿,地骨皮、粉丹皮、桑白皮、白鲜皮清热凉血,防风、浮萍祛风除湿,全方共奏健脾固表、散风除湿之功。

8. 寻常型天疱疮

患者,男,40岁。无明显诱因上胸部出现水疱,伴瘙痒,搔之易破,破后自觉疼痛,自服皮肤病血毒丸等中成药治疗,效果不显。皮疹渐增多,纳呆,大便时溏,夜寐不安。发病以来无口腔溃疡,无发热等。现症:上胸部于外观正常皮肤或淡红斑基础上,见绿豆至花生大小水疱,疱壁薄而松弛,疱液清,部分疱破露出糜烂面或结痂,尼氏征(+)。口腔黏膜未见损害。舌质红,舌苔白腻,脉细滑。皮肤组织病理:符合寻常型天疱疮。

[西医诊断]寻常型天疱疮

[中医诊断]天疱疮

[辨证]心火脾湿

[治法]健脾除湿,清心解毒。

[处方]茯苓10g　白术10g　枳壳10g　冬瓜皮15g　茵陈20g　泽泻15g　蒲公英15g　板蓝根15g　草河车15g　竹叶6g　生地10g　白花蛇舌草15g

水煎服,每日1剂。加服强的松片40mg/日,局部以庆大霉素、生理盐水、无菌纱布清疮贴敷。

2周后,未再出现新发水疱,原有水疱、糜烂逐渐干燥结痂。出院后于门诊按期复诊,激素逐渐减量。

[按语] 寻常型天疱疮是天疱疮中最常见的一型,多累及中年人,儿童罕见。好发于口腔、胸、背、头颈部,严重者可泛发全身。典型皮损为外观正常的皮肤上发生的水疱、大疱,或在红斑基础上出现的浆液性大疱,疱壁薄,尼氏征阳性,易破溃,渗液较多,可结痂。相当于中医"天疱疮",《内经》有云:"诸湿肿满,皆属于脾。"脾主运化水液。脾虚则运化失司,水湿停滞,发于皮肤而致病。本例患者饮食失节,损伤脾胃,水湿内停,加之心火内盛,外越肌肤而致本病。心火脾湿故见水疱、红斑;热扰心神,故夜寐不安;脾虚湿蕴,运化传导失司,故便溏、纳呆;舌红、苔白腻,脉细滑亦为心火脾湿之象。方用茯苓、白术、枳壳健脾除湿,冬瓜皮、茵陈、泽泻加强除湿之力;蒲公英、板蓝根、草河车、白花蛇舌草清热解毒;竹叶、生地清心;全方共奏清心健脾、解毒除湿之功。天疱疮是皮肤科危重疾患,对患者健康威胁很大,病因不清,治疗时间长,倾向复发,预后不良。首选皮质类固醇激素治疗,加用中药,使用较小剂量激素即可控制病情,对长期治疗起到积极作用。

9. 过敏性紫癜

患者,男,38岁。无明显诱因双小腿出现出血点,无明显自觉症状,在外院诊为"过敏性紫癜",给予内服开瑞坦、维生素C、芦丁片、阿莫西林胶囊等治疗,皮损消退,但劳累后反复;伴乏力,纳食不香,二便可。现症:双小腿伸侧少量淡紫红或黄红色针头大斑点,压之不褪色。舌质淡,舌体胖,舌苔白,脉细。

[西医诊断] 过敏性紫癜

[中医诊断] 葡萄疫

[辨证] 脾虚不摄

[治法] 健脾益气、凉血止血。

[处方] 黄芪20g 党参10g 茯苓10g 白术10g 丹皮10g 茅根15g 赤芍15g 紫草10g 生地炭15g 地榆炭10g 丹参10g 板蓝根30g

14剂,水煎服,每日1剂。

2周后,皮损基本消退,新发皮损减少。前方减茅根、紫草,加当归10g、白芍10g。继续治疗2周,未再出现新发皮损。

[按语]过敏性紫癜,又称亨-许紫癜,是一种过敏性毛细血管和细小血管炎,其特征为非血小板减少性紫癜,可伴有关节痛、腹痛和肾脏的改变。病因复杂,细菌、病毒、药物等均可促使发病,恶性肿瘤和自身免疫性疾病亦可导致本病。本病多累及儿童和青少年,男性多于女性,好发于下肢,以小腿伸侧为主,重者可波及上肢、躯干。相当于中医的"葡萄疫",《外科正宗·葡萄疫》记载:"葡萄疫,其患多生小儿,感受四时不正之气,郁于皮肤不散,结成大小青紫斑点,色若葡萄。"其病因有虚实两端,风热毒邪侵袭,郁于皮肤脉络,热迫血行,溢于脉外而成紫斑;脾主统血,若脾气虚,统摄无权,血溢脉外,则可出现皮下出血。本例患者脾胃虚弱,中气不足,气虚不摄,血不归经,外溢而致本病。中气不足,故见乏力,纳食不香,劳累后病情加重;舌质淡,舌体胖,舌苔白,脉细亦为脾虚之象。方中黄芪、党参、白术、茯苓补中益气,丹皮、茅根、赤芍、紫草、生地炭、地榆炭凉血止血,丹参养血活血,当归、白芍养血和血,板蓝根清热解毒。全方共奏健脾益气、凉血止血之功。中医治疗过敏性紫癜,多以血热或脾气虚辨证,疗效较好,复发较少,避免了使用激素的毒副作用。

10. 皮肤结节病(一)

郭某某,男,49岁,干部。患者于10年前发现左耳后及背部起米粒大小的疙瘩,无特殊不适感,以后皮损缓慢发展在身体其他部位也发现类似皮损。曾到某医院2次组织病理检查,均诊断为"肉样瘤"病。曾用抗结核药及皮质激素治疗,均无明显效果。自述皮疹冬重夏轻,一直未治愈过。既往10年前曾有结核病史,经异烟肼治疗1年而愈。否认其他慢性病史,家族中无同样患者。检查:发育营养尚可,身体瘦弱,神清合作。心肺(一),肝脾未触及,腋下淋巴结可触及,但无压痛。全身遍布散在高粱至黄豆大小的小结节,摸之柔软,皮损中央呈凹陷状,很表浅,与皮肤颜色一致,略呈浅黄色,表面发亮似有光泽。皮疹以四肢伸侧较多。无自觉症状,舌苔白厚腻,脉象沉缓。化验:血红蛋白140g/L,白细胞:8.6×10^9/L,N:0.59,L:0.40,M:0.01。尿(一),胆固醇正常范围。X线胸片:右上肺少许陈旧性结核灶,结核菌素试验阳性(1∶1000),1∶10000阴性。组织病理:表皮轻度角化过度,基底细胞黑色素轻度增多,真皮中层可见多数散在的以上皮样细胞浸润为主的团块状结节,周围有散在的淋巴细胞浸润。并可见少数朗格汉斯细胞与异物巨细胞。病理诊断为结节病。

[西医诊断]皮肤结节病

[中医辨证]气血瘀结,脾虚湿盛

[治法]行气活血,健脾除湿

[处方]鬼箭羽15g　红花10g　丹参15g　三棱10g　莪术10g　夏枯草15g 等

水煎服,每日1剂。

服20剂后效果不明显,后根据患者有肢体沉重、无力,舌苔厚腻,脉象沉缓的主症,进一步辨证为气血瘀结,主要是因为脾虚蕴湿不化所致,故重点加用健脾除湿的中药,再配以活血化瘀软坚,药用:山药15g,扁豆10g,芡实10g,薏米30g,土茯苓30g,萆薢15g,莪术10g,丹参15g,鬼箭羽15g,夏枯草15g,白术10g,当归10g。共服21剂,皮疹有明显消退,后根据病人情况,久病必虚,尚有气血不足之象,加以黄芪15g、黄精15g、白芍15g 以养血益气。又服28剂,皮疹完全消退。继以人参健脾丸、活血消炎丸调理,巩固疗效。追踪2年未见复发。

[按语]结节病又称类肉瘤。也称 Boeck 肉样瘤、Besnier-Boeck-Sehaumann病。本病是 Hutchinson 于1869年首先报道。病因尚不十分清楚,目前认为,可能是由感染、化学刺激等各种因素,通过免疫学机制引起的一种特殊类型的组织学反应。也有认为是与T细胞免疫功能低下有关。结节病可以发生在全身的任何部位。侵犯皮肤的并不少见,约占20%～35%不等,表现呈多种类型,多见的为丘疹、小结节、斑块、环状、大结节等。但常以一种类型皮疹出现,可掺杂其他形态皮疹。除此外也常侵犯肺部,多为双侧大片状病变,也可见点状或条索状的稠密阴影。本病治疗比较困难,尚无特效疗法,西医主张用皮质类固醇激素及免疫抑制剂,对控制炎症反应有一定的作用,但效果多不理想,而采用中医辨证施治法则治疗的几例均获得良好的效果。该患者

初诊时,单纯从皮损着眼,认为有形的结节,不痛不痒,皮色不变,辨证为气血瘀结于皮所致,故主要给予活血化瘀软坚的中药,效果不理想,服用3周后皮损毫无变化。再审其证,患者四肢沉重,腰腿酸软无力,脉象沉缓,舌苔白厚腻。从病的根本看,应属于脾虚蕴湿不化,而致气血瘀结。故而单纯活血化瘀不能取得疗效,而后投以健脾除湿加活血化瘀的方药则开始取效。

11. 皮肤结节病(二)

辛某某,男,50岁,干部。病史:患者于2年前冬季自觉颈后左侧不适,触之有小疙瘩,以后皮疹扩大,逐渐融合成弧状,发展缓慢。一年后发展至左侧肩背部。近2个月来,皮疹数目增多,肩背左侧、股部较明显,躯干也有类似皮疹。曾到某医院治疗,诊断不明。内服及外用皮质激素,效果不明显,遂来我院就诊。既往体健,否认有结核病史,家族中无同病患者。检查:发育营养中等,神清合作,心肺(一),肝脾未触及,全身淋巴结不肿大,颈后左侧皮肤有3块弧形皮损,边缘隆起略发亮,呈正常皮色,中间凹陷,肩背部有多块瓜子大小的斑块,中心凹陷,表面有光泽,部分皮损相互融合,呈环状,境界清楚,躯干及左侧股部也有少数类似皮损。舌质淡红,苔白腻,脉象沉缓。化验:血红蛋白100g/L,白细胞:8.9×10^9/L,N:0.65,L:0.35,尿(一)。胸透未见实质性病变。组织病理:表皮角化过度,真皮上层及中层见多数以上皮样细胞为主的结节,掺杂有淋巴细胞,并可见有异物巨细胞反应,胶原纤维轻度增生,病理诊断结节病。

[西医诊断]皮肤结节病

[中医辨证]脾虚湿蕴,气血凝结

[治法]健脾除湿,活血软坚

[处方]白术10g 茯苓15g 薏米30g 枳壳10g 草薢15g 土茯苓30g 鬼箭羽15g 桃红10g 赤芍10g 三棱10g 莪术10g 夏枯草15g 土贝母10g

15剂,水煎服,每日1剂。

服上药15剂,皮疹开始变薄,继续前方加丹参15g服到40剂,皮疹明显消退,继续服至60剂时,后背及股部皮损全部消退,颈部皮损仍有轻度隆起,但较前明显变薄,继续服药到70剂,所有皮损全部消退。继续观察1年未见复发。

[按语]该例患者确诊为结节病,经激素治疗后效果不明显,皮损呈正常皮色,中间凹陷,舌质淡红,苔白腻,脉象沉缓。中医辨证当属脾虚湿蕴,气血凝结,开始即用白术、茯苓、薏米、萆薢、土茯苓健脾除湿,并加鬼箭羽、桃红、赤芍、三棱、莪术活血化瘀,配伍贝母、夏枯草软坚,很快取得疗效。说明中医治病必须从整体出发宏观辨证,标本兼治才能取得效果。病例10的皮肤结节病患者开始服20剂中药皮疹毫无变化,后来服至79剂才达痊愈。而本例患者开始服药15剂就见效,服药70剂痊愈。因此,应该认识到皮肤病虽然表现在皮肤上,但是其根本与人体内在联系很密切,所以中医治病必须重视整体辨证,才能取得更好的疗效。

参 考 资 料

1. 杨岚,王萍. 逍遥散加减在皮肤科的应用[J]. 中华中医药杂志,2005,20(11):704

2. 周冬梅,王萍. 调理脾胃在皮肤病治疗中的应用[J]. 北京中医,2007,4,26(4):240～242

3. 陈潍,张广中,周冬梅,王萍. 王萍教授中药治疗儿童泛发性脓疱性银屑病3例[J]. 中国中西医结合皮肤性病学杂志,2011,10(4):234～235

4. 李萍,王莒生,赵京霞,王萍,刘欣,张广中,周冬梅. 银屑病"血分蕴毒"病机解析[J]. 首都医科大学学报,2009,30(4):413～416

5. 姜春燕,王莒生,邓丙戌,等. 银屑病中医证候的时相性研究[J]. 首都医科大学学报,2006,165～167

6. 李光宇,王萍. 痤疮的中医治疗进展[J]. 北京中医,2006,25(12):756～758

7. 张凡,王萍,张志礼等. 金菊香煎剂治疗女性寻常性痤疮临床观察及血清睾酮检测[J]. 中国皮肤性病学杂志,2001,15(1):48～49

8. 王萍,张广中,王禾,等. 养阴益气解毒法治疗系统性红斑狼疮探讨[J]. 中国中西医结合皮肤性病学杂志,2003,2(2):79～82

9. 王萍,段岚华,李永宽,张志礼. 中药治疗毛发红糠疹12例[J]. 中华皮肤科杂

志,1996,8,29(4):997~1000

10. 王萍,李伟凡,谢树兰. 中药蒸发罨包法外治湿疹21例临床分析[J]. 中国医药学报,2002,17(1):63

11. 马一兵,孙丽蕴,王萍,等. 健脾润肤汤联合外用甘草油治疗特应性皮炎脾虚血燥证临床观察[J]. 北京中医,2010,9,29(9):680~681

12. 王禾,王萍,邓丙戌. 中西医结合治疗天疱疮和类天疱疮120例分析[J]. 中国中西医结合皮肤性病学杂志,2007,6(3):154~156

13. 王莒生,李萍,王萍,等. 银屑病"血分蕴毒"病机解析[C]. 第五届全国免疫学术会议论文汇编:146~149

14. 周冬梅,王萍,姜春燕,等. 从血论治寻常型银屑病的临床疗效观察[J]. 北京中医药,2009,6,28(6):435~437

15. 徐佳,张苍,王萍. 复方芩柏软膏治疗进行期银屑病的临床观察和动物实验研究[C]. 中医美容(2008年中华中医药学会中医美容分会学术年会论文集):17~21

16. 王禾,王萍,陈凯. 辨证治疗掌跖脓疱病18例[J]. 北京中医,2004,8,23(4):223~224

17. 张广中,王萍,蔡念宁,等. 系统性红斑狼疮中医、中西医结合治疗概况[J]. 中华中医药杂志,2005,20(1):55~56

18. 张志礼,张凡,王萍. 红斑狼疮中西医结合治疗概况[J]. 中国医刊,1999,34,(6):10~13

19. 黄精华,陈晴燕,杨薇等. 阿维A胶囊治疗银屑病临床疗效分析[J]. 中华皮肤科杂志,2001,34(6):476

20. 孙丽蕴,王萍,张广中. 应用赵炳南教授"多皮饮"治疗慢性荨麻疹临床验证[C]. 中华中医药学会皮肤科分会第6次学术年会继赵炳南学术思想研讨会论文集,166~167

21. 王萍,张志礼. 皮肤结节病2例报道[J]. 北京中医,2001(1):51~52

22. 张广中,李源丽,陈凯,等. 养阴益气解毒方对系统性红斑狼疮的干预研究[J]. 中华中医药杂志,2009,6,24,(6):731~735

23. 王禾,王萍,陈凯. 辨证治疗掌跖脓疱病18例[J]. 北京中医,2004,23(4):223~224

(赵羚妤　王晓旭　刘昱旻)

特需诊 周德瑛

周德瑛,毕业于北京中医学院中医系,分配于东直门医院皮肤科,1986年晋升为主治医师,1993年晋升为副主任医师。1991年师从全国著名中医皮科专家金起凤教授,1994年经考核准予结业,1999年调至东方医院皮肤科工作,2001年晋升为主任医师。擅长运用中医中药治疗:银屑病、湿疹、荨麻疹、带状疱疹、痤疮、过敏性皮炎、脱发等病种,以及运用中西医结合的方法治疗:红斑狼疮、红皮病、过敏性紫癜、结节性红斑等疑难杂症。先后发表了学术论文《益气扶正、标本兼顾法治疗皮肤病的临床应用》、《金起凤教授治疗皮肤病辨证论治经验》、《自拟羽龙消风散加减治疗慢性荨麻疹46例临床观察》、《龙蚤清渗汤治疗急性湿疹86例临床观察》、《柴芩消痤汤治疗寻常痤疮82例》、《脏腑辨证治疗银屑病经验》,以及《加味消银解毒汤治疗复发性银屑病寻常型阴虚血热证48例临床观察》、《舌诊在银屑病中医辨证中的应用》等学术论文。主编了《中医皮肤病学》,并参加了《常见病最新疗法》、《中医美容学》等刊物的编写。

一、医论医话

1. 脏腑辨证

中医学认为,皮肤病虽形于外而根于内、虽发于外而源于内,皮肤病变与五脏六腑有着密切的联系。周德瑛在多年的临床中以脏腑辨证治疗银屑病,取得满意疗效。她主张治疗银屑病不能拘泥于皮损辨证,应重视四诊八纲,洞察病机,整体辨证,治疗方能得心应手,事半功倍。

(1)从肺论治:清·叶天士提出,"温邪上受,首先犯肺"。周德瑛观察到,银屑病患者早期呈点滴状斑片,散在全身。大部分患者在发病前有外感风热,或外感风寒化热之病史,不但全身起红色皮疹,且有咽干、咽喉肿痛,舌红苔黄之风热犯肺证候。因肺上通于喉,故外感风热则咽喉肿痛。经气归于肺,肺朝百脉,经气输于皮毛,故皮肤散发鲜红斑片丘疹。治以辛凉透表,清热利咽法。方药常用银翘散加减:金银花、连翘、板蓝根、山豆根、玄参、赤芍、生地、蝉蜕、牛蒡子、生甘草。方中金银花、连翘、牛蒡子、蝉蜕疏风清热;金银花、连翘、山豆根、板蓝根清热解毒,消肿利咽;玄参、赤芍、生地凉血解毒,利咽消肿;生甘草和药解毒。若表证已解,发热口渴,脉洪大加生石膏、天花粉;咽喉肿痛明显加白花蛇舌草、半枝莲;腹胀纳呆加陈皮、鸡内金。通过该法治疗患者不但皮损很快消退,而且咽红肿痛得以缓解。

(2)从心论治:"病机十九条"指出,"诸痛痒疮,皆属于心"。"心"乃"火"之讹,周德瑛认为其意为一切疼痛瘙痒及疡疮性皮肤病大都是由火热引起。银屑病进行期患者皮肤泛发鲜红斑片,覆以白屑,瘙痒明显。且伴有口干喜饮、心中烦热、溲赤便干,舌红赤苔黄、脉滑数等心火亢盛的证候。心为火脏,心主火,而络脉盛色变,营血运行于脉络之中,受体内蕴热的影响,充斥脉络。皮肤为脉络分布,故皮疹呈现鲜红色斑片。血热生风,风盛则燥,故起白屑。治以清热解毒、凉血祛风为法,予犀角地黄汤加减:水牛角片、丹皮、生地、赤芍、金银花、紫草、生槐花、蚤休、淡竹叶、生甘草。方中水牛角片、丹皮、生地、赤芍、紫草、生槐花清心凉血;金银花、蚤休凉血解毒;淡竹叶清心除烦;生甘草解毒和药。咽喉肿痛加玄参、麦冬、板蓝根;大便燥结加酒大黄;高热加羚羊角粉或紫雪散分冲;皮肤肿胀伴脓疱加薏苡仁、泽泻、生白术健脾化湿,加土茯苓除湿解毒。通过治疗皮疹很快变淡,逐渐消退,而且心烦口干、溲赤便干症状缓解。另外,在性病后综合征类疾病中,可见到心脾两虚证的患者,周德瑛发现常可表现为食欲不佳,疲乏无力,小腹隐痛,心悸,自汗,面色苍白,排尿不适,厌恶过性生活。舌淡,苔白,脉虚。治宜益气养血、调理心脾,方用归脾汤加减:当归10g、川芎10g、党参10g、赤芍10g、黄芪10g、白术10g、茯苓20g、酸枣仁30g、百合30g、珍珠母30g、煅龙牡各30g。疗效显著。

(3)从肝论治:王清任云:"无形之气不可聚结,聚结者有形之血也。"周德瑛认为银屑病患者病程长久,反复发作的情况下,皮疹呈现暗红斑块、浸润、鳞屑干燥,乃为气郁化火,日久灼热成瘀。中医辨证为气血瘀滞,热毒久羁。治法常以活血化瘀,清解余毒为主。《血证论》云:"以肝属木,木气冲和调达,不致遏郁,则血脉通畅。"患者久治不愈,多有情志不畅,其肝郁气滞,热毒互结。治以疏肝行气、活血解毒为法。予血府逐瘀汤加减:柴胡、青陈皮、八月札、当归、川芎、赤芍、白芍、川牛膝、夏枯草、半枝莲、虎杖、全蝎、甘草等。方中柴胡、青皮、陈皮、八月札疏肝而理气;赤白芍、当归、川芎、川牛膝活血养血润燥;夏枯草、半枝莲、虎杖清热解毒;全蝎息风止痒。咽干唇燥,舌红少苔加花粉、玄参;腹胀便溏加白术、厚朴、泽泻。患者通过治疗皮疹逐渐变薄,且气血平和,心情舒畅。此外,性病后综合征中有一类肝胆湿热型,周德瑛认为多表现为:自觉阴部潮湿、灼热、瘙痒,会阴部胀满不适,小便黄,大便黏滞不爽,舌红,苔黄腻,脉滑数。治宜清泻肝胆湿热,方用龙胆泻肝汤加减:龙胆草10g、黄芩10g、苦参10g、泽泻10g、车前子10g、木通10g、当归10g、、生地10g、萹蓄10g、瞿麦10g、土茯苓30g。其坚持认为清肝泻火、理气化瘀是治疗带状疱疹的有效疗法之一,带状疱疹多发于躯干一侧,大部病人有针刺样疼痛,皮疹多为红色丘疱疹,呈带状分布,此病多由急躁易怒,情志内伤,肝气郁结,郁久化火,窜扰脉络,气壅血瘀所致,大多病人属肝胆火炽,肝气郁结,络阻血瘀之病机,法循清肝泻火、化瘀解毒。自拟"清肝消带汤"主治,以柴胡、龙胆草、黄芩、丹皮、山栀、香附、川楝子、元胡、乳没药、蜈蚣组方。方中柴胡、龙胆草、黄芩、山栀、丹皮泻肝清火,凉血解毒;香附、川楝子、元胡、乳没疏肝理气,散瘀止痛;更用蜈蚣解毒消肿,定痉化瘀止痛。如痛剧、壮热加生石膏、石决明、全虫、钩藤以平肝清火、息风镇痛;如皮疹渗液多则加茵陈、生薏仁、车前子清热利湿,老年病人皮疹消退后仍疼痛不止者,则加当归、白芍、甘草养血柔肝、酸甘化阴,缓急止痛。此法对于带状疱疹的治疗可达到良好效果。

（4）从脾论治:脾为后天之本,气血生化之源。脾虚则脾失健运,气血生化无源。气虚则无力抗邪,邪毒久羁,缠绵难愈。周德瑛强调银屑病反复发作,皮疹呈现淡红斑片,干燥脱屑患者,多伴气短乏力,腹胀便溏,多为久病伐伤正气或气虚之体,感受毒邪。因气虚无力抗邪外出,故经久不愈。辨证为本虚标实,气血亏损,邪毒久羁。治以扶正祛邪、益气养血、清解毒热为法。方用参苓白术散加减:太子参、白术、茯苓、甘草、当归、赤芍、白芍、制何首乌、半枝莲、虎杖、金银花、全蝎。方中太子参、白术、茯苓、甘草健脾益气;当归、赤芍、白芍、制何首乌养血润肤;半枝莲、虎杖、金银花清热解毒;全蝎息风止痒。气短乏力明显则加黄芪;纳少腹胀加陈皮、厚朴;皮疹肥厚加八月札、莪术。通过治疗患者不但皮疹逐渐消退,而且气短乏力症状明显改善。在特应性皮炎的治疗中,周德瑛也特别注意从脾论治的角度考虑立法。特应性皮炎又称异位性皮炎、遗传过敏性皮炎,患者往往有家族性过敏史或合并有哮喘、过敏性鼻炎、荨麻疹等过敏性疾患。此类患者常自幼发病,对牛奶、虾蟹等异体蛋白敏感,亦可出现血中嗜酸性粒细胞和免疫球蛋白 IgE 增高。本病发病率逐年升高,治疗困难。有的表现为口周、腘窝、肘窝等处红斑浸润,或有肥厚脱屑,常伴有食欲不佳,或肥胖或消瘦,或有倦怠乏力,舌淡有齿痕,脉濡细。其认为治宜健脾除湿,祛风止痒。方用加味过敏煎加减:柴胡 10g、白术 15g、茯苓 20g、防风 10g、泽泻 10g、乌梅 10g、苦参 10g、白鲜皮 10g。皮损有轻度渗出者,加茵陈 30g;皮损色红者,加赤芍 10g。胸腹胀满者,加枳壳 10g、厚朴 10g。

(5)从肾论治:"女子七七,任脉虚,太冲脉衰少,天癸竭;丈夫七八肝气衰,天癸竭",人"年四十,阴气自半,起居衰矣。"周德瑛在经验累积中发现,银屑病患者久治不愈,反复发作,皮疹为暗红斑片,银屑干燥,多有口干咽燥,腰脊酸软,舌红少苔,脉细数,年龄在40岁以上者,大部分为热毒伤阴,或阴气自半而染毒邪,故阴虚火旺,热毒久羁,久治不愈。治疗应"壮水之主,以制阳光",以滋补肝肾、清热解毒为法。以六味地黄丸加减:茯苓、山药、泽泻、丹皮、山茱萸肉、虎杖、半枝莲、金银花、丹参、玄参、全蝎等。方中六味地黄丸滋阴降火,补益肝肾;丹皮、丹参、玄参凉血活血;虎杖、半枝莲、金银花清热解毒;全蝎息风止痒。通过上法治疗,不但患者皮损明显好转,而且腰脊酸软、头晕耳鸣症状也可得到明显改善。其认为肝肾不足在性病后综合征病人的表现特点常为:头晕,耳鸣,五心烦热,腰膝酸软,厌恶性生活,月经量少,舌红苔少或花剥,脉细滑。治疗宜滋补肝肾,方用六味地黄汤加减:生地20g、女贞子30g、何首乌10g、旱莲草10g、山萸肉10g、丹皮10g、车前子10g、山药10g。

2. 重视舌诊

《辨舌指南》云:"辨舌质可决五脏之虚实,视舌苔可察六淫之浅深。"又云:"舌为心之外候,苔乃胃之明征,察舌可占正之盛衰,验苔以识邪之出入。"可见舌质的色泽可以反映皮肤病内蕴血热之深浅,舌苔的厚薄可以体现湿热之轻重,舌体之胖瘦暗嫩可辨正气之盛衰。周德瑛在辨证治疗银屑病时,于四诊合参的基础上,注重参考舌象而决定处方配伍,疗效满意。

银屑病进行期,患者皮肤泛发鲜红斑片,覆以银白色鳞屑,瘙痒明显。若舌质红赤,舌苔黄,辨证属热毒内蕴、郁于血分、血热风盛,治疗以清热解毒、凉血息风为法。药用水牛角片、生地、丹皮、赤芍清热凉血;板蓝根、金银花、蚤休、紫草清热解毒;白鲜皮、全蝎息风止痒。若舌苔黄腻,为湿热化毒,加土茯苓、苦参除湿解毒。若舌红少苔为湿热伤阴,加玄参、麦冬、沙参清热益阴。若虽皮疹色鲜红,但舌胖嫩有齿痕,此为脾虚之舌,因脾为后天之本,气血生化之源,脾失健运,则气血生化无源,气虚则无力抗邪,热毒久蕴郁于血分,发于皮肤则皮疹鲜红,此为本虚标实之证,治疗应以清热凉血解毒为主,健脾益气护胃为辅,加白术、茯苓、薏苡仁、陈皮健脾益气护胃而扶正;若一味苦寒则伐伤正气,热毒难消。因皮疹鲜红热象较重,早期不宜加黄芪、党参补气之温品,以防敛邪,热毒难消。银屑病反复发作,皮疹泛发淡红斑片,干燥脱屑,瘙痒明显。若舌质淡苔白,辨证属血虚风燥、肌肤失养,治疗以养血润肤、祛风止痒为法。药用当归、熟地、白芍、首乌养血润肤;黄芪、白术、茯苓、甘草益气养血;防风、白蒺藜祛风止痒。虽皮疹色淡,若舌质红赤,治疗上切不可仅以温养为法,皮疹色淡似热象不显,但热蕴于内,首当上涌于舌,故舌红赤,此乃热毒日久,生风化燥,血虚风燥为本、热毒久羁为标。治疗应以养血润肤为主,清热解毒为辅。加金银花、连翘、蚤休清热解毒;加生地、赤芍凉血解毒。若舌苔黄腻,为气血亏虚,脾虚无力化湿,湿热内生,加黄芩清热燥湿;加陈皮、厚朴健脾化湿,以助白术、黄芪益气生血。因此证属本虚标实,切忌加入大量苦寒之品,以防伐伤正气。银屑病反复发作,皮疹呈现浸润斑块,色暗红,鳞屑干燥,瘙痒明显。若舌质暗红或有瘀斑,辨证属气血瘀滞、热毒阻络,治疗以活血化瘀、解毒通络为法。药用当归、白芍、桃仁、红花、三棱、莪术活血化瘀;柴胡、郁金、陈皮、枳壳疏肝理气;全蝎、乌蛇搜风解毒。若舌苔黄腻,加土茯苓、苦参除湿解毒。若少苔或舌苔花剥,加玄参、鳖甲滋阴清热、软坚散结。若舌质色暗淡,边有齿痕,为气虚血瘀为本,热毒互结为标,治疗应尽量避免或少用破血伤气之桃仁、红花、三棱、莪术等药,以益气养血活血为主,清热解毒、搜风通络为辅,加黄芪、太子参、白术、茯苓益气健脾;加丹参、首乌、鸡血藤养血活血、益气活血;加金银花、连翘、野菊花清热解毒。若予大量破血理气之品则易伐伤正气,使机体无力抗邪,热毒难消。

在银屑病的中医辨证施治中,周德瑛强调应在皮损辨证的基础上,结合望闻问切,四诊合参。特别是对于只有皮损而无明显全身症状的患者,医生在诊疗时尤其要注重舌象,观舌质之色泽、舌体之胖瘦暗嫩、舌苔之厚薄来辨证论治,调节阴阳寒热虚实,这样不但可提高治疗皮肤病的疗效,而且还能使患者机体状态得到明显改善。

3. 病机辨证,重视火热之邪

金元四大家刘河间云:"六气皆从火化。"在疾病过程中,火热又常常成为风、湿、燥、寒的后期转归。故周德瑛认为多数急性皮肤病与火热关系密切。风为百病之长,风热伤人肌肤,常患"瘾疹"、"风瘙痒"。热与湿结,湿热郁于肌肤,则生"湿疮"、"水疥"、"天疱疮"。湿热互结,炼液成痰,痰热聚结,阻滞肌肤,则生"瘰疬"、"痰核"。火热之邪郁阻经络,络阻血瘀则变生"瓜藤缠"。火郁之极则蕴为毒,毒热结聚肌肤则患痈、疖、疮、丹毒等感染性皮肤病。火热之邪蕴热成毒,气血两燔,则患红皮病、红斑狼疮。若内热蕴积、禀赋不耐,药毒内侵,则变生中药毒,即药物性皮炎。内热蕴积,禀赋不耐,外感漆毒等物,则发漆疮,即接触性皮炎。内热蕴积,抗邪无力,外感时毒疫气则变生风疹、麻疹等传染性皮肤病。刘河间亦云:"五志所伤皆热也。"若肝胆火炽,窜扰脉络,郁于肌肤则变生"蛇串疮",即带状疱疹。肺胃积热,郁热循经壅于额面,则生"肺风粉刺",即痤疮。心火亢盛,导致血热,郁于肌肤则发为"白疕",皮疹泛发鲜红斑片,即银屑病进行期。故明·陈实功《外科正宗》云:"水能生万物,火能克万物,故百病由火而生。"金师继承《外科正宗》之旨,用于临床辨证施治之中,故遣药以清热凉血者居多。

周德瑛应用清热六法治疗火热之邪引起的皮肤病。①清热疏风止痒法:治疗风疹、荨麻疹、玫瑰糠疹、药物性皮炎发疹型出现红斑、丘疹等属风热伤人肌肤的皮肤病,常用金银花、连翘、桑叶、菊花清热疏风;防风、蝉衣以疏风而止痒。②清热利湿、凉血消风法:治疗湿疹,接触性皮炎、多形性红斑、药疹等皮肤病出现红斑、水疱、渗出性损害,属湿热互结、血热风盛之皮肤病。常用苦参、黄芩、土茯苓清热除湿;蚤休、生槐花、丹皮、赤芍清热凉血;白蒺藜、僵蚕、白鲜皮、地肤子清热祛风止痒。③清热解毒、凉血化瘀法:治疗疖、痈、丹毒等感染性皮肤病呈现红肿、疼痛属热毒聚结之皮肤病证。常用金银花、连翘、蒲公英、地丁、丹皮凉血解毒;赤芍、桃仁活血消肿;陈皮、土贝母理气散结;甘草解毒和中。④清热除湿、凉血化瘀法:治疗结节性红斑等属湿热下注,络阻血瘀之皮肤病。常用炒黄柏、萆薢、生薏苡仁清热除湿,丹皮、赤芍、桃仁、苏木凉血化瘀,川牛膝通络散结。⑤清肝泻火、理气化瘀法:治疗肝胆火炽,窜扰脉络,疼痛难忍之带状疱疹,用柴胡、龙胆草、炒栀子、黄芩清肝泻火,香附、川楝子、延胡索、乳香、没药舒肝理气,化瘀止痛。⑥清热败毒、凉血化斑法:治疗牛皮癣红皮症、药疹剥脱性皮炎型、红斑狼疮、皮肌炎急性期热毒炽盛,气血两燔之病证,常用金银花、板蓝根、地丁清热解毒;水牛角片、生地、丹皮、玄参清热凉血;黄连、生石膏清热泻火,竹叶清心除烦。高热重者,则加入玳瑁清心凉血。

应特别介绍周德瑛治疗肝火炽盛型带状疱疹的治疗经验,带状疱疹是一种呈带状分布的急性疱疹性皮肤病。相当于祖国医学的"蛇串疮",因其状如蛇形,故名。本病的特点是:常突然发病,多数发生于躯干一侧,或胸胁部或腰胁部或背部。皮损为簇集成群的水疱,排列呈带状,伴有剧烈的针扎样痛。有的疼痛在发疹前,有的疼痛与皮疹同时出现,还有的在皮疹出现之后才觉刺痛。带状疱疹多数由于急躁易怒或情志内伤,肝气郁结,郁久化火,窜扰脉络,气壅血瘀所致。其根据多年的临床经验认为肝胆火炽，肝气郁结，络阻血瘀是本病的主要病机。故治疗以泻肝清火、理气化瘀止痛为基本法则，方选龙胆泻肝汤合金铃子散加减。药用柴胡、龙胆草、黄芩、山栀、丹皮泻肝清热解毒，香附、川楝子、元胡、乳香、没药疏肝理气、化瘀止痛，更用蜈蚣者，因其擅于解毒消肿，又有定痉化瘀止痛作用，且能深入脉络，奏解毒止痛之功，再配伍乳没治疗本病常获卓效。除内服此汤剂外，其还嘱咐病人将药渣煎汤待凉后，冷湿敷于患处，有助于局部消炎止痛，以利炎症迅速轻减。周德瑛治疗本病时，虽也循常法，但有其独特的见解，在辨证上需辨析火与毒之轻重，在治疗过程中常抓紧各个阶段的发展变化。如患者一侧腰、胁、背部出现多处群集性疱疹，局部潮红，带状分布，伴有阵发性抽痛，痛不可忍时，即在上方中加全蝎配伍蜈蚣，以平肝镇痉，解毒止痛。皮科解毒之药，蜈蚣独擅其长，合以全蝎，其效尤胜。在临床上也有少数病人疱疹发生于颜面或四肢者。如发于颜面或眼眶周围，痛剧，壮热者，症状则严重，上方去香附、乳香、没药，加羚羊角粉（冲服）、生石膏、黄连、石决明、全蝎、钩藤以清肝泻火，镇痉止痛。因颜面为诸阳之会，毒热较重，如不及时治疗，毒热易逆传心包，危及生命。若颜面症状较轻者，去丹皮、香附、乳香、没药，加桑叶、菊花、大青叶取其轻清上焦之热。如躯干皮损渗出较多者，加茵陈、生苡仁、车前子清热利湿。本病临床证型是以肝火血瘀型居多，脾虚型则较少。但也有较多的老年人皮疹消退后局部仍疼痛不止，时轻时重，有些甚至延绵数月或数年之久，此时治疗法则当用育阴养血，疏肝清热，活血止痛。方选丹栀逍遥散合金铃子散加减。药用柴胡、当归、白芍（重用）、山栀、丹皮、青皮、川楝子、元胡、生甘草、乳香、没药、蜈蚣。取白芍、甘草甘酸化阴、甘缓止痛，当归养阴活血，柴胡、青皮、川楝子、元胡、乳香、没药疏肝理气、活血止痛，丹皮、山栀清热解毒，蜈蚣镇痉解毒止痛。若夜间疼痛较剧，夜寐不安者加磁石、牡蛎、珍珠母以平肝潜阳、宁神止痛。诸药配合，临床疗效甚佳。总之，周德瑛循火热病机，应用清热法辨证施治，灵活变通，使之得心应手。

4. 热症后期，养阴顾胃为宜

《灵枢·本神》云："阴虚则无气，无气则死矣。"李东垣《论脾胃虚实传变论》中云："脾胃之气既伤,而元气亦不能充,而诸病之所生也。"周德瑛在多年的临床实践中深感阴液、胃气在机体生理病理中有着相当重要的作用,对于热症皮肤病后期多以养阴顾胃法治疗。

周德瑛在临床中观察到皮肤病重症:如红斑狼疮、皮肌炎、牛皮癣、红皮病、药疹剥脱性皮炎型等病人在发病过程中除有典型之皮肤损害,且大部伴有高热,口渴欲饮,大便燥结,小溲短赤等热邪炽盛证候。火热之邪最易消灼阴液,久病则易阴津耗伤,而医家又常用苦寒之品,多伐其阴液,伤其胃气,故热症皮肤病人在后期多有低热、乏力、手足心热、口燥咽干、纳少等阴虚内热,胃津亏损之症候,以致水亏火旺,阴阳失调。所谓"壮水之主,以制阳光。"若再以苦寒直折其热,则更伤阴液,病则犹如南辕北辙。必以清凉甘润之品,滋阴而清热,才能达到治疗目的。周德瑛在论治皮肤病热症后期,若见舌苔黄燥咽干口渴,认为胃津已耗,必先以益胃汤加减组方。常重用生地、玄参;再以南北沙参配石斛养胃阴生津液;还喜加入天花粉,天花粉不但清热泻火生津,而且对皮肤损害可达到消肿散结的作用。若见病人舌红绛苔花剥,咽干舌燥明显,认为属气阴两伤、胃津枯竭,即加入西洋参、天冬、麦冬。以西洋参补气养阴清火,天冬麦冬滋阴降火。周德瑛认为热症后期病人阴虚内热占主导地位,为防阴精枯涸,甘凉濡润应居首位。若余毒未尽,常用金银花、连翘轻清上浮之品佐入,以泻心火。心火清则诸火清,且不伤阴耗气。其还常在养阴之品中加入茯苓,认为养阴之品多滋阴妨脾,茯苓甘淡平健脾益胃,脾胃健运,则水湿得化,阴液方得以输布。

其中,系统性红斑狼疮是一种全身性系统性疾病,症状比较复杂,病情也较严重,兼有多脏器损害。除皮肤损害外,更多的是脏腑的证候。本病的发生多数因于先天禀赋不足,肝肾亏损所致,初起多由阳邪或阳光暴晒的火毒之邪入侵,导致热毒炽盛,燔灼营血,迫血外溢成斑而引起急性发作。症见壮热烦渴,体播红斑,溲赤便干,苔薄黄,舌红绛,脉洪数或滑数,治拟清热败毒,凉血护阴。方用清瘟败毒饮加减。温热之邪最易伤阴耗气,至本病后期邪热渐退,常表现为阴虚火旺或气阴两虚之候。症见:低热或潮热,或五心烦热,倦怠气短,口咽干燥,食少,腰酸,关节酸楚,舌红少苔或花剥,脉细数等,故治疗本病后期以滋阴清热、益气养胃为基本治则，常用清胃散合益胃汤，大补阴丸加减进行治疗。

5. 注重扶正祛邪相兼

周德瑛秉承于其师金起凤，虽认为治疗皮肤病以清热解毒、凉血除湿等祛邪攻克法为多，但许多慢性皮肤病由于邪蕴日久，伤及正气，或缘于正虚之人感受诸邪为虚实交杂、邪盛正伤之候，治疗难于常法奏效，必治以扶正祛邪。《景岳全书·杂证谟·诸气》云："正以气之为用，无所不至，一有不调则无所不病。"其在多年临床中深悟此道，擅用补法以扶正而祛邪。她应用益气扶正六法，治疗疑难杂证等慢性皮肤病。

益气固表、疏风清热法：用于荨麻疹表现为皮疹反复发作，遇风起疹，皮疹色赤，恶风自汗，舌红苔薄黄，脉软者。为气虚卫外失固，风热外侵，治疗以益气固表，疏风清热法。选用玉屏风散以益气固表，再入金银花、连翘轻浮之品，清热祛风而不伤正气，蝉衣、荆芥、防风疏风止痒。上药配伍，益气固表而扶正，疏风止痒而祛邪，邪祛正安病自愈。

益气驱邪、清热解毒法：用于毛囊炎、疖肿等感染性皮肤病伴有气短乏力，舌淡脉弱者。周德瑛认为年老体弱之人，感受热邪，或五志化火，蕴热成毒。因气虚无力抗邪，热毒留滞，故纯以清解攻克之法难于奏效。《类经》云："正气即虚，则邪气虽盛。亦不可攻，盖恐邪未去而正先脱。"故治以益气驱邪，清热解毒。选用四君子汤扶正，再以金银花、地丁、蒲公英、当归、赤芍清热解毒，活血化瘀，气血流通，热毒方可有出路，病则向愈。

益气清热、活血止痛法：用于带状疱疹病人后期仍疼痛不止，伴有气短无力，纳可，舌淡脉弱等气虚证候，又有皮损略红结痂，苔薄腻之余热未清之症状。周德瑛认为早期皮疹水疱簇集，基底红晕，应治以清肝除湿化瘀止痛，但久病不愈，多伐伤正气，形成气虚血瘀余毒未尽之候。《素问·阴阳应象大论》云："血实宜决之，气虚宜掣引之。"故宜益气化瘀以扶正，佐之清热解毒以祛邪。选用黄芪为主药，益气行滞，配党参补中和脾胃，使气血资生，再用当归、川芎、延胡索活血止痛，香附疏肝理气止痛，金银花、龙胆草清解余热。上药配伍，补中有清，补中寓消，以益气清热，活血止痛。

益气健脾、除湿通络法：用于结节性红斑，伴下肢肿胀，结节丛生，双腿沉重乏力，口渴不欲饮，舌胖嫩，苔腻，脉濡，属脾虚运湿不化，络阻血瘀者。《素问·至真要大论》云："诸湿肿满，皆属于脾。"由于脾气虚弱，湿热内生，日久灼热成瘀，络阻血瘀而致结节丛生，故治以益气健脾以扶正，除湿通络以祛邪。用黄芪补气行水，加白术、茯苓皮、生薏苡仁、防己助黄芪健脾利水以化湿消肿，配炒黄柏、萆薢清下焦湿热，当归尾、红花、桃仁活血化瘀，川牛膝引药下行，以助通络活血之功，上药配用扶正祛邪，结节消退。

益气摄血、活血生新法：用于"过敏性紫癜"，呈现双下肢肿胀，紫斑色暗，气短乏力。舌胖嫩边有齿痕，脉软，属脾气虚弱，气不摄血者。周德瑛认为过敏性紫癜多因血热壅，迫血妄行，溢于脉外，凝滞成斑。但属脾气虚弱，脾不统血，外溢而致之证，临床也不应忽视。沈目南《金匮要略注》云："五脏六腑之血，全赖脾气统摄。"所以治疗应以益气摄血而扶正，活血化瘀以生新。以黄芪、白术、茯苓、甘草补气健脾，扶正以摄血，加陈皮以理气，当归、赤芍、川牛膝、泽兰化瘀以祛邪。金起凤认为血有所瘀，莫不壅塞气道，阻滞生机；诸药配伍达到益气摄血，活血生新。

益气健脾、化痰散结法：用于治疗寻常狼疮、粟粒性狼疮等皮疹，呈现结节、浸润、斑块，伴体倦气短，舌淡苔白，脉软者。怪病多痰，百病多由痰作祟，脾气虚弱，水湿不化，痰湿凝滞，则无处不到。痰流经络肌肤为瘰疬、痰核。水湿化热、炼液成痰，痰热互结，痰凝血瘀形成结节、斑块，经久难愈。李中梓云："脾为生痰之源，治痰不理脾胃，非其治也。"戴元礼云："善治痰者，不治痰而治气，气顺则一身之津液亦随之而顺矣。"可见痰湿产生和脾胃关系密切，而脾气健运是除湿化痰的主要手段。周德瑛继承各家学说，应用益气健脾、化痰散结法，治疗斑块、结节、瘰疬等属气虚痰凝而致皮肤病。以党参、白术健脾益气，脾胃功能健旺、痰无所生，陈皮、半夏理气化痰，气顺而痰自消。佐以茯苓健脾渗湿，湿去脾健，痰核消散，川贝母、连翘清热化痰、消肿散结，且久病多瘀，痰瘀互结，再入当归、赤芍活血化瘀。诸药合用，共奏健脾益气、消痰化瘀，软坚散结之效。

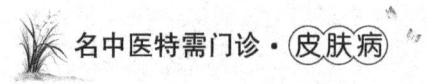

金起凤在论治皮肤病时注重阴阳、气血、经络、病机、脏腑关系的特点,立求于本、辨证施治对我们治疗皮肤病有很好的指导作用。

6. 疑难病情症结多在血瘀

结节性红斑是对称发生于小腿伸侧的红色或暗红色结节性皮肤病,结节多压痛明显,部分病人踝部及小脚部浮肿或兼有关节酸痛。本病多因患者日常操劳过度或站立时间过久,以致气血运行不畅,气滞则血瘀,兼之平素偏嗜辛辣油腻食物,损脾生湿,郁久化热,湿热下注,阻痹经脉,致络阻血瘀,结节丛生。根据本病痛有定处,压痛明显,不通则痛,故确认络阻血瘀是本病的主要病机。周德瑛治疗本病常以利湿清热、活血化通络为主要法则,方选萆薢渗湿汤加减,药用萆薢、炒黄柏、生薏仁、防己、忍冬藤、丹皮利湿清热,赤芍、桃仁、红花、苏木活血化瘀,川牛膝通络散结。如腿肿明显者,上方去桃仁加黄芪、白术、当归补气健脾活血。以上诸药初起时应用效果较好。若病久不愈,症见结节坚硬,色暗,压痛较甚,长期不消,伴舌质暗紫或暗红有瘀斑,说明络脉闭塞较甚,新瘀已变成宿瘀,宿瘀凝络胶涸不化,故结节难消,病久不愈。可在上方中去赤芍、红花、苏木,加䗪虫、水蛭、莪术以破血散瘀。水蛭擅逐恶血,破血瘕积聚,䗪虫功擅逐瘀、通络、破积,二味均能深入经络,攻逐宿瘀;再配伍破血化瘀的莪术,则其效更著。盖宿瘀阻络,非草木之味所能宣通,必假虫药搜络开痹,攻决络中积久之宿瘀,庶可获效。本病在临床上,以湿热血瘀型居多,但也有少部分病例为寒湿血滞型,表现为结节色不变或微红,并易反复发作,经久未消;自觉胀痛不甚,多兼有足肢浮肿,下肢沉重,肢端发凉,舌质淡,苔薄白或腻,脉沉迟或缓等。证属脾阳不足,水湿内生,温运无权,寒湿下注,络阻血滞而成。治宜健脾化湿,温阳活血通络。方选防己黄芪汤合当归四逆汤加炮附子、白芥子、丹参、茯苓皮进服,效果颇佳。

在性病后综合征中有一型,即气滞血瘀型,表现为:腰痛如刺,腹痛腹胀,痛处拒按,性交痛,女子闭经,舌暗,脉涩。治宜活血化瘀、理气止痛,方用血府逐瘀汤加减:当归30g、川芎10g、赤芍10g、红花10g、桃仁10g、柴胡10g、枳壳10g、蒲黄10g、五灵脂10g。常收到较好效果。

银屑病反复发作,皮疹呈现浸润斑块,色暗红,鳞屑干燥,瘙痒明显。周德瑛则辨证属气血瘀滞、热毒阻络。治疗应以清肝活血,解毒通络为法。药用桃红四物汤加减。药用:当归、生地、白芍、川芎、红花、莪术活血化瘀;柴胡、枳壳、郁金疏肝理气;全蝎、乌蛇搜风解毒。若舌质红加白花舌蛇草、半枝莲清热解毒;若舌苔黄腻加土茯苓、苦参除湿解毒;若苔少或花剥加元参、鳖甲滋阴清热、软坚散结。若舌质色暗淡,边有齿痕,为气虚血瘀为本,热毒互结为标,治疗应尽量避免或少用破血伤气之桃仁、红花、三棱、莪术等药,而以益气养血活血为主,清热解毒、搜风通络为辅,加黄芪、太子参、白术、茯苓益气健脾,加丹参、首乌、鸡血藤养血活血、益气活血,避免用苦寒之白花舌蛇草、半枝莲,以免伐伤正气,宜加甘寒之药银花、连翘、清热解毒。若用大量破血理气之品则易伐伤正气无力抗邪,热毒难消。

治疗特应性皮炎也有表现为血瘀征象较重的一型,皮损干燥肥厚,或有皲裂,色素沉着,部位局限于四弯或下肢。多伴有面色萎黄,心悸失眠,舌淡脉细。治宜养血活血,息风止痒。方用养血活血息风汤:当归 10g、白芍 10g、川芎 10g、天冬 10g、天花粉 30g、丹参 30g、白蒺藜 30g、白僵蚕 10g、钩藤 30g。皮损干燥肥厚明显者,加生熟地各 10g、何首乌 20g;皮损暗淡、皲裂,加桃仁 10g、红花 10g,治疗效果明显。

7. 清热利湿、凉血消风是治疗湿疹与皮炎的大法

《医宗金鉴·外科心法要诀·论浸淫疮》(即急性湿疹)云:"此证抓津黄水,浸淫成片,由心火脾湿受风而成。"可见湿疹、皮炎的致病因素是以风、湿、热为主。应之五脏,与脾、心、肝关系密切。因脾为湿土,常因过食辛辣油腻运化失职,则湿热内生,心为火脏,主神明,五志过极亦可化火,肝为木脏,主疏泄,肝不疏泄,则肝气郁结,气有余便是火,火为阳邪,热盛则生风化燥。脾主肌肉,肺主皮毛,湿热郁蒸,上熏于肝,涉及于心,心经火旺,可导致血热心火内炽,肝阴暗耗,则内风易动,湿热心火交相郁搏于肌肤间,致全身散发鲜红斑片,丘疹、水疱、糜烂、渗液等皮疹。湿疹、脂溢性皮炎、神经性皮炎在临床上虽有风热、脾湿、血燥等类型,但以湿热型居多。周德瑛强调这三种病的局部症状是:湿疹主要表现为红斑、丘疹、水疱、糜烂、渗液等多形型损害;脂溢性皮炎以红斑为主,多散发于面、颈、腋下等处;神经性皮炎多发于颈侧、肘膝关节伸侧等易于摩擦的部位,呈苔藓样红色斑片。全身症状方面,此三种病均伴有口干口苦,溲黄赤或便干,舌红,苔薄黄或黄腻,脉弦数或滑数等。其病机属于湿热俱盛,内蕴血热,郁搏肌肤所致,治拟清热利湿,凉血消风为基本法则。故周德瑛用龙蚤渗湿汤加减进行治疗,屡获显效。方用龙胆草、黄芩、蚤休、生槐花、丹皮、生地、赤芍、白鲜皮、苦参、地肤子、六一散。以龙胆草、黄芩、蚤休、六一散清热利湿,生槐花、丹皮、生地、赤芍凉血解毒,白鲜皮、苦参、地肤子祛风泄湿止痒。如病人瘙痒剧烈者加全虫、海桐皮息风止痒,如渴喜凉饮、脉滑数,加生石膏、知母清阳明气火以解渴;心中烦热显著者加黄连、炒山栀以清心除烦,皮疹色鲜红,舌质红赤,苔黄加玳瑁粉冲服以加强凉血解毒之功。如婴儿患有湿疹,面、颈、躯干散发密集红斑、丘疹,苔黄,舌尖红赤,脉数,一般均属心火偏旺,上方去胆草、生槐花、赤芍,加连翘心、莲子心、山栀心清泄心火;如瘙痒剧烈者,也可加少量全虫,海桐皮来息风止痒。周德瑛在龙蚤渗湿汤中更尚用蚤休,因蚤休乃苦泄解毒之品,为肝经息风定痉要药,以苦寒泄降,能泄风阳而清气火,功擅息风定痉,故寓有镇静止痒之效,若与白鲜皮、地肤子、全虫等息风止痒药同用,其效更佳。

8. 注重继承与传承验方

周德瑛早年拜师于金起凤,随师诊病抄方的时期,时刻不忘研究和收集各种效方和验方,由此总结出不少在皮肤病治疗中疗效显著的经验方,并多次将这些验方进行临床课题观察研究,证明其疗效的稳定性并总结出临床应用要点,以扩展临床思路,现总结如下:

消银解毒汤

"消银解毒汤"为金老治疗银屑病进行期属血热毒盛证常用方列。此方由"犀角地黄汤"化裁而来。历代医家多认为银屑病多属血虚风燥,血燥不能荣养所致。古人多治以养血润燥,祛风止痒为法。然"诸痛痒疮,皆属于于心",心主火,又主血脉。所以大多数急性皮肤病与心火血热关系密切。周德瑛认为银屑病人在进行期皮疹泛发鲜红斑片,瘙痒明显,伴口干喜饮,溲赤便干,苔黄,舌红绛,脉滑数,证属血热毒盛,内蕴湿热,郁搏肌肤所致。治疗当用凉血解毒,清热泄湿,消风化斑法,以"消银解毒汤"治疗银屑病进行期。消银解毒汤由水牛角片、生地、赤芍、丹皮、板蓝根、银花、蚤休、白鲜皮、苦参、土茯苓组成。方中水牛角片、生地、丹皮、赤芍凉血解毒化斑。以银花、板蓝根、蚤休清热解毒，其中银花味甘性寒，归胃、心经，为清心解毒之良药。心主火，心火清，诸火皆清。苦参味苦性寒，归心、脾、肾经。《本草经百种录》记载："苦入心，寒除火，故苦参专治心经之火。"白鲜皮配苦参，清热燥湿而止痒。土茯苓除湿解毒。全身皮疹痒剧则加全虫、地肤子、海桐皮以息风止痒。对全身皮疹广泛，斑色鲜红，痒甚，渴饮烦热，苔薄脉数，气火亢炽的较重病例，方中则重用生石膏以清气分实热，黄连以清热除烦止渴。若斑色鲜红，舌质红绛，血热偏盛者，再加玳瑁粉以增强凉血解毒之效。如皮疹色暗呈浸润斑块，兼舌质暗紫或暗红有瘀斑，属血瘀明显者，加丹参、莪术以加强活血化瘀之功。如咽干乏液，舌红少苔则加沙参、玄参以养阴润燥。诸药合用，使之得心应手。其根据证候特点，以"消银解毒饮治疗银屑病血热证临床研究"为课题进行科研观察，得到疗效显著的结果。

龙蚤清渗汤

"龙蚤清渗汤"为金老治疗急性湿疹、神经性皮炎、脂溢性皮炎湿热型常用方剂。由"龙胆泻肝汤"化裁而来。周德瑛继承金起凤的诊疗思路，临床上治疗湿疹、神经性皮炎、脂溢性皮炎时虽有风热、脾湿、血燥等类型，但以湿热型居多。三种病在皮损上有差异，湿疹主要表现为红斑、丘疹、水疱、糜烂、渗液等各型损害；脂溢性皮炎以红斑为主，多发于面、腋下等皮脂旺盛部位；神经性皮炎多发于颈、肘、膝、关节伸侧等易于摩擦部位，呈苔藓样红色斑片。另外，湿疹、神经性皮炎、脂溢性皮炎在急性期均伴有口干口苦，溲黄赤或便干，舌红，苔薄黄或黄腻，脉弦数或滑数等症。《医宗金鉴·外科心法要诀·论浸淫疮》云："此证抓津黄水，浸淫成片，由心火脾湿受风而成。"可见湿疹、皮炎的致病因素是以风、湿、热为主，应之五脏，与脾、心、肝关系密切。周德瑛强调脾为湿土，常因过食辛辣油腻，运化失职，则湿热内生；肝为木脏，主疏泄，肝不疏泄，则肝气郁结；气有余便是火，心主火，心经火旺，可导致血热，心火内炽，肝阴暗耗，则内风易动；湿热心火交相郁搏于肌肤，致全身散发红色斑片、丘疹、水疱、糜烂、渗液。可见其病机属于湿热偏盛，内蕴血热，郁搏肌肤所致。故以清热利湿，凉血消风为基本法则，以"龙蚤清渗汤"加减治疗湿疹、神经性皮炎、脂溢性皮炎湿热型。

清肝消带汤

"清肝消带汤"为金起凤治疗带状疱疹肝火型常用方剂。此方由"龙胆泻肝汤"加"金铃子散"化裁而来。带状疱疹中医称"缠腰火丹"，又称"蜘蛛疮"、"束带"。《医宗金鉴·外科心法》记载："缠腰火丹蛇串名，干湿红黄似珠形，肝心脾肺风湿热，缠腰已遍不能生。"《证治准绳》记载："缠腰生疮，累累如珠，肝火内炽，流入膀胱，缠于带脉，故曰束带。"带状疱疹临床上分热盛型、湿盛型，但以热盛型居多。其皮疹多发于胁肋部、胸胁部、腰部及下肢屈侧，肝胆经循行部位，皮疹为簇集水疱，基底为红色斑片，有针刺样疼痛，病人常伴口干口苦，心烦易怒，舌红苔黄脉弦数或脉滑等证候。周德瑛承师所见并结合临床大量病例观察，认为带状疱疹其皮疹多发于肝胆经循行部位，且多有口干口苦，心烦易怒，为肝胆火炽，肝气郁结，气郁化火，气滞血瘀所致。因情志内伤，肝气郁结，郁久化火窜扰脉络，皮肤则生红斑；肝火旺盛，木旺克土，脾土受侮，脾不化湿，湿热互结则有水疱、渗出；肝火脾湿灼伤络脉，络阻血瘀，则疼痛不休。《素问·阴阳应象大论》云："治病必求于本"，周德瑛根据这一机理，以清肝泻火，疏肝理气，化瘀止痛为治则，以"龙胆泻肝汤"合"金铃子散"化裁，推陈出新，自拟"清肝消带汤"，由柴胡、龙胆草、黄芩、丹皮、山栀、香附、川楝子、元胡、乳香、没药、炙蜈蚣组成。方中柴胡可疏泄肝气，解郁结，清肝火，且有引药入肝经之作用；龙胆草专泻肝胆之火，凡属肝经邪热为患，用之神妙，且清湿热；黄芩、山栀、丹皮既能清肝泻火，凉血解毒，又可清热除湿；香附、川楝子归肝经，舒肝解郁，理气止痛；元胡、乳没活血散瘀止痛。其秉承金起凤用药之妙，善用蜈蚣佐入，蜈蚣归肝经，擅长解毒消肿，定痉化瘀止痛。若痛剧则加生石膏、石决明、全虫、钩藤以平肝清火，息风定痛；皮疹渗液多则加茵陈、生苡仁、车前子清热利湿；老年病人皮疹消退后仍疼痛不止则加当归、白芍、甘草养血柔肝，酸甘化阴以缓急止痛。

杷芩消痤汤

"杷芩消痤汤"为金起凤治疗寻常型痤疮常用方剂，此方由"枇杷清肺饮"化裁而成。痤疮中医称"肺风粉刺",又称"面疮",多发于额面及胸背生红色丘疹及脓头。临床上常分肺经风热型、肠胃湿热型、脾失健运型。《诸病源候论》记载:"面疱者,谓面上有风热气生疱,头如米大,亦如谷大,白色者是。"《医宗金鉴·外科心法》记载"肺风粉刺":"此证由肺经血热而成。每发于面鼻,起碎疙瘩,形如黍屑,色赤肿痛,破出白粉汁。"陈实功《外科正宗》认为痤疮为"血热瘀滞不散"而为之。周德瑛在临床上观察到痤疮多发于青壮年,在额面及胸背部为多,表现为红色丘疹、脓头,久经不愈,且多伴口渴便干,舌红苔黄,脉弦滑。其据临床证候,并承金起凤及各家所长,认为痤疮多由饮食不节,过食肥甘厚味,积久化生火热,或青年人生机旺盛,血气方刚,素体阳热偏盛,肺胃积热,循经上蒸,血随热行,上壅于颜面,日久气血瘀滞,蕴热成毒所致。根据这一机理,故以清热解毒、凉血化瘀为法则,将"杷芩消痤汤"加减化裁为"柴芩消痤汤"治疗。其药物组成为柴胡、夏枯草、黄芩、苦参、白花蛇舌草、赤芍、丹参、陈皮、鸡内金、酒大黄等。加减法:皮损鲜红伴口干饮多加生石膏;脓疱明显加紫花地丁;伴结节加土贝母、连翘;伴囊肿加半夏、茯苓。每日1剂,水煎服,并用药渣湿敷患处,每日1次。4周为1疗程。在1999—2002年"柴芩消痤汤治疗寻常痤疮82例"临床观察课题中,总有效率91.46%,有效病例最少用药7剂,大部分用药28剂,少数顽固病例用药2个疗程。

二、医案荟萃

1. 四弯风(特应性皮炎)

张某,男,12岁,初诊日期2000年5月6日。主诉:头面部、四肢及躯干皮疹瘙痒10年加重3个月。现病史:患者病始于2岁,先于面部出现皮疹瘙痒,病情反复,时轻时重,未经治疗,逐渐四肢及躯干出现皮疹,瘙痒剧烈,曾在多家医院就诊,服用多种抗组胺药物和外用多种皮质类固醇激素药膏病情不能够控制。近3个月以来,患者面部皮疹明显加重,滋水渗出,红肿肥厚。患者心情烦躁,大便干燥。查体:患者一般情况可,体温36.4℃,心率80次/min,呼吸26次/min,头面部较广泛潮红肿胀,头部及耳后有明显的渗出,结痂,耳廓肿胀。四肢躯干有散在的红斑、丘疹及抓痕结痂。舌质红,舌苔黄腻,脉滑数。辅助检查:体外过敏原检测患者对屋尘、花粉、尘螨、霉菌、牛奶、虾、蟹等均有过敏反应;患者外周血嗜酸性粒细胞总数为 $0.35×10^9/L$。

[西医诊断]特应性皮炎

[中医诊断]四弯风

[辨证]湿热阻滞

[治法]清热除湿,凉血解毒。

[处方]予龙蚤清渗汤加减

龙胆草10g　蚤休30g　泽泻10g　车前草10g　赤芍10g　丹皮10g　苦参10g　白鲜皮30g　竹叶10g　金银花20g　生甘草3g　水牛角30g　生地20g

服药7剂后头面皮疹明显减轻,瘙痒减,原方加焦三仙各10g、升麻10g、生石膏30g,继服20剂头面皮疹基本消退。随症加减治疗3个疗程皮疹全部消退,达到临床治愈。

[按语]特应性皮炎属于中医"顽湿"、"四弯风"等范畴。患者多有过敏性家族史和异体蛋白过敏史,自幼发病,病程迁延,治疗十分困难。近年来由于环境污染加重,尘螨、粉螨、豚草、飞絮等密度增加,人民身体素质普遍下降,过敏性疾病,包括异位性皮炎的发病率明显增加。本病的发生与IgE介导的变态反应有关,患者血清IgE约43%～80%升高。本病西医缺乏有效的治疗方法,临床上多给予抗组胺药治疗,疗效不满意。因此,探讨异位性皮炎的中医辨证论治规律有十分重要的意义。本病案患者系禀赋不耐之体,外受风湿之邪的侵袭,阻滞肌肤,与气血搏结,引起脏腑功能紊乱,卫气不得宣泄,水湿不得运化,故皮损处有明显的渗出结痂,久病耗伤气血,气血津液不得濡养肌肤,而长期持续症状不减。故治疗时应着重清热利湿解毒,用龙蚤清渗汤加减。其中以龙胆草、黄芩、蚤休、六一散清肝热利脾湿,泽泻、车前草、苦参、白鲜皮利湿止痒,生地、赤芍、丹皮、水牛角凉血散血,竹叶、双花清透热邪,共奏清热除湿,凉血解毒之效。

2. 痤疮(毛囊炎)

秦某,女性,28岁,某公司白领,2000年6月7日初诊。主诉:面部起皮疹,反复发作1年,加重2个月。现病史:1年来因工作劳累,面部反复起红色小丘疹、上有脓头,轻度痛痒,予服用四环素3个月,当归苦参丸2个月后,面部皮疹略好转,但停药后面部皮疹又反复。近2个月面部皮疹增多,伴心烦口干,大便干燥,月经量少色暗,经前两乳胀痛。检查:面部油腻,双颊散在较多绿豆大毛囊红丘疹,部分丘疹上有脓疱,伴有少数针头大小黑头粉刺,下颚部有个别囊肿。舌红赤苔腻,脉弦滑。

[西医诊断]毛囊炎

[中医诊断]寻常痤疮

[辨证]肝火犯肺,热毒蕴结

[治法]清肝泻肺,活血解毒。

[处方]柴胡10g 夏枯草20g 黄芩10g 苦参10g 白花蛇舌草20g 连翘12g 生地15g 赤芍15g 皂角刺10g 丹参10g 陈皮10g 鸡内金10g 酒大黄6g 益母草10g

7剂,水煎服,并嘱忌食辛辣油腻食物。6月14日二诊,服上方7剂后,心烦缓解,大便已畅,面部红疹部分消退,脓疱已不明显,时起个别新疹。上方去酒制大黄,再服7剂。6月21日三诊,用上方14剂后,面部红疹大部消退,无新起皮疹。上方去生地,再进7剂。6月28日四诊:经上方加减21剂后,面部皮疹全部消退,随访1年未复发。

[按语]祖国医学称寻常痤疮为"肺风粉刺",历代医家多认为由肺经风热而成。治疗每以清肺热之枇杷清肺饮、黄芩清肺饮加减。然周德瑛在多年临床中观察到大多寻常痤疮患者为青年,工作学习紧张或多有情绪急躁、心烦易怒、口苦咽干、大便燥结之肝火炽盛之症,且问病史患者多喜食肥甘厚味辛燥之品,皮疹原由情志不调及饮食不节而致内热蕴积而成。辨证应属肝升太过、肺降不及致气火上逆。且肝旺辱脾,脾失健运,水气不化,湿从内生;气火与湿邪互结化毒,蕴于血分致血热郁滞,郁于肌肤而生疹。《血证论》云:"木之性主于疏泄,食入于胃,全赖肝木之气之疏泄,而水谷乃化。"又云:"以肝属木,木气冲和调达,不致遏郁则血脉通畅。"治病求于本,根据以上理论,以清肝泻肺、健脾化湿、活血解毒法自拟柴芩消痤汤治疗寻常型痤疮,方中柴胡、夏枯草清肝解郁;黄芩、苦参、酒制大黄清肺通腑;白花蛇舌草、连翘清热解

毒；丹参、皂刺、赤芍清肝活血；陈皮、鸡内金健脾化湿、理气散结；益母草活血祛瘀并有消肿解毒的作用。诸药合用使木气冲和调达，血脉通畅，气血平和而病自愈。

3. 隐疹（人工性荨麻疹）

王某，男，35岁，1990年3月9日初诊。主诉：周身皮肤瘙痒，搔抓后起条索状风团1月余。现病史：1个月前患者不明原因出现皮肤瘙痒，尤其以晚上为重，搔抓后皮肤出现大量条索状红色风团，继而瘙痒更重，甚至影响睡眠，在某医院用抗组胺药痛痒不减。查体：皮肤广泛抓痕和血痂，轻度苔藓化，皮肤划痕征（＋），伴有口干、口苦、饮食不香，大便偏干，心烦急躁等。既往体健，无药敏史和其他过敏疾病史。舌红，苔黄微腻，脉弦滑。

［西医诊断］人工性荨麻疹

［中医诊断］隐疹

［辨证］湿热内伏，风邪阻滞

［治法］宜清热除湿，祛风止痒，调理肝脾，通经活络。

［处方］以加味过敏煎治疗

柴胡10g　白术10g　茯苓20g　防风10g　乌梅10g　苦参10g　白鲜皮30g　丝瓜络10g　五味子10g　当归10g　赤芍10g　甘草5g

4剂后明显好转，1疗程后治愈，随访6个月无复发。

［按语］人工性荨麻疹是一种瘙痒剧烈、治疗困难的疾病。在临床上采用加味过敏煎治疗取得了比较好的疗效，过敏煎是祝谌予治疗皮肤过敏的经验方，主要药物有银柴胡、乌梅、白术、防风等，在临床上有较好的疗效。周德瑛根据临床体会，认为人工性荨麻疹多由于患者体内湿热风邪内伏，兼有肝血阴液不足，使虚实交杂，病程持久。加味过敏煎方用白术、茯苓健脾除湿，苦参、白鲜皮清热除湿，柴胡、防风、丝瓜络散风通络止痒，赤芍、当归活血养血化瘀，乌梅、五味子敛阴。诸药合用有调理肝脾，清热除湿，活血通络，祛风止痒的疗效。本方与抗组胺药比较，具有疗效肯定，治愈率高，嗜睡、口干等副作用少等优势。

4. 隐疹（慢性荨麻疹一）

王某，女，62岁。1990年7月4日初诊。主诉：身上反复起红色风团、瘙痒半年。现病史：患者半年前无明显诱因出现双手，双上肢红色风团，瘙痒明显，时隐时现，曾服扑尔敏、中药，静脉注射10%葡萄糖酸钙仍起疹频繁，遇风冷尤为明显。伴气短乏力。查体：面部、双手肿胀色红，躯干、双上肢散在较密集大小不等的淡红色风团。舌胖质暗尖红，苔薄黄，脉缓。

[西医诊断] 慢性荨麻疹

[中医诊断] 瘾疹

[辨证] 脾肺气虚，营卫不和

[治法] 补益脾肺，调和营卫，祛风止痒。

[处方] 生黄芪20g　白术10g　赤芍10g　白芍10g　桂枝10g　五味子10g　荆芥10g　防风10g　蝉衣6g　甘草6g　大枣7枚　生姜12g

服上方12剂皮疹全部消退，随访半年未复发。

[按语] 患者素体脾肺气虚，卫外失固，复感风寒之邪，形成本虚标实之候，故一般治疗难以奏效，清当标本兼顾，以健脾益气，调和营卫，祛风止痒为法，其中以黄芪桂枝五物汤为底方加减，本方首载于《金匮要略》："血痹阴阳俱微，寸口关上微，外证身体不仁，如风痹状，黄芪桂枝五物汤主之"。功效：调养荣卫，祛风散邪；益气温经，和血通痹。由于营卫气血不足，已不能濡养肌肤，加上风寒入侵血脉，使血行涩滞，运行不畅，肌肤变得麻木不仁。本方中黄芪益气实卫；桂枝温经通阳；白芍和营养血；黄芪、桂枝相伍补气通阳；生姜、大枣合用既可调营卫，又可健脾和中，重用生姜可助桂枝以散风寒通血脉。全方配伍起来，既可温养卫气营血以扶正，又可散风寒、通血脉，祛除邪气。加入白术、防风合为玉屏风散，固表止汗，补益脾肺之气，五味子敛阴，荆芥、蝉衣散邪外出，甘草、大枣辅助中焦之阳气，共奏调和营卫，补益脾肺之效。

5. 瘾疹（慢性荨麻疹二）

刘某，女，32岁。1999年12月3日初诊。主诉：全身大片红色风团伴瘙痒2年。现病史：2年来，无诱因身上反复起大片红色风团，瘙痒难忍，在某医院诊为荨麻疹，经服用斯特林、开瑞坦、赛定、安他乐等，并服用防风通圣丸，静脉注射10%葡萄糖酸钙、硫代硫酸钠后，皮疹略减,但停药后身上仍反复起大片红色风团。刻下症:每晚服开瑞坦1片,仍起少量鲜红色风团,痒甚,抓后即成大片风团,伴心烦口干,乏力气短,纳少腹胀,大便不畅。检查:面颊、臀部、双臂散布蚕豆大小鲜红色风团,皮肤划痕试验(+)。舌胖嫩有齿痕,苔薄腻,脉细数。

[西医诊断] 慢性荨麻疹

[中医诊断] 隐疹

[辨证] 脾肺气短,营卫不固,风热外袭

[治法] 益气健脾,调和营卫,清热祛风

[处方] 炙黄芪20g 白术12g 荆芥12g 防风12g 蝉蜕6g 赤芍10g 白芍10g 当归10g 鬼箭羽15g 金银花15g 连翘各15g 柴胡6g 生甘草6g 枳壳10g 砂仁6g

7剂,水煎服,仍服开瑞坦,每晚1片。

二诊:风团基本已退,但身上时痒,抓后起小片风团,心烦口干好转,纳可便调,仍觉乏力气短。检查:身上已无明显风团,皮肤划痕试验仍呈阳性,舌胖嫩,苔薄白,脉细数。守前方加五味子10g。再服7剂,开瑞坦改为隔日1片。

三诊:述身上起个别风团,但很快消退,痒已不明显,皮肤划痕试验转阴,舌胖嫩苔白,脉细。上方去金银花、连翘。再进7剂,停用开瑞坦。

四诊:经用上方加减服用21剂,身上已不起风团,气短乏力好转,纳可,便调而告愈。

[按语] 荨麻疹属中医"隐疹"范畴。本病多由情志不遂,肝郁化火或喜食膏粱厚味、辛辣之物致内热蕴积,日久伤阴耗气,血热动风;或平素体弱,气血不足,感受风热之邪而致内不得疏泄,外不得透达,郁于皮肤腠理之间,邪正相搏而发病。《类经》云:"正气即虚,则邪气虽盛,亦不可攻,盖恐邪去而正先脱。"治疗应以扶正祛邪,标本兼顾为法。周德瑛自拟玉屏消风散益气固表、调和营卫、清热祛风。方中黄芪、当归益气养血;白术健脾益气生血而扶正;柴胡、金银花、连翘清热祛风;防风、荆芥、蝉蜕祛风止痒而不留邪;当归、赤白芍、鬼箭羽养血活血,所谓"治风先治血,血行风自灭"。诸药合用共奏益气养血、固表和营而扶正,祛

风清热而祛邪,邪去正自安。此方临床应用加减:口干思饮加生石膏30g,知母10g;大便干燥加熟大黄6g,枳壳12g;畏寒肢冷加桂枝、炙附片各6g;乏力气短加太子参、五味子各10g;妇女月经量少,经前腹痛加香附、益母草10g;腹胀纳差加枳壳10g,砂仁6g。

6. 瓜藤缠(蜂窝织炎)

徐某,男性,33岁,工人。主诉:双下肢红肿、痒痛半年余。现病史:患者于半年前左小腿胫前突然起一蚕豆大红斑,自觉轻度瘙痒,1周后发展为3cm×4cm大红肿斑,不久右小腿胫前也起类似皮损,瘙痒较前加重,没有经过任何药物治疗,半年来皮损逐渐向上扩展,两小腿伸侧和大腿伸侧、外侧及腘窝处起大片红肿斑、灼热、痒痛,伴双腿发沉,心烦急躁,口干思饮,纳食不香,小便色黄,大便正常。查体:体温36.8℃。全身浅表淋巴结不大,肝脾肋下未触及,舌质红有瘀点、苔薄黄而腻,脉滑。皮科检查:双大腿伸侧、外侧,双小腿伸侧及腘窝可见大片红肿斑浸润,皮肤灼热。实验室检查:白细胞$12.4×10^9$/L,淋巴2400,单核4%,中性50%,嗜酸性粒细胞20%,嗜碱性粒细胞2%。嗜酸细胞直接计数$3.3×10^9$/L(正常:$0.3×10^9$/L以下)。IgA 0.59g/L(正常:1.13~2.27g/L),IgM 0.82g/L(正常:0.67~2.08g/L),IgG 6.2g/L(正常:8.04~14.47g/L),C 30.94g/L。血沉2mm/h;抗核抗体(—)。其余系统检查未见异常。组织病理象示:真皮水肿,有多量嗜酸细胞浸润。骨髓象示:嗜酸细胞比例明显增多,均成熟。经请外院皮肤科专家会诊,确诊为嗜酸性蜂窝织炎,建议用激素治疗。因患者不愿服激素,故采用中药治疗。

[西医诊断] 嗜酸性蜂窝织炎

[中医诊断] 瓜藤缠

[辨证] 湿热下注,热郁血分,热灼络伤,瘀滞脉络

[治法] 凉血除湿,化瘀通络。

[处方] 紫草根15g 茜草根15g 白茅根30g 板蓝根15g 赤芍15g 连翘12g 苍术10g 白术10g 黄柏10g 川牛膝10g 当归尾10g 银花藤30g 地龙10g 生甘草6g

每日1剂,水煎分2次早晚服。外用朴硝水湿敷。配合清开灵注

射液 40ml+5%葡萄糖 500ml 静脉点滴,每日 1 次,10 天为 1 疗程,共用 2 个疗程,中间休息 1 周。上方服用 1 个月,双小腿红斑消退,留有色素沉着斑,双大腿红斑变暗,中心消退呈环状,边缘肿块较前变软,呈多个散开的肿块、结节,皮肤灼热明显减轻,痒痛也减轻大半。上方加丹参 15g,夏枯草 10g,以化瘀散结。并停用清开灵。继服上方 2 个月,皮损全部消退,痒痛消失。末梢血白细胞总数、分类及嗜酸细胞直接计数均恢复正常,免疫球蛋白亦在正常范围。随访 3 个月未见复发。

[按语]患者长期从事汽车维修工作,经常躺卧湿地,加之冬季寒气逼人,风湿之邪由下而入,阻于肌腠,日久化热,湿与热搏结,发为本病。从其病症表现,出现红斑、肿胀、浸润、灼热、心烦急躁、口干思饮、纳差、下肢沉重、小便色黄、舌质红苔黄而腻、脉滑等,均为血热蕴湿之象。故治以凉血除湿,化瘀通络。方中紫草根、茜草根、赤芍凉血活血,化瘀通络;白茅根、生甘草凉血利湿,清心泻火,引热由小便而出;板蓝根、连翘清热解毒、消肿散结;苍白术苦温燥湿健脾;黄柏苦寒清热除湿;川牛膝通利筋脉,引药下行;银花藤、地龙解毒通络;当归尾、丹参活血化瘀;夏枯草泻火散结。清开灵凉血解毒化瘀,诸药相合,热清湿祛、瘀化络通而诸症悉平。

7. 疔疮(多发性疖肿)

王某,女,8 个月。1989 年 6 月初诊。主诉:头部反复起疖肿 2 个月。现病史:患者 2 月前,头部出现多个疖肿,疼痛,曾用多种抗生素均未见效,且逐渐加重,伴自汗盗汗。查见患儿形体消瘦,后枕部散在 10 余个黄豆大疖肿,头顶散在三四个蚕豆大疖肿,触之根硬,少数疖肿表面有波动感。舌质淡红,苔薄黄。辅助检查:白细胞 $11.3 \times 10^9/L$,中性粒细胞 0.75%,淋巴细胞 0.25。

[西医诊断]多发性疖肿

[中医诊断]气虚热盛

[治法]益气透脓、活血解毒

[处方]太子参 10g 黄芪 10g 茯苓 10g 银花 10g 连翘 10g 公英 10g 赤芍 6g 当归 6g 白芷 4g 甘草 3g

外用金黄膏。用该方加减服20余剂，疖肿全部消退未复发。

[按语]此患者缘于正气不足，热毒结聚，正虚无力抗邪，故病情迁延难愈。此乃气虚热盛、壅滞成毒之候，治疗贵在扶正祛邪、标本兼顾，其中太子参、黄芪、茯苓、甘草扶正托毒上透，生黄芪、白芷消肿止痛，透脓外出，银花、连翘、公英清热解毒、消肿散邪，为清轻之剂，无苦寒伤中之忧，赤芍、当归活血凉血，散体内壅盛之热，外用金黄膏消肿散结，透脓外出，共奏解毒清热兼扶正托邪之法，诸症悉平。

8. 紫斑（过敏性紫癜）

虞某，女，22岁。主诉：双下肢紫癜，伴关节痛1月余。现病史：患者1个月前无明显诱因双臂、双小腿起芝麻至绿豆大小紫红斑点，伴关节略痛，双腿发沉。在外院诊为"过敏性紫癜"，经用克敏嗪、维生素C、安络血内服半月，并服汤药10余剂，皮疹仍继续增多。查体：见双臂散在稀疏芝麻大小紫红斑点，双小腿泛发密集芝麻至绿豆大小紫红斑点，压之不褪色。舌质淡嫩，苔薄白，脉软。实验室检查：血小板计数：$132×10^9$/L。尿常规：蛋白（＋）、红细胞1～2HP。

[西医诊断]过敏性紫癜

[中医诊断]紫斑

[辨证]气虚血瘀

[治法]益气摄血，养血活血

[处方]炙黄芪20g　茯苓20g　党参10g　白术10g　当归10g　赤芍10g　白芍10g　泽兰10g　木香6g　甘草6g　大枣7枚

服药7剂，已无新疹，原皮疹大部暗淡。又服归脾丸、化瘀丸早、晚各1丸。1个月后皮疹全部消退，仅留有色素沉着，查尿常规正常而告愈。

[按语]患者紫癜因脾气虚弱、气不摄血、溢于脉外而发，故治宜益气摄血、养血活血，其中以四君子汤益气扶正，当归、赤白芍养血活血，泽兰、木香活血祛湿，通络消斑，活血自有止血之功，祛除离经之血，则新血得生。脾主摄血，健脾益气，则无血漏于皮肤之外，故再无新生皮疹；而后持续服用归脾丸补益心脾，化瘀丸活血消斑，则再无新生紫癜，诸症好转而愈。

9. 天疱疮(大疱性类天疱疮)

患者王某,男,68岁。2007年2月10日初诊。主诉:四肢起疱疹伴瘙痒2个月,加重1周。现病史:患者2个月前无明显诱因发现四肢皮肤反复出现疱疹,伴有瘙痒,影响睡眠,曾就诊于多家医院,采用中西药治疗,病情时轻时重,近1周皮疹加重,双下肢疱疹密布,破溃红肿渗出,瘙痒剧烈,遂于我院我科门诊就诊,为求进一步系统诊治收入院。入院症见:四肢皮肤瘙痒剧烈,皮肤干燥,左足肿痛,因瘙痒影响睡眠,口干口苦,纳差,大小便正常。既往史:1993年脑出血,2006年2月患脑梗塞,留有双下肢不遂后遗症;冠心病病史10年;否认其他慢性病及传染病病史,否认药物食物过敏史。

体格检查:体温36.4℃,脉搏80次/min,呼吸18次/min,血压120/70mmHg。神清,精神可,被动体位,轮椅入病房,形体偏瘦,右下肢轻度水肿,双下肢肌力Ⅳ级,肌张力亢进,双侧巴氏征(+)。舌质淡暗,苔薄黄,脉弦滑,其余系统检查未见异常。皮肤科情况:四肢皮肤散在抓痕,红斑,散在1cm×1cm~4cm×5cm水疱,疱壁较厚,疱液清,尼氏征阴性,部分水疱破溃,可见鲜红色浅表糜烂面,双足红肿,可见脓疱,压痛明显,足趾甲均变形,肥厚,口腔黏膜未见破溃。实验室检查:血常规:白细胞$10×10^9$/L中性粒细胞百分比74.1%,淋巴细胞百分数21.5%,红细胞$4.30×10^{12}$/L,血红蛋白142g/L,血小板$171×10^9$/L。血生化:总蛋白51.8g/L,球蛋白31.3g/L,胆固醇0.49mmol/L。其余各项正常。尿常规、便常规均正常。心电图提示:冠状动脉供血不足。胸片未见异常。右下肢水疱处皮损行组织病理检查:表皮大疱,疱内嗜中性粒细胞及大量嗜酸性粒细胞,以嗜酸性粒细胞为主,疱顶表皮大致正常;真皮浅层血管丛周围及乳头有淋巴细胞及数量不等的嗜酸性粒细胞浸润,符合类天疱疮诊断。

[西医诊断]①大疱性类天疱疮;②皮肤感染;③脑卒中后遗症;④冠状动脉粥样硬化性心脏病。

[中医诊断]天疱疮

[辨证]脾虚湿热下注

[处方]西药以抗组胺,降低毛细血管通透性,止痒,免疫抑制,抗

感染治疗。予0.9%生理盐水250ml＋头孢哌酮钠舒巴坦钠3g/次,静脉点滴,2次/d,以抗感染。5%葡萄糖注射液100ml＋维生素C 2.0g＋10%葡萄糖酸钙10ml/次,静脉点滴,1次/d。氯苯那敏片4mg/次,口服,3次/d,以抗过敏止痒。泼尼松片20mg(早8点)、10mg(午12点)、10mg(下午4点),口服,以抗感染抑制免疫。吉法酯片50mg/次,口服,3次/d,保护胃黏膜。氯化钾缓释片0.5g/次,口服,3次/d。碳酸钙0.75g/次,口服,3次/d,以补钾补钙。0.1%雷夫奴尔液湿敷,局部抗感染,消炎,促进疮面修复。

中医辨证为脾虚湿盛、热毒内蕴,法以健脾除湿、清热解毒为原则,予5%葡萄糖注射液500ml＋清开灵注射液(北京中医药大学药厂)40ml/次,静脉点滴,1次/天,以清热解毒。

中药拟方:黄芩10g 炒薏苡仁30g 牡丹皮10g 赤芍15g 白芍15g 生地15g 熟地黄15g 泽泻20g 甘草6g 金银花15g 连翘15g 白术20g 山药20g 紫花地丁10g 当归10g 丹参15g

水煎服,1剂/天。治疗3天。复查血常规:白细胞$5.51×10^9$/L,中性粒细胞百分数59.6%,淋巴细胞百分数21.4%,嗜酸性粒细胞百分数12.51%,红细胞$4.00×10^{12}$/L,血红蛋白127g/L,血小板$251×10^9$/L,白细胞及分类正常,停用头孢哌酮钠舒巴坦钠,其余治疗未变。

入院治疗1周后,患者皮肤水疱全部结痂,部分痂皮脱落,舌质淡暗,舌根苔薄黄,脉弦,考虑湿邪已退,气阴两伤,原方加生黄芪10g,花粉15g,麦冬10g,女贞子12g,旱莲草30g,以益气养阴,扶正祛邪,水煎服,每日1剂,服药7天后,皮肤无瘙痒,双足红肿消退,大部分痂皮脱落。入院治疗10天后,泼尼松片20mg(早8点)、10mg(午12点)口服,皮损控制出院。门诊随诊2周后,泼尼松片20mg(早8点)、10mg(午12点)和20mg(早8点)隔日交替口服,口服6周后,泼尼松片为20mg(早8点),门诊随诊期间,根据辨证口服汤药治疗。随诊半年,患者无自觉皮肤瘙痒,未见新发皮疹。

［按语］大疱性类天疱疮是一种获得性自身免疫性大疱性皮肤病,好发于老年人,为表皮下大疱。大疱性类天疱疮与中医学文献中记载的"天疱疮"、"火赤疮"相类似。如《外科大成》记载:"天疱疮者初来白

色燎浆水疱,小如芡实,大如棋子,延及遍身,疼痛难忍。"中医认为本病多属实证、热证,治疗上多应用清热解毒,利湿祛风的药物,根据本例患者临床特征、组织病理检查均符合大疱性类天疱疮。综合患者症状、舌、脉,中医辨证为脾虚湿盛、热毒内蕴。中医治疗给予清开灵注射液静脉点滴配合中药汤剂口服,中药汤剂中山药、白术、茯苓、薏苡仁健脾利湿,黄芩、金银花、紫花地丁清热解毒,生地、丹参、牡丹皮清热凉血,泽泻利湿泻浊,当归、熟地黄养血滋阴,使湿热清而阴不伤,全方共奏健脾除湿、清热解毒之效,药后脾健湿除热清而病愈。西药治疗上给予泼尼松片配合保护胃黏膜药物及补钾补钙药物治疗。该患者年高,病种多,采用中西医结合治疗效果好,不但降低了泼尼松片用量,缩短了其减量时间间隔,而且增强疗效。

10. 白疕(红皮病型银屑病)

杨某,男性,67岁,2008年8月13日初诊。主诉:反复全身皮疹12年,潮红、肿胀1年余。现病史:患者12年前无明显诱因全身出现红斑、脱屑、瘙痒,诊断为银屑病,经治疗反复发作。曾两次出现全身皮肤红肿,被诊为银屑病(红皮病型)住院治疗。此次入院前1年因大量食虾后再次出现全身皮肤潮红、肿胀,在外院住院1年余,其间多次病危抢救,病情无好转而转入我院。既往患高血压病3年、冠心病1年、糖尿病2年。入院查体:生命体征平稳,头面、颈部、躯干、四肢皮肤弥漫性潮红、浸润、肿胀,大量脱屑,每日量约150g以上,全身皮肤增厚,苔藓化,双耳、四肢大量渗液,指(趾)甲增厚、浑浊。患者全身皮肤暗红、肿胀、渗出、大量脱屑,舌质淡嫩、瘦,舌光无苔,有裂纹,脉弦滑。

[西医诊断] 1.银屑病(红皮病型);2.高血压病;3.冠心病;4.糖尿病。完善辅助检查后补充诊断:1.低蛋白血症;2.贫血;3.高尿酸血症;4.心包积液;5.脂肪肝、肝大;6.脾大;7.双眼老年性白内障。

[西医治疗] ①对于伴发的内科症病给予相应的西医常规治疗,必要时请相应科室会诊。②对症、支持治疗,每日补充人血白蛋白10g,待低蛋白血症好转后减量;同时给予氨基酸或能量合剂;补充维生素B溶液(每日3g静滴);监测电解质及出入量,每日液体量控制在1000ml左右,给予呋塞米40mg,隔日1次,缓释钾1g,每日3次;日服开瑞坦

10mg,每日1次;西普利嗪10mg,每晚1次;硫代硫酸钠0.64g加入0.9％氯化钠注射液10ml静推,每日1次,以抗过敏止痒。免疫疗法:先给予雷公藤多甙片,必要时给予甲氨蝶呤。外治:渗出、糜烂的皮肤给予0.1％雷夫奴尔湿敷,干燥脱屑处给予溃疡油,滋润皮肤;一旦出现感染则应尽快控制感染。

[中医诊断]白疕

[辨证]脾肾不足,气阴两亏兼夹血热湿阻

[治法]益气养阴、健脾益肾除湿,兼清热凉血;因"病久入络",酌加化瘀之品。予复方丹参注射液、生脉注射液入液静滴,每日1次

自拟方:茯苓30g 猪苓20g 山药20g 丹皮20g 丹参30g 当归10g 玄参15g 生地30g 水牛角40g 金银花20g 半枝莲10g 天冬10g 麦冬10g 生甘草6g 赤芍10g 白术20g 石斛15g 连翘15g 小豆30g

每日2剂,水煎服。经以上治疗1周后脱屑减少(每日量约100g),渗液基本消失,潮红、肿胀无好转。出现右下肺感染,伴见高热、心包积液、胸腔积液,出现急性心衰,经给予左氧氟沙星抗感染、注射用免疫球蛋白支持,及强心、利尿等抢救后病情稳定。入院1个月后,患者诉瘙痒剧烈、疲乏,查中度发热,一般情况尚稳定。由于红皮病本身可加重内科病情,导致随时出现病危,因此缓解红皮病仍是治疗重点。给予甲氨蝶呤20mg,加入0.9％氯化钠注射液100ml静滴,每周1次;人血白蛋白10g入液静滴,每周1次,其余治疗不变。由于瘙痒明显,中药汤剂加防风、钩藤祛风止痒。2周后患者体温正常,肿胀减轻,脱屑量减少(约每日50g),甲氨蝶呤减量为每周10mg。使用甲氨蝶呤10周后,病情持续好转,全身皮肤潮红肿胀减轻,但患者出现骨髓抑制、白细胞降低及药物性肝炎,故停用甲氨蝶呤,并给予利血生80mg口服,每日3次;谷胱甘肽1.8g入液静滴,每日1次。中药以健脾除湿、养血祛风、润燥凉血为法,并加西洋参3g另炖,以益气养血治疗骨髓抑制。每日2剂。内科治疗用药不变。12月24日,病情反跳,出现皮肤肿胀加重、瘙痒剧烈,脱屑量增加,考虑与冬季银屑病易复发,且停用甲氨蝶呤3周有关。由于白细胞已恢复正常,重新每周给予甲

氨蝶呤10mg,加服转移因子口服液10ml,每日3次,中药处方加蒲公英30g、白英30g、土大黄10g、蚤休30g、玄参15g、花粉30g加强清热解毒养阴,每日2剂。2004年2月2日,红皮病病情好转,雷公藤多甙减量为10mg,每日3次,并给予去甲斑蝥素片10mg,每日3次;甲氨蝶呤减量为每周5mg。维持该方案1个半月后,患者全身皮肤颜色恢复正常,肿胀消失,仅少许脱屑,轻度瘙痒,内科病情稳定,心包积液、胸腔积液等消失,各项实验室指标正常,红皮病痊愈,于2004年3月25日出院。继服甲氨蝶呤每周5mg,门诊继续中药调理。随访9个月,红皮病无复发。

[按语]银屑病红皮病型在临床上比较常见,又名银屑病性剥脱性皮炎,约占银屑病的1%,诱发的原因主要为内服、外用药不当,如应用糖皮质激素治疗寻常型银屑病突然停药,应用刺激性较大的外用药等,亦有上呼吸道感染引起,自行演变发生,或其他因素导致。该病是一种严重的全身性疾病,来势凶猛,其预后取决于病变程度和治疗情况,严重的代谢紊乱可引起低体温、心功能衰竭、周围循环衰竭血栓性静脉炎等,尤其老年患者死亡率较高,死因包括肺炎、败血症、心功能衰竭、肝肾损害等,其中以肺炎最常见。

本例治疗的难点在于:①患多种严重的内科病,同时有多种严重的并发症,出现全身多系统损害;②全身无正常皮肤,因此皮肤的防御作用、体温调节作用等已消失,可能出现高热及循环衰竭;③皮肤红肿,血流量增加,心排血量增加,导致心脏负荷增加,加之原有冠心病,随时可能出现心衰;④每日脱屑量达150g以上,加重低蛋白血症及贫血、皮肤水肿、心衰、肾损害等,也可能引起免疫力下降,发生严重感染,甚至败血症;⑤若西医常规疗法无法控制病情,加用免疫抑制剂,可能发生难以对抗的毒副反应,如药物性肝肾损害、骨髓抑制等。该患者病情重,所患病种类多,红皮病的病程长,中医及西医均经过正规系统的长时间住院治疗,病情仍未缓解,且呈加重趋势,经给予中西医结合治疗收到了很好的疗效。这说明中西医结合治疗该病是有优势的。

11. 猫眼疮(重症型多形红斑)

李某,男,33岁。2005年6月3日初诊。主诉:发热5天,全身起皮疹1天。现病史:5天前患者出现寒战、发热,体温39.2℃,伴全身疼痛,无汗,外院以"上感"予以清开灵口服液、感冒冲剂口服3天,症状逐渐加重,1天前双手掌部及头部出现红斑、水疱。查体:体温40.2℃,心跳106次/min,血压124/90mmHg,睑结膜充血,舌红,苔黄腻,脉滑数,口干渴,扁桃体Ⅱ度肿大,无脓点。皮肤科情况:全身可见红斑、丘疹、水疱,散在分布,疱疹周围可见红晕,以头部、双上肢、手掌及足跖部为重,部分水疱疱液混浊,伴瘙痒,全身疼痛;口腔黏膜可见多处糜烂、溃疡面。既往史:糖尿病史1年余,口服消渴丸5粒、亚莫利1mg,均1次/天,否认食物、药物过敏史。实验室检查:血白细胞 4.0×10^9/L,N 0.465,L 0.432,HGB 176g/L,PLT 83×10^9/L,RBC 5.37×10^{12}/L;ALT 181U/L,AST 73U/L,GGT 1279U/L,ALP 278U/L,TBA 34.01μmol/L,ADA 37.37U/L,Glu 18.3 mmol/L;K 3.01mmol/L,Na 131mmol/L,Cl 96.6 mmol/L;ESR 27mm/h;尿 KET 6mmol/L,Glu 8mmol/L,P 0.25g/L。

左侧胸前部皮损组织病理示:表皮下疱,角化过度,颗粒层消失,棘层内棘细胞水肿,基底层细胞液化变性,水疱形成,真皮浅层血管周围以淋巴细胞为主的炎细胞浸润,符合重症多形红斑。

[西医诊断] 1.重症型多形红斑合并肝功能损害;2.糖尿病酮症;3.水电解质紊乱;4.双眼结膜炎。

[中医诊断] 猫眼疮

[辨证] 营血两燔

[处方] 阿昔洛韦0.5g、5%葡萄糖酸钙20ml、注射用人免疫球蛋白10g、清开灵注射液40ml(北京中医药大学药厂生产)静滴,1次/天,连用3天;第1天地塞米松注射液10mg、第2、第3天5mg入壶;口服扑尔敏4mg、葡醛内酯200mg,3次/天,必要时酮替芬1mg口服;三餐前30分钟诺和灵胰岛素R 6U,睡前诺和灵N 6U皮下注射;同时泰利必妥滴眼液、阿昔洛韦滴眼液交替滴眼,每2小时1次,迪克罗眼膏点眼4次/d;康复新液漱口。

方药:以黄连解毒汤加味

组方:丹参30g 茯苓皮20g 黄芩10g 黄柏10g 栀子10g

生地10g　竹叶10g　银花10g　连翘10g　麦冬10g　陈皮10g　泽泻10g　黄连6g

水煎服,1剂/d。治疗第12天时全身痂皮基本脱落,口腔黏膜愈合,巩膜充血消退,出院。维持治疗,随访6个月未见复发。

[按语] 多形红斑又称为渗出性多形红斑,病因不明,皮疹形状多样,常伴黏膜损害。根据皮疹特点临床上将其分为斑疹-丘疹型、水疱-大疱型和重症型,后者又称为Stevens-Johnson综合征,出现严重的黏膜损害,伴有角膜炎、结膜炎,甚至失明,或肝、肾损害而死亡。本例既往体健,发热后全身出皮疹,伴有肝功能损害,给予抗病毒,小剂量地塞米松和丙种球蛋白联合治疗,复方甘草酸苷注射液护肝治疗。患者症见高热,全身红斑、丘疹、水疱,部分水疱疱液混浊,伴瘙痒,全身疼痛;口腔黏膜可见多处糜烂、溃疡面,俱为营分、血分热毒内盛之象,故治法应清气凉营,凉血解毒为法,其中三黄汤加栀子可清热解毒,银花、连翘、竹叶可清散表邪之热,有透营转气之功,茯苓皮、泽泻利小便以散邪而出,更加入丹参凉血活血,麦冬养阴生津,共奏凉血清热解毒之效,故患者恢复良好,疗程可明显缩短。

12. 缠腰龙(带状疱疹)

秦某,男,60岁。1984年11月6日初诊。主诉:左胸肋部起红色皮疹伴疼痛2个月;现病史:患者2月前无明显诱因在左胸肋部起红色皮疹,疼痛较剧烈,上有水疱,疼痛明显。曾用维生素B_{12}、维生素B_1、维生素E及清热利湿类中药治疗,皮疹结痂后仍疼痛不止,夜难入睡。查体:左后肋至左前胸有五六簇群集粟粒大小血痂,点状凹陷疤痕,暗红斑点。舌质暗淡,苔薄黄,脉软。

[西医诊断] 带状疱疹

[中医诊断] 缠腰龙

[辨证] 气虚血瘀,热毒内盛

[处方] 炙黄芪30g　党参10g　当归10g　元胡10g　香附10g　柴胡10g　胆草10g　赤芍15g　银花藤15g　川芎6g　甘草6g

用药7剂后,疼痛已止,仅皮疹处略痒而告愈。

[按语] 带状疱疹中医称"缠腰火丹",又称"蜘蛛疮"、"束带"。《医

宗金鉴·外科心法》记载："缠腰火丹蛇串名,干湿红黄似珠形,肝心脾肺风湿热,缠腰已遍不能生。"《证治准绳》记载："缠腰生疮,累累如珠,肝火内炽,流入膀胱,缠于带脉,故曰束带。"在临床上,带状疱疹临床上分热盛型、湿盛型,但以热盛型居多。其皮疹多发于胁肋部、胸胁部、腰部及下肢屈侧,肝胆经循行部位,皮疹为簇集水疱,基底为红色斑片,有针刺样疼痛,病人常伴口干口苦,心烦易怒,舌红苔黄脉弦数或脉滑等证候。周德瑛承师所见并结合临床大量病例观察,认为带状疱疹其皮疹多发于肝胆经循行部位,且多有口干口苦,心烦易怒,为肝胆火炽,肝气郁结,气郁化火,气滞血瘀所致。因情志内伤,肝气郁结,郁久化火窜扰脉络,皮肤则生红斑;肝火旺盛,木旺克土,脾土受侮,脾不化湿,湿热互结则有水疱、渗出;肝火脾湿灼伤络脉,络阻血瘀,则疼痛不休。《素问·阴阳应象大论》云："治病必求于本",周德瑛根据这一机理,以清肝泻火,疏肝理气,化瘀止痛为治则,方中柴胡可疏泄肝气,解郁结,清肝火,且有引药入肝经之作用;龙胆草专泻肝胆之火,凡属肝经邪热为患,用之神妙,且清湿热;加入川芎、香附合为通气散,本方来源于王清任的《医林改错》,有疏肝活血,开郁通窍的作用,元胡、赤芍凉血活血,散瘀止痛。患者年逾六旬,久病伐伤正气,形成气虚血瘀、余毒未净之候,治疗当益气活血、清解余毒,以求标本兼顾,则能药到病除。

参 考 文 献

1. 李元文,张丰川,周德瑛. 辨证治疗特应性皮炎35例[J]. 北京中医药大学学报,2002,9,25,5:69~70
2. 周德瑛,李元文,张丰川. 柴芩消痤汤治疗寻常痤疮82例[J]. 中国中医急症,2004,6,13,6:346
3. 李元文,周德瑛,张丰川. 加味过敏煎治疗人工性荨麻疹32例疗效观察[J]. JTCM,June,2000 VOL.41.No.6:328
4. 周德瑛. 舌诊在银屑病中医辨证中的应用[J]. 北京中医药大学学报(中医临床版),2007,5,14(3):41
5. 周德瑛,张丰川,李元文,等. 养血消银解毒饮治疗寻常型银屑病血燥证52例[J]. 中国中医急症,2010,8,19(8):1430~1431

6. 周德瑛.益气扶正、标本兼顾治疗皮肤病的临床应用[J].北京中医学院学报,1992,15(5):67
7. 许耀芳,周德瑛.玉屏消风散治疗慢性荨麻疹55例体会[J].中国中医药信息杂志,2003,9,(10):48～49
8. 周德瑛.脏腑辨证治疗银屑病经验[J].中国中医急症,2005,11,14(11):1080,1085
9. 孙占学,李元文,张丰川,等.中西医结合治疗大疱性类天疱疮1例[J].中国中西医结合皮肤性病学杂志,2007,6(3):186～187
10. 杨碧莲,李元文,周德瑛,中西医结合治愈重症红皮病型银屑病1例[J].中国中医急症,2008,14(8):796～797
11. 李元文,张丰川,周德瑛.中医辨证治疗性病后综合征初探[J].北京中医药大学学报,2009,23(5):66
12. 周德瑛.中医辨证治疗银屑病的体会[C].2010全国中西医结合皮肤性病学术会议论文汇编:103
13. 张丰川,孙占学,李元文,周德瑛,等.重症多形红斑合并肝功能损害伴糖尿病酮症1例[J].中国皮肤性病学杂志,2008,3,22(3):188～189
14. 周德瑛,李映琳.金起凤老中医清热凉血法治疗皮肤病经验举隅[J].中医教育,1994,2:35,36,38
15. 周德瑛,张丰川,李元文.金起凤教授治疗皮肤病验方介绍[J].中医教育,2000,11,6:54～55
16. 周德瑛,张丰川,李元文.金起凤教授治疗皮肤病辨证论治经验[J].北京中医药大学学报 2000,7,23(4):54～56
17. 李映琳,周德瑛.金起凤老师治疗疑难皮肤病的经验[J].北京中医学院学报,1992,15,3:20～23
18. 周德瑛,许耀芳.龙蚤清渗汤治疗急性湿疹86例[J].中国中医急症,2001,01:23
19. 赵丽平,周德瑛.嗜酸性蜂窝织炎1例治验[J].中医杂志,1996,37,5:277
20. 周德瑛.自拟羽龙消风散加减治疗慢性荨麻疹46例临床观察[J].中医杂志,1995,36,3:143

(刘昱旻)